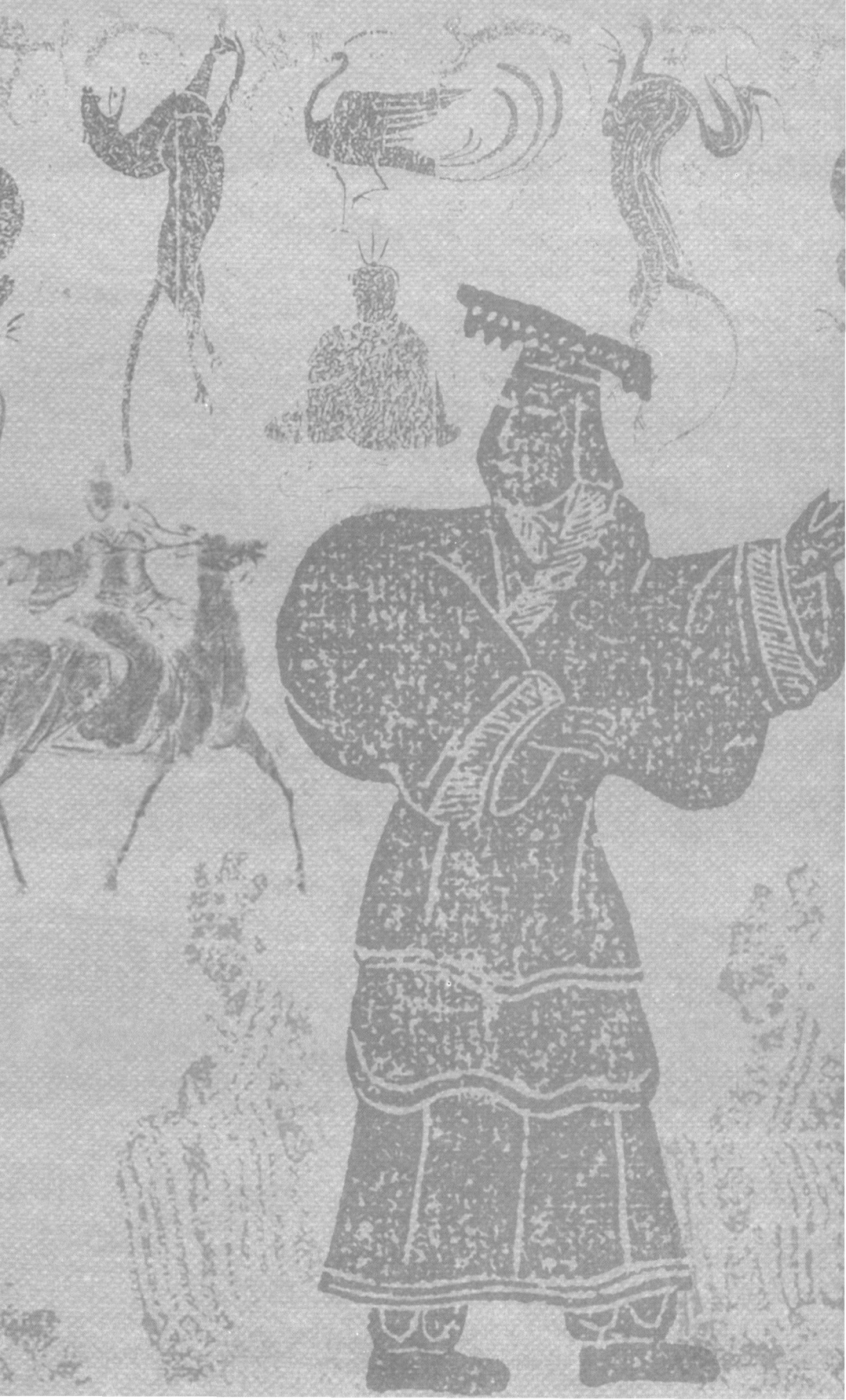

中国古医籍整理丛书

济众新编

[朝] 康命吉 撰

朱君华 林馨 魏春 朱长庚 校注

中国中医药出版社

·北京·

图书在版编目（CIP）数据

济众新编/（朝）康命吉撰；朱君华等校注．—北京：中国中医药出版社，2016.11

（中国古医籍整理丛书）

ISBN 978 - 7 - 5132 - 2889 - 3

Ⅰ.①济…　Ⅱ.①康…　②朱…　Ⅲ.①方书 - 朝鲜 - 近代　Ⅳ.①R289.2

中国版本图书馆 CIP 数据核字（2015）第 265823 号

中 国 中 医 药 出 版 社 出 版

北京市朝阳区北三环东路 28 号易亨大厦 16 层

邮政编码　100013

传真　010 64405750

保定市中画美凯印刷有限公司印刷

各地新华书店经销

*

开本 710×1000　1/16　印张 27　字数 288 千字

2016 年 11 月第 1 版　2016 年 11 月第 1 次印刷

书　号　ISBN 978 - 7 - 5132 - 2889 - 3

*

定价　75.00 元

网址　www.cptcm.com

国家中医药管理局
中医药古籍保护与利用能力建设项目
组织工作委员会

主 任 委 员 王国强

副 主 任 委 员 王志勇　李大宁

执 行 主 任 委 员 曹洪欣　苏钢强　王国辰　欧阳兵

执行副主任委员 李　昱　武　东　李秀明　张成博

委　　　　员

各省市项目组分管领导和主要专家

（山东省）武继彪　欧阳兵　张成博　贾青顺

（江苏省）吴勉华　周仲瑛　段金廒　胡　烈

（上海市）张怀琼　季　光　严世芸　段逸山

（福建省）阮诗玮　陈立典　李灿东　纪立金

（浙江省）徐伟伟　范永升　柴可群　盛增秀

（陕西省）黄立勋　呼　燕　魏少阳　苏荣彪

（河南省）夏祖昌　刘文第　韩新峰　许敬生

（辽宁省）杨关林　康廷国　石　岩　李德新

（四川省）杨殿兴　梁繁荣　余曙光　张　毅

各项目组负责人

王振国（山东省）　王旭东（江苏省）　张如青（上海市）

李灿东（福建省）　陈勇毅（浙江省）　焦振廉（陕西省）

蔡永敏（河南省）　鞠宝兆（辽宁省）　和中浚（四川省）

项目专家组

顾　问　马继兴　张灿玾　李经纬

组　长　余瀛鳌

成　员　李致忠　钱超尘　段逸山　严世芸　鲁兆麟
　　　　　郑金生　林端宜　欧阳兵　高文柱　柳长华
　　　　　王振国　王旭东　崔　蒙　严季澜　黄龙祥
　　　　　陈勇毅　张志清

项目办公室（组织工作委员会办公室）

主　任　王振国　王思成

副主任　王振宇　刘群峰　陈榕虎　杨振宁　朱毓梅
　　　　　刘更生　华中健

成　员　陈丽娜　邱　岳　王　庆　王　鹏　王春燕
　　　　　郭瑞华　宋咏梅　周　扬　范　磊　张永泰
　　　　　罗海鹰　王　爽　王　捷　贺晓路　熊智波

秘　书　张丰聪

前 言

中医药古籍是传承中华优秀文化的重要载体，也是中医学传承数千年的知识宝库，凝聚着中华民族特有的精神价值、思维方法、生命理论和医疗经验，不仅对于传承中医学术具有重要的历史价值，更是现代中医药科技创新和学术进步的源头和根基。保护和利用好中医药古籍，是弘扬中国优秀传统文化、传承中医学术的必由之路，事关中医药事业发展全局。

1949 年以来，在政府的大力支持和推动下，开展了系统的中医药古籍整理研究。1958 年，国务院科学规划委员会古籍整理出版规划小组在北京成立，负责指导全国的古籍整理出版工作。1982 年，国务院古籍整理出版规划小组召开全国古籍整理出版规划会议，制定了《古籍整理出版规划（1982—1990）》，卫生部先后下达了两批 200 余种中医古籍整理任务，掀起了中医古籍整理研究的新高潮，对中医文化与学术的弘扬、传承和发展，发挥了极其重要的作用，产生了不可估量的深远影响。

2007 年《国务院办公厅关于进一步加强古籍保护工作的意见》明确提出进一步加强古籍整理、出版和研究利用，以及

"保护为主、抢救第一、合理利用、加强管理"的方针。2009年《国务院关于扶持和促进中医药事业发展的若干意见》指出，要"开展中医药古籍普查登记，建立综合信息数据库和珍贵古籍名录，加强整理、出版、研究和利用"。《中医药创新发展规划纲要（2006—2020)》强调继承与创新并重，推动中医药传承与创新发展。

2003~2010年，国家财政多次立项支持中国中医科学院开展针对性中医药古籍抢救保护工作，在中国中医科学院图书馆设立全国唯一的行业古籍保护中心，影印抢救濒危珍本、孤本中医古籍1640余种；整理发布《中国中医古籍总目》；遴选351种孤本收入《中医古籍孤本大全》影印出版；开展了海外中医古籍目录调研和孤本回归工作，收集了11个国家和2个地区137个图书馆的240余种书目，基本摸清流失海外的中医古籍现状，确定国内失传的中医药古籍共有220种，复制出版海外所藏中医药古籍133种。2010年，国家财政部、国家中医药管理局设立"中医药古籍保护与利用能力建设项目"，资助整理400余种中医药古籍，并着眼于加强中医药古籍保护和研究机构建设，培养中医古籍整理研究的后备人才，全面提高中医药古籍保护与利用能力。

在此，国家中医药管理局成立了中医药古籍保护和利用专家组和项目办公室，专家组负责项目指导、咨询、质量把关，项目办公室负责实施过程的统筹协调。专家组成员对古籍整理研究具有丰富的经验，有的专家从事古籍整理研究长达70余年，深知中医药古籍整理研究的重要性、艰巨性与复杂性，履行职责认真务实。专家组从书目确定、版本选择、点校、注释等各方面，为项目实施提供了强有力的专业指导。老一辈专家的学术水平和智慧，是项目成功的重要保证。项目承担单位山东中医药大学、南京中医药大学、上海中医药大学、福建中医药大学、浙江省中医药研究院、陕西省中医药研究院、河南省中医药研究院、辽宁中医药大学、成都中医药大学及所在省市中医药管理部门精心组织，充分发挥区域间互补协作的优势，并得到承担项目出版工作的中国中医药出版社大力配合，全面推进中医药古籍保护与利用网络体系的构建和人才队伍建设，使一批有志于中医学术传承与古籍整理工作的人才凝聚在一起，研究队伍日益壮大，研究水平不断提高。

本着"抢救、保护、发掘、利用"的理念，该项目重点选择近60年未曾出版的重要古医籍，综合考虑所选古籍的保护价值、学术价值和实用价值。400余种中医药古籍涵盖了医经、基础理论、诊法、伤寒金匮、温病、本草、方书、内科、外科、女科、儿科、伤科、眼科、咽喉口齿、针灸推拿、养生、医案医话医论、医史、临证综合等门类，跨越唐、宋、金元、明以迄清末。全部古籍均按照项目办公室组织完成的行业标准《中医古籍整理规范》及《中医药古籍整理细则》进行整理校注，绝大多数中医药古籍是第一次校注出版，一批孤本、稿本、抄本更是首次整理面世。对一些重要学术问题的研究成果，则集中收录于各书的"校注说明"或"校注后记"中。

"既出书又出人"是本项目追求的目标。近年来，中医药古籍整理工作形势严峻，老一辈逐渐退出，新一代普遍存在整理研究古籍的经验不足、专业思想不坚定等问题，使中医古籍整理面临人才流失严重、青黄不接的局面。通过本项目实施，搭建平台，完善机制，培养队伍，提升能力，经过近5年的建设，锻炼了一批优秀人才，老中青三代齐聚一堂，有效地稳定了研究队伍，为中医药古籍整理工作的开展和中医文化与学术的传承提供必备的知识和人才储备。

本项目的实施与《中国古医籍整理丛书》的出版，对于加强中医药古籍文献研究队伍建设、建立古籍研究平台，提高古籍整理水平均具有积极的推动作用，对弘扬我国优秀传统文化，推进中医药继承创新，进一步发挥中医药服务民众的养生保健与防病治病作用将产生深远影响。

第九届、第十届全国人大常委会副委员长许嘉璐先生，国家卫生计生委副主任、国家中医药管理局局长、中华中医药学会会长王国强先生，我国著名医史文献专家、中国中医科学院马继兴先生在百忙之中为丛书作序，我们深表敬意和感谢。

由于参与校注整理工作的人员较多，水平不一，诸多方面尚未臻完善，希望专家、读者不吝赐教。

国家中医药管理局中医药古籍保护与利用能力建设项目办公室
二〇一四年十二月

许 序

　　"中医"之名立，迄今不逾百年，所以冠以"中"字者，以别于"洋"与"西"也。慎思之，明辨之，斯名之出，无奈耳，或亦时人不甘泯没而特标其犹在之举也。

　　前此，祖传医术（今世方称为"学"）绵延数千载，救民无数；华夏屡遭时疫，皆仰之以度困厄。中华民族之未如印第安遭染殖民者所携疾病而族灭者，中医之功也。

　　医兴则国兴，国强则医强。百年运衰，岂但国土肢解，五千年文明亦不得全，非遭泯灭，即蒙冤扭曲。西方医学以其捷便速效，始则为传教之利器，继则以"科学"之冕畅行于中华。中医虽为内外所夹击，斥之为蒙昧，为伪医，然四亿同胞衣食不保，得获西医之益者甚寡，中医犹为人民之所赖。虽然，中国医学日益陵替，乃不可免，势使之然也。呜呼！覆巢之下安有完卵？

　　嗣后，国家新生，中医旋即得以重振，与西医并举，探寻结合之路。今也，中华诸多文化，自民俗、礼仪、工艺、戏曲、历史、文学，以至伦理、信仰，皆渐复起，中国医学之兴乃属必然。

迄今中医犹为国家医疗系统之辅，城市尤甚。何哉？盖一则西医赖声、光、电技术而于20世纪发展极速，中医则难见其进。二则国人惊羡西医之"立竿见影"，遂以为其事事胜于中医。然西医已自觉将入绝境：其若干医法正负效应相若，甚或负远逾于正；研究医理者，渐知人乃一整体，心、身非如中世纪所认定为二对立物，且人体亦非宇宙之中心，仅为其一小单位，与宇宙万象万物息息相关。认识至此，其已向中国医学之理念"靠拢"矣，虽彼未必知中国医学何如也。唯其不知中国医理何如，纯由其实践而有所悟，益以证中国之认识人体不为伪，亦不为玄虚。然国人知此趋向者，几人？

国医欲再现宋明清高峰，成国中主流医学，则一须继承，一须创新。继承则必深研原典，激清汰浊，复吸纳西医及我藏、蒙、维、回、苗、彝诸民族医术之精华；创新之道，在于今之科技，既用其器，亦参照其道，反思己之医理，审问之，笃行之，深化之，普及之，于普及中认知人体及环境古今之异，以建成当代国医理论。欲达于斯境，或需百年欤？予恐西医既已醒悟，若加力吸收中医精粹，促中医西医深度结合，形成21世纪之新医学，届时"制高点"将在何方？国人于此转折之机，能不忧虑而奋力乎？

予所谓深研之原典，非指一二习见之书、千古权威之作；就医界整体言之，所传所承自应为医籍之全部。盖后世名医所著，乃其秉诸前人所述，总结终生行医用药经验所得，自当已成今世、后世之要籍。

盛世修典，信然。盖典籍得修，方可言传言承。虽前此50余载已启医籍整理、出版之役，惜旋即中辍。阅20载再兴整理、出版之潮，世所罕见之要籍千余部陆续问世，洋洋大观。

今复有"中医药古籍保护与利用能力建设"之工程，集九省市专家，历经五载，董理出版自唐迄清医籍，都 400 余种，凡中医之基础医理、伤寒、温病及各科诊治、医案医话、推拿本草，俱涵盖之。

噫！璐既知此，能不胜其悦乎？汇集刻印医籍，自古有之，然孰与今世之盛且精也！自今而后，中国医家及患者，得览斯典，当于前人益敬而畏之矣。中华民族之屡经灾难而益蕃，乃至未来之永续，端赖之也，自今以往岂可不后出转精乎？典籍既蜂出矣，余则有望于来者。

谨序。

第九届、十届全国人大常委会副委员长

许嘉璐

二〇一四年冬

王 序

中医学是中华民族在长期生产生活实践中，在与疾病作斗争中逐步形成并不断丰富发展的医学科学，是中国古代科学的瑰宝，为中华民族的繁衍昌盛作出了巨大贡献，对世界文明进步产生了积极影响。时至今日，中医学作为我国医学的特色和重要医药卫生资源，与西医学相互补充、相互促进、协调发展，共同担负着维护和促进人民健康的任务，已成为我国医药卫生事业的重要特征和显著优势。

中医药古籍在存世的中华古籍中占有相当重要的比重，不仅是中医学术传承数千年最为重要的知识载体，也是中医为中华民族繁衍昌盛发挥重要作用的历史见证。中医药典籍不仅承载着中医的学术经验，而且蕴含着中华民族优秀的思想文化，凝聚着中华民族的聪明智慧，是祖先留给我们的宝贵物质财富和精神财富。加强对中医药古籍的保护与利用，既是中医学发展的需要，也是传承中华文化的迫切要求，更是历史赋予我们的责任。

2010 年，国家中医药管理局启动了中医药古籍保护与利用能力建设项目。这既是传承中医药的重要工程，也是弘扬优秀民族文化的重要举措，不仅能够全面推进中医药的有效继承和创新发展，为维护人民健康做出贡献，也能够彰显中华民族的璀璨文化，为实现中华民族伟大复兴的中国梦作出贡献。

相信这项工作一定能造福当今，嘉惠后世，福泽绵长。

国家卫生和计划生育委员会副主任

国家中医药管理局局长

中华中医药学会会长

王国施

二〇一四年十二月

马 序

新中国成立以来，党和国家高度重视中医药事业发展，重视古籍的保护、整理和研究工作。自1958年始，国务院先后成立了三届古籍整理出版规划小组，分别由齐燕铭、李一氓、匡亚明担任组长，主持制订了《整理和出版古籍十年规划（1962—1972）》《古籍整理出版规划（1982—1990）》《中国古籍整理出版十年规划和"八五"计划（1991—2000）》等，而第三次规划中医药古籍整理即纳入其中。1982年9月，卫生部下发《1982—1990年中医古籍整理出版规划》，1983年1月，中医古籍整理出版办公室正式成立，保证了中医古籍整理出版规划的实施。2002年2月，《国家古籍整理出版"十五"（2001—2005）重点规划》经新闻出版署和全国古籍整理出版规划领导小组批准，颁布实施。其后，又陆续制定了国家古籍整理出版"十一五"和"十二五"重点规划。国家财政多次立项支持中国中医科学院开展针对性中医药古籍抢救保护工作，文化部在中国中医科学院图书馆专门设立全国唯一的行业古籍保护中心，国家先后投入中医药古籍保护专项经费超过3000万元，影印抢救濒危珍、善、孤本中医古籍 1640 余种，开展了海外中医古籍目录调研和孤本回归工作。2010 年，国家财政部、国家中医药管理局安排国家公共卫生专项资金，设立了"中医药古籍保护与利用能力建设项目"，这是继 1982~1986 年第一批、第二批重要中医药古籍整理之后的又一次大规模古籍整理工程，重点整理新中国成立后未曾出版的重要古籍，目标是形成并普及规范的通行本、传世本。

为保证项目的顺利实施，项目组特别成立了专家组，承担咨询和技术指导，以及古籍出版之前的审定工作。专家组中的许多成员虽逾古稀之年，但老骥伏枥，孜孜不倦，不仅对项目进行宏观指导和质量把关，更重要的是通过古籍整理，以老带新，言传身教，培养一批中医药古籍整理研究的后备人才，促进了中医药古籍保护和研究机构建设，全面提升了我国中医药古籍保护与利用能力。

作为项目组顾问之一，我深感中医药古籍保护、抢救与整理工作的重要性和紧迫性，也深知传承中医药古籍整理经验任重而道远。令人欣慰的是，在项目实施过程中，我看到了老中青三代的紧密衔接，看到了大家的坚持和努力，看到了年轻一代的成长。相信中医药古籍整理工作的将来会越来越好，中医药学的发展会越来越好。

欣喜之余，以是为序。

中国中医科学院研究员

马继兴

二〇一四年十二月

校注说明

    《济众新编》，康命吉撰。康命吉，初名命微，字君锡，升平人，生于朝鲜英祖丁巳年（1737），殁于李纯祖辛酉年（1801），为朝鲜李姓王朝著名实证派医家。李正祖戊子年（1768）医科中试，李正祖己丑年（1769）入太医院，并于该年受正祖李算之令，以许浚《东医宝鉴》为基础，删繁取要，吸取其精华，撰《济众新编》八卷。又著有《通玄集》五册。其医道精良，所治多效；医德咸服，为一代著名临床医家。自受知于正祖李算，并以医官历郡守，官至扬州牧使，后进阶崇禄大夫行知中枢府事。

    《济众新编》是一部简明扼要的中医学著述，其内容兼顾理法方药，切合实用，能够较好地反映近代朝鲜对中医学的认识水平。

    据《中国中医古籍总目》记载，本书现有 3 个版本。分别为藏于国家图书馆、中国中医科学院等处的 1800 年朝鲜内阁刊印版；藏于南京图书馆等处的清嘉庆二十二年（1817）京都经国堂刻本；藏于中国中医科学院等处的清咸丰元年（1851）秋水书屋刻本。本次整理以朝鲜内阁原刻本为底本，选经国堂本为主校本，秋水书屋本为参校本。具体处理方法如下：

    1. 校勘采取"四校"（对校、本校、他校、理校）综合运用的方法，一般以对校、他校为主，辅以本校，理校则慎用之。

    2. 底本与校本文字不一，若显系底本错讹而校本正确者，则据校本改正，并出校记；若难以确定何者为是，但以校本文义较胜者，或两者文字均有可取需要并存者，则出校记，说明

校注说明

一

互异之处，但不改动底本原文。

3. 对于难读难认的字，注明读音，一般采取拼音和直音相组合的方法标明之，即拼音加同音汉字。

4. 对于费解的字和词等，于首见处予以训释，用浅显的文句，解释其含义。

5. 全书添加现行的标点符号，以利阅读。

6. 原书引用他人论述，特别是引用古代文献，每有剪裁省略，凡不失原意者，一般不据他书改动原文；若引文与原意有悖者，则予以校勘。

7. 原书为竖排版，现改为横排，故凡指文字内容方位的"右"，均相应地径改为"上"。

8. 繁体字、异体字、俗字、古今字直接改为简化字，不出校记。

9. 原书卷八中近 280 个韩文短语，如"人参인삼，西瓜수박，牡丹모란"等，为考究其原意，特邀浙江中医药大学国际学院的韩国留学生 Dr. Koo Bon HARK（中文名：具本学）进行翻译查对，发现这些韩文大多是中药的韩文名称或是指出用药部位，目的是为了便于朝鲜人辨识，别无其他意义，而且大多是古朝鲜文，多半已停止使用，故予以删除。

10. 原书既有总目录，又有分目录，分目录下又细分"脉法、急救、证型、方剂名"等等，为了目录的简洁明了，避免重复，现删除分目录。

11. 原书每卷之首均有"内局首医臣 康命吉奉敕撰"，现予以删除。

序

　　天地之大德曰生，既生生之矣。厚生保生之道，惟食与药，而必资于圣人之代其工，是故农尝际于教耕，轩问并于画井①，医之有关于赞化育已，自邃古而然也。我圣上粤②在先朝，侍汤之暇，深推斯民广庇之仁，使太医康命吉就古今诸方，探源穷委，芟繁③补漏，候阴阳而辨内外，该④诊息而括经验，分门汇类，提纲挈维，虽遐乡穷蔀⑤之民，一开卷亦自了然于对证之剂。书凡八编，至是告成，命曰《济众新编》，开印内阁，广布中外，以臣提举内局⑥，命序之。臣窃念尧舜大圣也，博施济众，其犹病诸。夫二帝之治，荡乎巍乎，熙如暤如，薄海苍生咸囿耕凿之乐，岂有一夫之不济？特圣不自圣，自视欿然⑦。故夫子言其病诸者，乃所以深赞其能事，极功之底于济众也。

---

　　①　画井：轩辕黄帝以步丈亩，为防争端，将全国土地重新划分，划成"井"字，中间一块为"公亩"，归政府所有，四周八块为"私田"，八家合种，穿土凿井，八家共一井，故古制八家为井。

　　②　粤：通"曰"。《说文解字》："粤，曰也。"

　　③　芟（shān 删）繁：去掉繁杂部分。芟，除去。

　　④　该：包括，赅括。

　　⑤　遐乡穷蔀（bù 部）：遐，远也；蔀，搭棚用的席。遐乡，偏远的乡村；穷蔀，穷的用席遮盖屋顶。这里是指偏远穷困的地方。

　　⑥　内局：朝鲜李朝正祖时内医院。

　　⑦　欿（kǎn 砍）然：不自满之意。

恭惟殿下，政先重农，德洽惠鲜①，敛福锡福②，厥③民用康，而犹恐夫病于广济，拳拳垂意于斯编者如此。殿下之心，即尧舜之心，而厚生保生之德，其将同归于天地生物之仁。猗欤④盛哉！《传》曰：其数可陈也，其义难知也。盖言乎六艺，而医亦六艺之流耳。针石汤熨，草木虫鱼，五苦六辛，即所谓数也；究性命之原，辨六气之运，表荣卫之分，导民于中和，以养生引年，即所谓义也。数譬则俎豆⑤之事，有司存焉；义非神而明之，孰能与也？臣尝闻圣教，群圣之言万理皆备，已言者不是多，未言者不是不足，譬如医家概言五味之为某性而已。某性宜寒也，反或宜于热，某性宜热也，反或宜于寒，此在医者原其性而变而通之耳。既言其性，则本宜寒而或宜热，本宜热而或宜寒者，正以其性之元具此理，非于性外别有他理。大哉言乎！斯乃书外之旨，而为医者必以意会之，然后始可喻其旨。由数求义之妙其于是乎在，敢并为述。

岁己未季秋大匡辅国崇禄大夫议政府左议政臣李秉模奉敕谨序

---

① 惠鲜：《尚书·无逸》："徽柔懿恭，怀保小民，惠鲜鳏寡"。意为施恩惠于贫困的人。

② 敛福锡福：敛，收也，藏也。指聚拢福德。锡，通"赐"，给予，赏赐。敛福锡福，指帝王聚拢福德，赏赐臣民百姓以恩惠。《尚书·洪范》："敛时五福，用敷锡厥庶民。"

③ 厥：《尔雅释言》谓"其也"，指民众也。

④ 猗欤（yīyú 噫与）：叹词，表示赞叹。

⑤ 俎（zǔ祖）豆：俎，古代祭祀时放祭品的器物。俎豆，祭祀，崇奉。

凡 例

——古方虽多，症论浩繁，后学莫知要领。今广取诸方，删繁取要，症与脉各立分类，当用之方，列书其下，使览者开卷了然在目焉。

——俗方之可用者，亦为取录。

——脉、症、治三条，皆取诸方书中最紧之语，合而成文，难以区别，故不录引用书名，只于药方下各标所见之书。

——老人之病，异于少壮，故别为增补。

——瘟疫治法，古方今多不验，故略存梗概。

——药性注解者，方书虽多，皆未免浩繁，只抄《万病回春》《寿世保元歌括》，又附新增八十三首。

——曾所制方经验及间以己意论症添补者，不避僭越①，亦为载录，而皆书"新增"以别之。

——内医院进上药，则皆书"内局"以别之。

---

① 僭越：谦词，超越本分行事。

济众新编引用诸方

灵枢经

医学正传

丹溪心法

万病回春

寿世保元

本草纲目

医学入门

百代医宗

痘疹心法

保婴纂要

痘科汇编

赤水玄珠

医方集略

景岳全书

济阴纲目

得效方

张氏经验方

赵氏经验方

黄氏经验方

医林纂要

东医宝鉴

目　录

卷之一

风附：风痹、麻木、历节风、破伤风、痉痉

脉法 中风脉浮滑，兼痰气，微而虚者，不可疏散，浮迟者吉，急疾者凶。

卒中风救急 昏倒、牙噤、潮涎、喎斜，以大指掐人中，刺十指井穴及合谷、人中，竹沥、姜汁、香油、童便调苏合香丸气门①、牛黄清心丸灌之，香油调麝香一二分灌之。痰盛者，白矾水吐之。口噤者，乌梅肉和南星、细辛末，以中指蘸擦，自开。虚者，独参汤气门加竹沥、姜汁。中暑、中寒、中湿、痰厥、气厥、食厥、热厥、虚晕等症，皆卒倒不语，症类卒中风，勿以风治，各考本门治之。

内局**牛黄清心丸**《宝鉴》② 治卒中风不省人事，痰涎壅塞，精神昏愦，言语蹇涩③，口眼喎斜，手足不遂。

山药七钱 甘草炒，五钱 人参 蒲黄炒 神曲炒，各二钱五分 犀角二钱 大豆黄卷炒 官桂 阿胶炒，各一钱七分五厘④ 白芍药

---

① 气门：指方见本书"气"章节。以下"寒门""大便""火门""血门""痰饮""虚劳"等均指方见本书相应章节。

② 宝鉴：书名，指《东医宝鉴》，下同。为朝鲜宣祖和光海君时期的许浚等御医参考了100多部中医典籍编撰而成。全书二十五卷，分内景篇（内科）、外形篇（外科）、杂病篇、汤液篇（药学）、针灸篇五大部分。于公元1613年正式刊行。2009年被列入世界记忆遗产名录。

③ 蹇涩（jiǎnsè 简涩）：不流利。蹇，通"謇"，指迟钝，不顺利。

④ 厘：原作"里"，经国堂本、秋水书屋本亦同，按文义应作"厘"，今改。下同。

麦门冬　黄芩　当归　防风　朱砂水飞　白术各一钱五分　柴胡

桔梗　杏仁　白茯苓　川芎各一钱二分五厘　牛黄一钱二分　羚羊角

麝香　龙脑各一钱　雄黄八分　白蔹　干姜炮，各七分五厘　金箔一百

二十箔，内四十箔为衣　大枣二十枚，蒸取肉，研膏

上末，枣膏入，炼蜜和匀，每两作十丸，金箔为衣，每一丸温水化下。

夺命通关散《保元》①　治中风中气，痰厥不省，牙关紧急，汤水不下。

皂角（去皮弦）二两，用白矾一两，苎布包，入水与皂角同煮化，去苎再煮干，出，晒干为末，细辛为末，五钱。

上和匀，每遇痰厥与喉闭不省者，先以少许吹鼻，有嚏可治，无嚏不可治，却②用蜜汤调，服二匙即吐痰，不吐再服。

星香正气散《入门》③　卒中人事稍醒，关节动活后，用此理气。亦治中恶、中气，藿香正气散寒门加南星、木香。《保元》加当归、防风。

小续命汤《宝鉴》　治一切风初中，无汗表实。

防风一钱五分　防己　官桂　杏仁　黄芩　白芍药　人参　川

芎　麻黄　甘草各一钱　附子炮，五分　姜三片　枣二枚

---

① 保元：指《寿世保元》，下同。为明朝内府大御医龚廷贤所著，全书共十卷，内容涉及脏腑、经络、诊法、治则、药物、方剂、民间单验方、气功、急救、食疗等，是一部一度被内府秘而不示的医学奇著。

② 却：此处意为"再"。

③ 入门：指《医学入门》，下同。为明朝李梴编着，全书分内外集，共九卷，内容涉及医学略论、医家传略、保养、运气、诸科证治、急救方、习医规格等，作者自谓"医能知此内外门户，而后可以设法治病，不致循蒙执方，夭枉人命"，故题之曰《医学入门》。

一方无防己、附子，有当归、石膏。有热加白附子。

中腑　多着四肢，手足拘急，脉浮，恶风寒，面见五色①，在表宜汗，易治。

疏风汤《宝鉴》　治风中腑，手足不仁。先宜解表，后用愈风汤调理。

羌活　防风　当归　川芎　赤茯苓　陈皮　半夏　乌药　白芷　香附子各八分　桂枝　细辛　甘草各三分　姜三片

中脏　多滞九窍，唇缓、失音、耳聋、鼻塞、目瞀、二便秘，在里宜下，难治，脾约丸大便。

滋润汤《宝鉴》　治风中脏，二便闭，先服此，后以愈风汤调理。

当归　生地黄　枳壳　厚朴　槟榔　大黄　麻仁　杏仁各一钱　羌活七分　红花酒焙，三分

脏腑俱中

三化汤《宝鉴》　治腑脏俱中，便尿不利。

厚朴　大黄　枳实　羌活各等分

上锉，一两作一贴，煎服，日二三次，微利即止。

羌活愈风汤《宝鉴》　中腑中脏，先服本药，后用此调理。凡中风，内外邪除尽，当服此药，行导诸经，疗肝肾虚，调养阴阳，久则大风悉去，清浊分，荣卫和。

苍术　石膏　生地黄各六分　羌活　防风　当归　蔓荆子　川芎　细辛　黄芪　枳壳　人参　麻黄　白芷　甘菊　薄荷　枸杞子　柴胡　知母　地骨皮　独活　杜仲　秦艽　黄芩　白芍药　甘草各四分　官桂二分　姜三片

---

① 　五色：指反映五脏病变的五种颜色。

水煎，朝夕服。

中血脉 无表里症，但口眼㖞斜，肢不举，口不言。

养荣汤《宝鉴》 治风中血脉，外无六经形症，内无便尿阻隔，但肢不举，口不言，或痰迷不省。

当归 川芎 白芍药 生地黄 麦门冬 远志 石菖蒲 陈皮 乌药 白茯苓 枳实 黄连 防风 羌活 秦艽 半夏 南星 甘草各六分 姜三片 竹茹一块

暴暗 语涩皆属风。肾虚内夺，则舌暗足废，热者凉膈散火门加菖蒲、远志、朱砂；痰塞心窍涤痰汤，热者加芩、连；气血虚、肾虚、忽不言，十全大补汤；虚劳去桂加菖蒲、远志。

肾沥汤《宝鉴》 治肾脏风、语音塞吃。

羊肾一具，生姜二两（切），磁石（碎）一两七钱，以水一斗煮半，乃入玄参、白芍药、白茯苓各一两二钱五分，黄芪、川芎、五味子、桂心、当归、人参、防风、甘草各一两，地骨皮五钱，并锉，再煮取二升，去滓，分三服。

地黄饮子《宝鉴》 治风，舌暗足废，肾虚气厥，不至舌下。

熟地黄 巴戟 山茱萸 肉苁蓉 石斛 远志 五味子 白茯苓 麦门冬各一钱 附子炮 官桂 石菖蒲各五分 姜三片 枣二枚 薄荷少许

空心服。

清神解语汤《宝鉴》 治中风，痰迷心窍，语言蹇涩，或不省人事。

南星、半夏二味同白矾、生姜、皂角水浸三日，晒干，各一钱，当归、川芎、白芍药、生地黄、麦门冬、远志、石菖蒲、陈皮、白茯苓、乌药、枳实、黄连、防风、羌活、甘草各五分，姜三片，竹茹一团。

水煎，调童便、姜汁、竹沥服。

口眼㖞斜 风中血脉也。生鹊剖腹，带血热敷①，乌鸡也可。蓖麻子去壳捣烂敷之，石灰醋炒如泥敷之。并左取右，右取左。

清痰顺气汤《宝鉴》 治风中经络，口眼㖞斜。

南星　瓜蒌仁　荆芥穗　贝母　陈皮　苍术　官桂　防风各一钱　黄连　黄芩并酒炒　甘草各六分　姜三片

水煎，入木香、沉香末各五分，调服。

手足瘫痪 气血虚而痰火流注也。迁延不死者，如木根未衰而一枝先痿，男忌左，女忌右。左瘫，四物汤血门加竹沥、姜汁、桃仁、红花、白芥子，《保元》去桃、红、芥，加钩藤；右痪，六君子汤痰饮加竹沥、姜汁、白芥子，《保元》去芥，加钩藤，不用风药深治，用平和药；实者，防风通圣散。《入门》云：脾实，疏风顺气丸大便，脾虚，十全大补汤虚劳，独活寄生汤足门。

加减润燥汤《宝鉴》 治左半身不遂，属血虚与死血。

白芍药酒炒，二钱　当归一钱二分　川芎　白茯苓　白术　南星　半夏　天麻各一钱　生地黄酒炒　熟地黄姜汁炒　陈皮盐水洗　牛膝酒洗　黄芩酒炒　酸枣仁炒，各八分　桃仁　羌活　防风　薄桂各六分　红花酒洗　甘草炙，各四分　黄柏酒炒，三分

上作二贴，水煎，入竹沥、姜汁，调服。

祛风除湿汤《宝鉴》 治右半身不遂，属气虚与湿痰。

白术一钱二分　白茯苓　当归酒洗　陈皮　赤芍药　半夏　苍术　乌药　枳壳　羌活　黄连　黄芩并酒炒，各一钱　人参　川芎　桔梗　防风各八分　白芷七分　甘草炙，五分

---

① 敷：原为"付"。"付"通"敷"，径改，下同。

上分二贴，姜五片。

加味大补汤《宝鉴》 治左右瘫痪，此气血大虚。

黄芪蜜炒 人参 白术 白茯苓 当归酒洗 川芎 白芍药
熟地黄各七分 乌药 牛膝酒洗 杜仲酒炒 木瓜 防风 羌活
独活 薏苡仁各五分 附子炮 沉香 木香 官桂 甘草各三分
姜三片 枣二枚

痰涎壅盛 风病皆痰为患，故开关化痰为先，急则祛风，缓
则顺气，久则活血。热者，凉膈散火门加黄连，或牛黄清心丸；虚
者，三生饮。

导痰汤《宝鉴》 治中风痰盛，语涩眩晕方见痰饮。加香附子、
乌药、沉香、木香，名顺气导痰汤。加黄芩、黄连，名清热导痰
汤。加羌活、白术，名祛风导痰汤。加远志、菖蒲、芩、连、朱
砂，名宁神导痰汤。

涤痰汤《宝鉴》 治中风痰迷心窍，舌强不言。此药豁痰清热，
利气补虚。

半夏 南星并姜制，各二钱 枳实一钱五分 茯苓 陈皮各一钱
石菖蒲 人参 竹茹各五分 甘草三分 姜五片

三生饮《宝鉴》 治卒中风，痰塞昏仆不省，脉沉，无热。

南星生，二钱 川乌生 白附子生，各一钱 木香五分 姜十五片
《得效方》① 乌附皆炮用，《保元》南星五钱，木香一钱五分，

---

① 得效方：即《世医得效方》，元代危亦林编撰，刊行于元至正五年
（1345）。全书分大方脉杂医科、小方脉科、风科、产科兼妇人杂病科、眼科、
口齿兼咽喉科、正骨兼金镞科、疮肿科，卷末附有孙真人养生书。对骨伤科
证治尤多发挥，具有较高的学术价值，是中医学习、研究和临床必备的参考
书。

姜十片，乌、附一钱（并生用）。气虚甚，加人参一两，如气盛人，加南星五钱，木香一钱，姜十四片，名星香散。

中风热症　风因热生，热胜则风动。多食者木盛脾虚，求助于食。

防风通圣散《宝鉴》　治热、风、燥三者之总剂也。

滑石一钱七分　甘草一钱二分　石膏　黄芩　桔梗各七分　防风　川芎　当归　赤芍药　大黄　麻黄　薄荷　连翘　芒硝各四分五厘　荆芥　白术　栀子各三分五厘　姜五片

人参羌活散《宝鉴》　治中风，痰盛烦热。

羌活　独活　前胡　人参　防风　天麻　赤茯苓　薄荷　川芎　黄芩　枳壳　蔓荆子　桔梗　甘草各七分　姜三片　桑白皮七寸

中风虚症　中风，年逾五旬，气衰之际多有之，壮年肥盛者亦有之，是形盛气衰然也。

万金汤《宝鉴》　治风，补虚，及手足风，累验。

续断　杜仲　防风　白茯苓　牛膝　细辛　人参　桂皮　当归　甘草各八分　川芎　独活　秦艽　熟地黄各四分

中风宜调气　气一流行，风亦疏散。

乌药顺气散《宝鉴》　治一切风疾，先服此疏通气道，进以风药。

麻黄　陈皮　乌药各一钱五分　川芎　白芷　白僵蚕　枳壳　桔梗各一钱　干姜五分　甘草三分　姜三片　枣二枚

八味顺气散　凡中风，当间服此药。又云：凡中风先宜服此以顺气方见气门。

诸风通治　乌药顺气散。

秘传顺气散《宝鉴》　治中风㖞斜瘫痪，一切风疾。

青皮　陈皮　枳壳　桔梗　乌药　人参　白术　白茯苓　半夏　川芎　白芷　细辛　麻黄　防风　干姜　白僵蚕　甘草各六分　姜五片

内局**木香保命丹**《宝鉴》　治中风一切诸症。

木香　白附子生　桂皮　杜仲　厚朴　藁本　独活　羌活　海桐皮　白芷　甘菊　牛膝酒浸　白花蛇酒炒　全蝎炒　威灵仙酒洗　天麻　当归　蔓荆子　虎骨酒浸酥炙　南星浆水煮　防风　山药　甘草　酥炙赤箭各五钱　朱砂七钱五分，半为衣　麝香一钱五分

上末，蜜丸如弹子，朱砂为衣，每一丸细嚼，温酒下。

斑龙固本丹《保元》　治诸虚百损，羸瘦衰朽，中年阳事不举，左瘫右痪，脚膝酸痛，小腹疝气，妇人下元虚冷，久无孕育神效，滋补之圣药。

菟丝子酒煨，四两　人参　山药　生地黄　熟地黄　天门冬　麦门冬　山茱萸　枸杞子　五味子　巴戟酒浸，去心　肉苁蓉酒浸　牛膝酒洗　杜仲①姜炒　白茯苓　柏子仁　木香　虎胫骨酥炙，各二两　覆盆子　地骨皮　车前子各一两五钱　泽泻　远志　甘草水泡，去心　石菖蒲　川椒　附子炮，各一两

上细末，好酒化五仁斑龙胶，为丸如梧子，每百丸空心温酒下。服至半月，阳事雄壮；服至一月，颜如童子，目视十里，小便清滑；服至三月，白发再黑；久服神气不衰，身轻体健，可升仙位。五仁斑龙胶治真阳元精内乏，致胃弱下虚及梦泄，自汗头眩，四肢无力。此胶生精养血，益智宁神，补心肾，畅三焦，填

---

① 仲：原作"冲"，经国堂本、秋水书屋本亦同，按文义应作"仲"，今改。下同。

五脏，却病延年，乃虚损圣药。鹿角连脑盖骨者佳，自解者不用。去盖，至生净五十两，截作三寸段，新汲淡泉井水浸去垢，吹去角内血腥秽水尽，同枸杞子八两，人参、天门冬、麦门冬、牛膝各五两，五品药以角入净坛内注水至坛肩，用笋壳油纸封固坛口，大锅内注水，文武火密煮三昼夜足时，常加入沸汤于锅内以补干耗，取出漉去滓，将汁复入阔口砂锅内熬成胶，和药末听用。和上项药末作丸时，量取五仁斑龙胶酒化用之得宜。

预防中风 凡人拇指、次指麻木，必中风之渐。《保元》云：朝服六味地黄丸、八味丸_{并五脏}，暮服竹沥枳术丸_{痰饮}。

单豨莶丸《保元》 治中风不语，㖞斜吐涎，麻痹骨痛，腰膝无力，一切风湿。五月五日，六月六日，九月九日采豨莶叶洗净曝干，入甑中层层洒酒与蜜蒸之，又晒，如此九遍为末，炼蜜丸如梧子，每服五七十丸，温酒下。

风痹 脉浮缓属湿，浮紧属寒。芤涩死血，浮濡气虚；浮涩而紧，风寒湿三气合也。有皮、脉、气、筋、骨五痹，风胜为行痹，寒胜为痛痹，湿胜为着痹。痹症筋挛肌肉不仁，若初起骤用参、芪、归、地，气血滞而邪郁不散，虚者宜行湿流气散。麻犹痹，痹则虽不知痛痒，尚觉气微行。在手，多兼风湿；在足，多兼寒湿。木则非惟不知痛痒，气亦不流行。麻是气虚，木是湿痰死血，盖麻犹痹也，俗与风痿通治大误也。痿因血虚火盛肺焦而成也；痹因风寒湿三气合而成也。《保元》云：因湿麻木香苏散_{寒门}加苍术、麻黄、桂枝、白芷、羌活、木瓜。

增味五痹汤《宝鉴》 治风寒湿合为痹，肌体麻痹不仁。

羌活 防己 姜黄 白术 海桐皮 当归 白芍药各一钱 甘草炙，七分五厘 姜十片

行湿流气散《宝鉴》 治风寒湿痹，麻木不仁，手足烦软。

薏苡仁二两　白茯苓一两五钱　苍术　羌活　防风　川乌炮，各一两

上末，每二钱，温酒或葱白汤调下。

蠲痹汤《宝鉴》 治手冷痹，身寒不热，腰脚沉重，即寒痹之甚。

当归　赤芍药　黄芪　防风　姜黄　羌活各一钱五分　甘草五分　姜五片　枣二枚

升麻汤《宝鉴》 治热痹，肌肉热极，体上如鼠走，唇口反纵，皮色变。

升麻二钱　茯神　人参　防风　犀角　羚羊角　羌活各一钱桂皮五分　姜五片

同煎，竹沥五匙调服。

双合汤《宝鉴》 治湿痰死血作麻木。

当归　川芎　白芍药　生干地黄　陈皮　半夏　白茯苓　白芥子各一钱　桃仁八分　酒红花　甘草各三分

水煎，入竹沥、姜汁调服。

开结舒经汤《宝鉴》 治妇人七情六郁，气滞经络，手足麻痹。

紫苏叶　陈皮　香附子　乌药　川芎　苍术　羌活　南星半夏　当归各八分　桂枝　甘草各四分　姜三片

水煎，入竹沥、姜汁调服。

加味八仙汤《保元》 治麻木，遍身手足俱麻，此气血两虚。

白术二钱　白茯苓一钱　陈皮　白芍药酒炒，各八分　当归酒洗川芎　熟地黄　半夏曲各七分　秦艽　牛膝　人参各六分　羌活防风各五分　柴胡各四分　桂枝　甘草炙，各三分　姜一片　枣一枚

食远服。气虚，加黄芪（蜜炒）八分。

历节风 内因血虚有火，外因风湿生痰，偏历关节痛如虎咬，夜则痛甚，血行于阴也。盖由饮酒当风，或血虚热沸，或受湿取冷所致，在上多属风，在下多属湿。治法活血疏风消痰，虚者独活寄生汤足门。又名痛风。

大羌活汤《宝鉴》 治风湿相搏，肢节肿痛，不可屈伸。

羌活 升麻各一钱五分 独活一钱 苍术 防己 威灵仙 白术 当归 赤茯苓 泽泻 甘草各七分

疏风活血汤《宝鉴》 治四肢百节流注刺痛，皆是风湿痰死血所致，其痛处或肿或红。

当归 川芎 威灵仙 白芷 防己 黄柏 南星 苍术 羌活 桂枝各一钱 红花三分 姜五片

灵仙除痛饮《宝鉴》 治肢节肿痛，痛属火，肿属湿，兼受风寒，发动经络之中湿热，流注肢节之间。

麻黄 赤芍药各一钱 防风 荆芥 羌活 独活 威灵仙 白芷 苍术 片芩酒炒 枳实 桔梗 葛根 川芎各五分 当归梢 升麻 甘草各三分

破伤风 多由亡血、汗下过多，或产妇及病疮人，击破皮肉，风邪外袭，寒热、口噤、目斜、角弓反张。分表里、半表里，用汗下和三法。痉病亦同，无汗为刚痉，有汗为柔痉。破伤风及二痉，通用小续命汤。柔痉则去麻黄，热减桂冬去芩，或并用九味羌活汤寒门。手执蚵蟆一二个，待虫口吐水，抹破伤处，厚衣微汗，又取肚内黄水少许，调热酒饮。

玉真散《宝鉴》 治破伤风，口噤，身强直。防风、南星等末，每二钱，姜汁和温酒调服，以淬敷疮口上。口噤者，童便调下，南星为防风所制，服之不麻，可以开关定搐。

参归养荣汤《宝鉴》 治风痰痉、阴痉。

人参 当归 川芎 白芍药 熟地黄 白术 白茯苓 陈皮各一钱 甘草五分 姜三片 枣二枚

瓜蒌枳实汤《宝鉴》 治痰火痉。

瓜蒌仁 枳实 贝母 桔梗 片芩 陈皮 栀子 茯苓 麦门冬 人参 当归 苏子各八分 甘草三分 姜三片

煎，和竹沥、姜汁服。

寒

脉法 宜洪大，忌沉细。左右俱紧盛，挟食伤寒；右虚空，左紧盛，劳力伤寒。

太阳 头疼、身热、脊强、无汗、恶寒，尺寸浮紧伤寒，浮缓伤风。

九味羌活汤《宝鉴》 不问四时，但有头痛，骨节痛，发热恶寒，无汗，脉浮紧宜用，乃解表神方。

羌活 防风各一钱五分 苍术 川芎 白芷 黄芩 生地黄各一钱二分 细辛 甘草各五分 姜三片 枣二枚 葱白二茎

阳明 目痛、鼻干、不眠，发热无汗。尺寸长而微洪，经病；长而沉数，腑病。

葛根解肌汤《宝鉴》 治阳明经病，目疼、鼻干、不得卧，宜解肌。

葛根 柴胡 黄芩 芍药 羌活 石膏 升麻 白芷 桔梗各一钱 甘草五分 姜三片 枣二枚

白虎汤《宝鉴》 治阳明病，汗多烦渴，脉洪大。

石膏五钱　知母二钱　甘草七分　粳米半合

加人参一钱，名人参白虎汤，治中暍伤气，兼治发斑。加苍术一钱，名苍术白虎汤，治中暑伤湿，兼治疫疠及秋感热。

少阳　耳聋、胁痛、寒热，呕而口苦，尺寸俱弦。

小柴胡汤《宝鉴》　治少阳病，半表半里，往来寒热，能和其内热，解其外邪，伤寒方之正道也。

柴胡三钱　黄芩二钱　人参　半夏各一钱　甘草五分　姜三片枣二枚

黄芩芍药汤　治少阳半表半里，里证多者宜用此。方见大便

十枣汤《宝鉴》　治伤寒有悬饮、伏饮，胁下引痛。

芫花微炒　甘遂　大戟炒

上等末，别取大枣十枚，水一盏煎半，调药末。强人一钱，弱人五分服，大便利下即以粥补之。

太阴　腹满、咽干、自利，尺寸沉实有力当下，沉细无力当温。

理中汤《宝鉴》　治太阴腹痛，自利不渴。

人参　白术　干姜炮，各二钱　甘草炙，一钱

加陈皮、青皮等分，名治中汤，治太阴腹痛。加附子炮，共一钱，名附子理中汤，治中寒口噤、身强直。

少阴　舌干口燥，尺寸沉实有力当下，沉微无力当温。

通脉四逆汤《宝鉴》　治少阴病，下利，四肢厥冷，脉微欲绝，或无脉。

附子二钱五分　干姜一钱五分　甘草一钱

脉绝者，猪胆汁半枚，和温服；面赤色者，葱白三茎同煎。

厥阴　烦满、囊拳①，尺寸沉实有力当下，沉迟无力当温。

三味参萸汤《宝鉴》　治厥阴证，干呕，吐涎沫，头痛，及少阴证厥冷，烦躁欲死，阳明食谷欲呕者，皆妙。

吴茱萸三钱　人参二钱　姜四片　枣二枚

当归四逆汤《宝鉴》　治厥阴证，手足厥冷，脉微欲绝。

当归　白芍药各二钱　桂枝一钱五分　细辛　通草　甘草各一钱枣二枚

伤寒阳症　即太阳表症也。

香苏散《宝鉴》　治四时伤寒，头痛、身疼，发热、恶寒，及伤风、伤湿、伤寒、时气、瘟疫。

香附子　紫苏叶各二钱　苍术一钱五分　陈皮一钱　甘草炙，五分　姜三片　葱白二茎

去葱白，加川芎、白芷各一钱，枣二枚，治伤风伤寒头痛甚者，及阴阳未分，皆可服，名芎芷香苏散。

人参败毒散《宝鉴》　治伤寒时气发热，头痛项强，肢体烦疼，及伤风咳嗽，鼻塞声重。

羌活　独活　柴胡　前胡　枳壳　桔梗　川芎　赤茯苓　人参　甘草各一钱　姜三片　薄荷少许

加天麻、地骨皮等分，名人参羌活散。加荆芥穗、防风等分，名荆防败毒散。

香葛汤《宝鉴》　治伤寒，不问阴阳两感，头痛寒热。

苍术　紫苏叶　白芍药　香附子　升麻　干葛　陈皮各一钱川芎　白芷　甘草各五分　姜三片　葱白二茎　豉七粒

① 囊拳：指男子阴囊蜷缩。

参苏饮《宝鉴》 治感伤风寒，头痛发热、咳嗽，及内因七情，痰盛胸满潮热。

人参　紫苏叶　前胡　半夏　干葛　赤茯苓各一钱　陈皮　桔梗　枳壳　甘草各七分五厘　姜三片　枣二枚

小青龙汤《宝鉴》 治伤寒表不解，因心下有水气，干呕，气逆，发热咳喘。

麻黄　芍药　五味子　半夏各一钱五分　细辛　干姜　桂枝　甘草炙，各一钱

服此渴者，里气温，水欲散也。

伤寒阴症 厥冷、吐利、不渴、静蜷。

五积散《宝鉴》 治感伤风寒，头痛身疼，四肢逆冷，胸腹作痛，呕吐泄泻，或内伤生冷，外感风冷。

苍术二钱　麻黄　陈皮各一钱　厚朴　桔梗　枳壳　当归　干姜　白芍药　白茯苓各八分　白芷　川芎　半夏　桂皮各七分　甘草六分　姜三片　葱白三茎

除白芷、桂皮，余材慢火炒，令色变，摊冷，入桂、芷和匀煎，名熟料五积散。

人参养胃汤《宝鉴》 治伤寒阴症，及外伤风寒，内伤生冷，憎寒壮热，头痛身疼。

苍术一钱五分　陈皮　厚朴　半夏各一钱二分五厘　茯苓　藿香各一钱　人参　草果　甘草炙，各五分　姜三片　枣二枚　梅一个

藿香正气散《宝鉴》 治伤寒阴症，头痛身疼，如不分表里证，以此导引经络不致变动。

藿香一钱五分　紫苏叶一钱　白芷　大腹皮　白茯苓　厚朴　白术　陈皮　半夏　桔梗　甘草炙，各五分　姜三片　枣二枚

不换金正气散《宝鉴》 治伤寒阴症，头痛身疼，或寒热往来。

苍术二钱　厚朴　陈皮　藿香　半夏　甘草各一钱　姜三片
枣二枚

辛黄三白汤《宝鉴》 治阴症伤寒在表经者。

人参　白术　白芍药各二钱　白茯苓　当归各一钱　细辛　麻
黄各五分　姜三片　枣二枚

伤寒里症 阳明入腑，潮热不大便，恶热狂谵发渴，腹满，
濈濈①汗出，里症悉俱，脉实有力。

大承气汤《宝鉴》 治伤寒里症，大热、大实、大满宜急下者。

大黄四钱　厚朴　枳实　芒硝各二钱

水二盏，先煎枳朴，煎半乃下大黄，煎至七分，去滓入硝，
再一沸温服。

小承气汤 治伤寒里症，小热、小实、小满宜缓下者。

大黄四钱　厚朴　枳实各一钱五分

调味承气汤 治伤寒里症，大便硬，小便赤，谵语潮热。

大黄四钱　芒硝二钱　甘草一钱

先煎大黄、甘草至半去滓，入芒硝再一沸，温服。

大柴胡汤《宝鉴》 治伤寒病少阳转属阳明，身热不恶寒，反
恶热，大便坚，小便赤，谵语，腹胀，潮热。

柴胡四钱　黄芩　芍药各二钱五分　大黄二钱　枳实一钱五分
半夏一钱　姜三片　枣二枚

伤寒阴毒 冷汗，甲青，而身痛若鞭，六脉沉细，而一息七
八至以上，或不可数。灸脐下二三百壮，更以热药助之，手足暖

---

① 濈（jí及）：濈，如水外流，迅疾貌。

者生，不暖者死。阴症发斑，相火乘肺，但出胸①背手足稀少，脉沉，身无大热为异，理中汤加附子、玄参。

回阳救急汤《宝鉴》 治伤寒阴症，及阴毒。四肢厥冷，脉沉细，唇青面黑。

人参 白术 白茯苓 陈皮 半夏 干姜炮 官桂 附子炮 五味子 甘草炙，各一钱 姜七片

伤寒阳毒 无汗，眼红，而遍身斑纹，胸紧若石。

三黄石膏汤《宝鉴》 治阳毒发斑，身黄，眼赤，狂叫欲走，谵语，六脉洪大。

石膏三钱 黄芩 黄连 黄柏 山栀仁各一钱五分 麻黄一钱 香豉半合 姜三片 细茶一撮

阳毒升麻汤《宝鉴》 治伤寒阳毒，面赤，狂言，或见鬼，脉浮大数。

黄芩二钱 犀角一钱五分 升麻 射干 人参各一钱 甘草七分。

阴极似阳 火浮于外，发躁扰乱，状若阳症，但身虽烦躁而引衣自覆，口虽燥渴而漱水不下，脉必沉细无力而不击，或无脉，唇青面黑，大便自利，黑水身冷，或身热，欲坐井地，宜通脉四逆汤。

回阳返本汤《宝鉴》 治阴盛隔阳。

附子炮 干姜炮 人参 陈皮 麦门冬 五味子 甘草炙 腊②茶各一钱

以清泥浆二盏，同煎，去滓，入蜜五匙，调和放冷服之，取

---

① 胸：原作"脑"，经国堂本、秋水书屋本亦同。按文义应作"胸"，今改。下同。

② 腊（là 辣）：腊，古同"腊"。

汗为效，面赤者，入葱白七茎，黄连少许。

阳极似阴 热伏于内，身寒厥逆，状如阴症，但身虽冷而不欲近衣，神虽昏而气色光润，脉必沉滑数有力而鼓击，大柴胡汤，或白虎汤、竹叶石膏汤。

伤寒烦躁 烦乃心中懊恼欲吐之貌；躁则手掉足动，起卧不安，皆气随火升。烦主气，肺也；躁主血，肾也。先烦而渐躁为阳症，不烦而便发躁为阴症。懊恼者，菀冈①不舒貌。燥屎症，亦有怫郁懊恼二症。

栀子豉汤《宝鉴》 伤寒汗下后，虚烦不得眠，剧者必反复颠倒，心中懊恼主之，按之心下软者，虚烦也。

栀子七个　豉半合

水二盏，先煎栀子至半，纳豉再煎至七分，去滓温服，得吐止，未吐再服。若胸满少气，加甘草，名栀豉甘草汤；若胸满而呕，加生姜，名栀豉生姜汤。

舌胎② 邪在表，无胎，邪初传里，白而滑，热深则白而涩，热深入胃则黄。尖白根黄者，表多里少，热极则紫黑，或生芒刺、燥裂，宜下之。黑尖者，虚烦也，黄而中黑至尖，或黑乱点者，热毒深也。有弦红心黑，或白胎中现黑点，表未解。冷滑如淡黑者，无根虚火，宜化痰降火；或淡黑一二点，补肾降火。中湿、湿痹，舌上如胎，非真胎也，丹田有热，胃中有寒，宜五苓散。青布浸井水洗净舌上，姜片浸水刮舌，黑胎自退，不退者凶。

伤寒戴阳 下虚而阳浮于面，身微热，脉沉迟，面虽赤，不

---

① 菀冈：郁闷之貌。
② 胎：通"苔"，下同。

红活而黯，理中汤。实热者，面赤而光润。

陶氏益元汤《宝鉴》 治伤寒戴阳症。

甘草炙，二钱　附子炮　干姜炮　人参各一钱　麦门冬　黄连
知母各七分　熟艾三分　五味子二十粒　姜五片　枣二枚　葱白三茎

水煎，临熟，入童尿三匙，去滓冷服。

伤寒战栗　战者，身振而动，正气胜邪，大汗而解，不必
药；栗者，心战而惕，邪胜正也。心寒足蜷，鼓颔厥冷，便溺妄
出，不省者，理中汤，或通脉四逆汤。

若传经热症，口燥咬牙，虽厥冷，有时温和脉数，表症栗者，
九味羌活汤；里症栗者，大柴胡汤。

伤寒动悸　伤寒过多，其人叉手自冒心，心下悸，欲得按，
甚则身振振欲擗地。

陶氏升阳散火汤《宝鉴》 治撮空症①，此因肝热乘肺，元气虚
弱，不能主持，以致谵语神昏，叉手冒心，或撮空摸床。

人参　当归　芍药　柴胡　黄芩　白术　麦门冬　陈皮　茯
神　甘草各一钱　姜三片　枣二枚

入熟金煎服。

伤寒动气　病人素有积，复因伤寒，新邪与旧积相搏而痛，
筑筑然跳动，虚者，理中汤去白术，加官桂；热者，柴胡桂
枝汤。

柴胡桂枝汤《宝鉴》 治伤寒动气筑痛。

柴胡二钱　桂枝　黄芩　人参　芍药各一钱　半夏八分　甘草

---

① 撮空症：指患者意识不清，两手伸向空间，像要拿东西样的症状，
是病情危重时的一个症状。出《中藏经》。又名两手撮空。

炙，六分　姜五片　枣二枚

伤寒烦渴　水入即吐，名水逆。热在表不渴，在里则渴。阴盛隔阳，口燥渴而漱水不咽，此经热里寒，附子理中汤妙。

五苓散《宝鉴》　治太阳症入里，烦渴，而小便不利。

泽泻二钱五分　赤茯苓　白术　猪苓各一钱五分　官桂五分

去官桂，名四苓散，治火泄。

竹叶石膏汤《宝鉴》　治伤寒解后余热，及阳明症自汗烦渴，并差后虚烦等症。

石膏四钱　人参二钱　麦门冬一钱五分　半夏一钱　甘草七分　竹叶七片　粳米百粒

水煎，入姜汁二匙。

伤寒谵语郑声　谵语者，乱语无次第，数数更端也，实也，黄连解毒汤。郑声者，频烦也，只将一句旧言重叠频言也，虚也，独参汤。

黄连解毒汤《宝鉴》　治伤寒大热，烦躁，不得眠，或差后饮酒复剧者，及一切热毒。

黄连　黄芩　黄柏　栀子各一钱二分五厘

伤寒发狂　热毒入心，神昏，妄笑妄语，甚则登高逾垣。阳毒，升麻汤，或三黄石膏汤，或破棺汤。轻者，辰砂五苓散。

破棺汤《宝鉴》　治伤寒热病，发狂心躁，言语不定，不省人事。人屎干者烧存性，水渍饮汁一二盏即省。或细研如面，新汲水调下三钱亦可，俗名野人干水。

伤寒结胸　表未解，反下之，结胸心下，按之痛。热结，小陷胸汤；寒结，五积散。大结胸，不按而痛，连脐腹，硬痛，渴谵，便闭，脉沉实，大陷胸汤加枳壳、桔梗。小结胸，按之方痛，只心下硬，脉浮滑，小陷胸汤。水结胸，饮水多，水停胸胁，头汗，身无大热，心下满，按之汩汩有声，半夏茯苓汤（与胸门参看）。

大陷胸汤《宝鉴》 治大结胸。

大黄三钱 芒硝二钱 甘遂末五分

上分二贴，每取一贴，先煎大黄至六分，纳硝，再煎一二沸，去滓，纳甘遂末搅服，得快利，止后服。

小陷胸汤《宝鉴》 治小结胸。

半夏五钱 黄连二钱五分 瓜蒌大者四分之一

水二盏，先煎瓜蒌至半，乃入半夏、黄连煎至半，去滓温服，未利再服，利下黄涎便安。

半夏茯苓汤《宝鉴》 治水停心下，为水结胸，痞满头汗。

半夏 赤茯苓各二钱 陈皮 人参 川芎 白术各一钱 姜五片

伤寒痞气 病发于阴而反下之，因作痞，通用桔梗、枳壳各二钱，甘草一钱，姜五片煎服。热痰，胸痞胁痛，或咳喘，柴梗半夏汤胸门。

半夏泻心汤《宝鉴》

半夏二钱 黄芩 人参 甘草各一钱五分 干姜一钱 黄连五分
姜三片 枣二枚

伤寒血症 表症不解，热结膀胱，似狂，若血自下者愈；小腹急结者，宜攻，小便利，大便黑，口燥而漱水不咽者，下焦瘀血，宜攻之。

桃仁承气汤《宝鉴》 治血结膀胱，小腹结急，便黑，谵语，漱水，宜此攻之。

大黄三钱 桂心 芒硝各二钱 甘草一钱 桃仁留尖，十枚水煎，入芒硝，温服，以瘀血尽下为度。

伤寒自利 阳症，身热，脉数，烦咳自利，柴苓汤，或益元散暑门。阴症，身痛，脉沉，呕咳自利，理中汤。

柴苓汤《宝鉴》 治伤寒热病，发热泄泻。

柴胡一钱六分　泽泻一钱三分　白术　猪苓　赤茯苓各七分五厘
半夏七分　黄芩　人参　甘草各六分　桂心三分　姜三片

伤寒吐蛔 胃寒蛔不安，烦渴而漱水不咽，虽有大热，大忌凉药，急用安蛔理中汤，待蛔定，小柴胡汤退其热。

安蛔理中汤《回春》[①] 伤寒吐蛔者，手足冷，胃空虚也。

白术　茯苓各一钱　人参七分　干姜炒黑，五分　乌梅二个　花椒去目，三分。

坏症 伤寒再传至十二日以上不愈，曰过经不解，由汗下失宜，邪气留连，或重感他邪，经久不差，谓坏症也。

参胡芍药汤《宝鉴》 治伤寒十四日外余热未除，或渴或烦，不能安卧，不思饮食，大便不快，小便黄赤，此谓坏症。

生地黄一钱五分　人参　柴胡　芍药　黄芩　知母　麦门冬各一钱　枳壳八分　甘草三分　姜三片

独参汤《宝鉴》 治伤寒坏症，昏沉垂死，或阴阳二症不明，过经不解，及或因误服药，困重垂死，一切危急之症。

人参一两　水二升

于银石器内煎至半，去滓，以新水沉冷，一服而尽，汗自鼻梁上出涓涓如水，是药之效也。一名夺命散。

---

① 回春：书名，指《万病回春》，下同。明朝龚廷贤撰于1587年，共八卷，是一部论治内、外、妇、儿、五官等科疾病的方书。

百合症　误汗误下，百脉受病，默默欲食不食，欲卧不卧，欲行不行，如寒无寒，如热无热，口苦尿赤，如邪祟。

陶氏柴胡百合汤《宝鉴》　治百合病，及劳复①等症。

鳖甲醋煮，二钱　柴胡　百合　知母　生地黄　陈皮　人参　黄芩　甘草各一钱　姜三片　枣二枚

劳复　复者，其病如初也。新瘥气血虚，梳洗太早，思虑动作太过而成。

麦门冬汤《宝鉴》　治劳复气欲绝，能起死回生。

甘草炙三钱　麦门冬二钱　粳米一合

水二盏，先煎粳米令熟，去米入二药及枣二枚、青竹叶十五片，煎至一盏温服，加人参尤妙。

益气养神汤《宝鉴》　治劳复，宜养气血。

人参　当归　白芍药酒炒　麦门冬　知母　栀子炒，各一钱　白茯神　前胡各七分　陈皮五分　升麻　甘草各三分　枣二枚

食复　新瘥胃弱，若恣饮食，不能克化②依前，发热轻者，损谷③自愈。

栀豉枳实汤《宝鉴》　治劳复发热。

香豉五钱　栀子　枳实各二钱

煎服，微汗之差。

---

①　劳复：复，指诸症复起。劳复，指伤寒新愈，起居作劳，因而复病。《三因极一病证方论·劳复证治》："伤寒新差后，不能将摄，因忧愁思虑，劳神而复，或梳沐洗浴，作劳而复，并谓之劳复。"

②　克化：消化。

③　损谷：指减少饮食。

小柴胡六君子汤《医林》①　治伤寒发热已解，平复后劳役食复②作大热。

柴胡二钱　黄芩　陈皮各一钱五分　半夏　茯苓　白术　枳壳各一钱　人参八分　甘草三分　姜三片

食后服。头痛加川芎，渴加干葛一钱。

阴阳易　男病新瘥，女与之交，而反得病，曰阳易；女病新瘥，男与之交，而反得病，曰阴易，言其毒如换易之也。头重身热，冲胸，眼火，阴肿，手足挛，小腹腰痛，重者，吐舌数寸，脉离经死。

烧裈散《宝鉴》　治阴阳易。取近阴处裈裆一片，方圆四五寸，烧存性，温水调服一钱，日三，小便即利，阴头微肿即愈，男女互用之。

又方，人手足指爪甲二十片，烧灰末，米饮调下，其效亦同。

竹皮逍遥散《宝鉴》　治劳复，及易病。

青竹皮　生地黄　人参　知母　黄连　滑石　韭白　柴胡　犀角　甘草各一钱　姜三片　枣二枚

煎，临服入烧裈裆末一钱五分，调服，微汗之，未汗再服。

妇人伤寒热入血室　妇人伤寒发热，经水适来适断，昼了明，夜谵语，如见鬼状，忌汗下，柴胡四物汤、牛黄膏并妇人。

伤寒无脉　寒热而厥，面色不泽，冒昧，两手无脉或一手无脉，必有正汗而解。

---

①　医林：书名，指《医林纂要》，下同。是清·汪绂于1758年集诸家医书分类编辑而成。

②　食复：指大病初愈，因饮食不节而复发，故名。

五味子汤《宝鉴》 治伤寒喘促，脉伏而厥。

五味子三钱　人参　麦门冬　杏仁　陈皮各二钱　姜五片　枣二枚

瘥后昏沉　瘥后，或旬，或二旬无寒热杂症，但神昏语错，目赤，舌干，不饮水，与粥则咽，不与则不思，形貌如醉，此热传心也。

陶氏导赤各半汤《宝鉴》 治瘥后昏沉。

黄芩　黄连　栀子　知母　麦门冬　茯神　犀角　人参　滑石各一钱　甘草五分　姜一片　枣二枚　灯心一握

煎，入生地黄汁三匙服。

伤寒瘥后杂症　瘥后不食，参苓白术散、凝神散并内伤。虚烦欲呕，竹叶石膏汤。

辰砂五苓散《宝鉴》 治伤寒发热，狂言谵语，及瘥后热不退，虚烦等症。

泽泻　赤茯苓　猪苓　白术各二钱五分　官桂　辰砂各五分

上细末，每二钱，沸汤点服。

酸枣仁汤《宝鉴》 治伤寒后，虚烦不得眠。

酸枣仁炒二钱　麦门冬　知母各一钱五分　茯苓　川芎各一钱　干姜　甘草炙，各二分五厘

竹茹温胆汤《回春》 治伤寒日数过多，其热不退，梦寐不宁，心惊恍惚，烦躁多痰，不眠。

柴胡二钱　竹茹　茯苓　桔梗　陈皮　半夏　枳实各一钱　香附子八分　人参　黄连各五分　甘草三分　姜三片　枣一枚

中寒症　寒毒直入三阴经，或上从鼻入，下从足心入，昏倒，肢挛强直。厥冷者，急用理中汤，或五积散，并加吴茱萸、

附子。极冷，唇青厥逆，无脉，囊缩，急用葱熨法，并灸脐中及气海、关元各三五十壮，先用热酒、姜汁和灌。

葱熨法《宝鉴》 治中寒，身冷脉微，面青黑。葱白连根切、小麦麸各三升、盐二升。上以水和匀分二包，炒令极热绢包之，互熨脐上，冷则用水拌湿，更炒熨之。

感冒 寻常感冒，不敢轻发汗，或不得其宜，则惟泄其气而虚，变生他症，只平和之剂治之。表症，芎芷香苏散；寒入里，吐利，藿香正气散；挟湿停痰，人参养胃汤。

升麻葛根汤《宝鉴》 治瘟病，及时令感冒。

葛根二钱 白芍药 升麻 甘草各一钱 姜三片 葱白二茎

交加散《宝鉴》 五积散性温，败毒散性凉。凡人遇些少感冒，取两药对半，合和煎服，则邪气自散而愈。一名五积交加散。

和解饮新增 无论伤寒及毒感，并皆治之。

秋麦（留皮炒）五钱，忍冬（去皮节，炒）三钱，生栗（留外皮）九个（切），生姜一块（细切）。或加荞麦（留皮炒）二钱，葱白四茎

煎服，如或食伤加山楂、神曲。大抵我国①罕见传经伤寒，经络难分，以此连服，直至止烦止渴则自愈矣。今日瘟疫亦用之有效。

外感挟内伤 伤寒加内伤，十居八九，盖邪之所凑，其气必虚。补中益气汤内伤去升麻，加川芎、羌活、防风，姜三片，枣二枚，葱白二茎，此内伤多者设也，当先补养。若显外感多者，急宜发散，九味羌活汤、人参养胃汤、参苏饮选用。

---

① 我国：此处指朝鲜国。

陶氏补中益气汤《宝鉴》 治内伤气血，外感风寒，头痛身热，恶寒自汗，沉困无力。

人参 生地黄 黄芪 当归 川芎 柴胡 陈皮 羌活 白术 防风各七分 细辛 甘草各五分 姜三片 枣二枚 葱白二茎

煎服。如元气不足，加升麻三分。

孕妇伤寒 忌汗吐下，当和解，产前凡药，必加黄芩、白术安胎。太阳症，九味羌活汤；阳明，升麻葛根汤；少阳，小柴胡汤；太阴，平胃散六腑，加白术、枳实；热者，大柴胡汤加厚朴、当归；少阴，人参三白汤加当归；热者，凉膈散火门；厥阴，理中汤。以上俱合四物汤血门。表症具者，芎苏散、黄龙汤。

芎苏散《宝鉴》 治孕妇伤寒，头痛，寒热，咳嗽。

黄芩 前胡 麦门冬各一钱 川芎 陈皮 白芍药 白术各八分 紫苏叶六分 干葛五分 甘草三分

姜葱煎服。

黄龙汤《宝鉴》 治孕妇伤寒发热及产后发热、热入血室等症。即小柴胡汤去半夏也，与凉血地黄汤血门合用妙。

人参三白汤《入门》 治太阳病误下误汗，表里俱虚，以致郁冒，冒家得汗自愈。若不得汗而不解者，以此主之。

柴胡三钱 人参 白术 白芍药 白茯苓各一钱五分 川芎一钱 天麻五分

如下虚，脉微弱者，合三生饮风门，以温肾固本。

痼冷 脏腑沉寒积冷，痼久不散也，附子理中汤。

加减白通汤《宝鉴》 治沉寒痼冷，脐腹冷痛，大便自利，足胫寒而逆。

附子炮，二钱 干姜炮 官桂 草豆蔻 半夏 人参 白术

甘草炙各一钱　姜五片　葱白五茎

煎服，仍灸气海、三里。

金液丹《宝鉴》　治久寒痼冷，及吐利日久，身冷脉微。

硫黄十两研细飞过，盛瓷盒内，以赤石脂泥缝，外以盐泥固济，先掘地坑，埋小罐子，盛水令满，安盒子在上，用泥固济讫，慢火养七日七夜，候足，加顶火一斤煅，取出放冷，研为细末。上药末一两，用蒸饼一两，汤浸去水，脉丸，如梧子，每三十丸多至百丸，温米饮下，空心。

三建汤《入门》　治阳虚，寒邪外攻，手足厥冷，六脉沉微，二便滑数。

川乌　附子　天雄各等分

姜煎，或入麝香少许。上焦阳弱，倍天雄；下部阴痿，倍附子；自汗加官桂、小麦。气逆加木香或沉香，名顺元散；胃冷加丁香、胡椒，名丁胡三建汤。

黑锡丹《入门》　治脾肾俱虚，冷气刺痛，止汗坠痰，除湿破癖。

黑锡（熔，去滓）、硫黄（熔化，水浸）各二两，却将锡再熔化，渐入硫黄，俟结成一片，倾地上去火毒，研至无声为度，此为丹头；入附子、故纸、肉蔻、小茴、川楝、阳起石、木香、沉香、胡芦巴各一两，官桂五钱，为末和匀，酒糊丸如梧子，阴干入布袋内，擦令光热。每三五十丸，空心姜盐汤，或枣汤下，妇人艾醋汤下，一切冷痰盐酒下。年高有客热者，服之效。或加肉苁蓉、牛膝、白术、丁香，名接气丹，治真元虚惫。

暑

脉法 虚微细弦芤迟，体状无余，不可汗下，但解热利小便为要。

暑病形症 面垢自汗，身热恶寒，烦渴倦怠，少气毛耸，头疼或霍乱，或肢厥，前板齿燥，少劳即热，身体无痛，或有澡浴水湿相搏而痛者。暑毒每入牙颊，故遇暑还急漱口，勿咽。

中暑毒救急 道途卒倒，急扶在阴凉净处，取途中热尘土积死人心，又积脐上作窝，令人尿其中，生姜或蒜嚼烂，以热汤或童便下，外用布蘸热汤，熨气海立醒，勿与冷水，即死。

中暑中暍辨 中暑者，深堂水阁静而得之，必头痛，恶寒，身形拘急，肢节痛，烦心，身大热无汗，为房室之阴寒所遏，使周身阳气不伸，阴症也。二香散、茹藿汤、六和汤加羌活、川芎、苍术。

中暍者，日中劳役，动而得之，必苦头痛，发躁热，恶热，扪肌大热，大渴饮，汗大泄，无气而动，乃天热外伤肺气，阳症也。人参白虎汤、竹叶石膏汤<small>并寒</small>，加附子冷服苍术白虎汤<small>寒门</small>。

夏暑宜补气 此时人之阳气尽浮于肌表，故腹中虚矣。

生脉散<small>《宝鉴》</small> 清肺滋水，补元气，夏月代熟水饮之。

麦门冬二钱 人参 五味子各一钱

或加黄芪、甘草各一钱；或加黄柏二分，服之则令人气力涌出。

清暑益气汤<small>《宝鉴》</small> 治长夏湿热蒸人，四肢困倦，精神短少，懒于动作，身热烦渴，小便黄而数，大便溏而频，或泄或痢，不思饮食，气促自汗。

苍术一钱五分　黄芪　升麻各一钱　人参　白术　陈皮　神曲
泽泻各五分　酒黄柏　当归　青皮　麦门冬　干葛　甘草各三分
五味子九粒

十味香薷饮《宝鉴》　消暑、和胃、补气。

香薷一钱五分　厚朴　白扁豆　人参　陈皮　白术　白茯苓
黄芪　木瓜　甘草各七分　或为末，每二钱

热汤或冷水任调下。

暑风　抽搐不省，先服苏合香丸气门，候苏用二香散，或人
参羌活散风门合香薷散。

二香散《宝鉴》　治感冒暑风，身热头痛，或泄泻呕吐。

香附子　香薷各二钱　紫苏叶　陈皮　苍术各一钱　厚朴　白
扁豆　甘草各五分　木瓜二片　姜三片　葱白二茎

消暑败毒散《丹溪心法》　治中暑、中风。人参败毒散寒门加香
薷二钱，黄连一钱，姜枣。

暑热烦渴　身热自汗，烦渴引饮，即中暍，人参白虎汤、竹
叶石膏汤并寒。

益元散《宝鉴》　治中暑，身热吐泻，肠澼下痢，宣积气、通
九窍，止渴除烦之剂。

滑石六两　甘草炙，一两

上细末，每三钱，温蜜水调服，欲冷饮者，井水调下。加干
姜五钱，名温六丸，治因寒吐泻反胃。加红曲五钱，名清六丸，
治湿热泄泻。两药俱以沉米饭丸如梧子，白汤下五七十丸。加牛
黄三钱，名牛黄六一散，治烦躁不得眠。上末，每一钱井华水①调

---

①　井华水：指天明时第一次汲取的井水。

服。加辰砂一两　名辰砂六一散，治热，无所不可。

清肺生脉饮《宝鉴》　治暑伤肺，咳喘烦渴，气促。

黄芪二钱　当归　生地黄　人参　麦门冬各一钱　五味子十粒

内局**醍醐汤**《宝鉴》　解暑热、止烦渴。

乌梅肉另末一斤　草果一两　缩砂　白檀香各五钱　炼蜜五斤

上细末，入蜜微沸，搅匀，瓷器盛，冷水调服。内局白清①一斗，先煎微沸后，入乌梅末十两，白檀末八钱，缩砂末四钱，草果末三钱，和匀用。

春泽汤《宝鉴》　治暑热燥渴，引饮无度，或水入即吐，乃五苓散寒门去桂，加人参也。加香薷、麦门冬、黄连治伏暑。

　暑病吐泻　暑毒入肠胃，腹痛，恶心呕吐，泄泻。若外不受寒，只内伤生冷，腹痛吐泻，理中汤寒门加麦芽、砂仁。

六和汤《宝鉴》　治暑伤心脾，呕吐泄泻，或霍乱转筋，及浮肿疟痢。

香薷　厚朴各一钱五分　赤茯苓　藿香　白扁豆　木瓜各一钱
缩砂　半夏　杏仁　人参　甘草各五分　姜三片　枣二枚

加麸炒黄连一钱，名清暑六和汤。

缩脾饮《宝鉴》　治暑月内伤生冷，腹痛吐泻。

缩砂研，一钱五分　草果　乌梅肉　香薷　甘草各一钱　白扁豆
干葛各七分　姜五片

茹藿汤《入门》　治夏月外伤纳凉，内伤水果，头身痛寒热，或胸腹痛，呕泻。藿香正气散寒门合香薷散是也。

　伏暑　暑毒藏伏肠胃间，寒热往来，霍乱疟痢，烦渴或下

---

① 白清：清水。

血，每夏复发。

酒蒸黄连丸《宝鉴》 治伏暑，呕渴恶心，及年深暑毒不差者。黄连四两，清酒七合，浸之蒸干，以酒尽为度。

上末，面糊丸如梧子，每三十丸熟水下，以胸膈凉不渴为验。

注夏 每春末夏初，头痛脚弱，食少体热，乃阴虚元气不足，补中益气汤内伤，生脉散，或肾气丸五脏。

参归益元汤《宝鉴》 治注夏病，头眩眼花，腿酸脚弱，五心烦热，口苦舌干，精神困倦，好睡，饮食减少，脉数无力。

当归 白芍药 熟地黄 白茯苓 麦门冬各一钱 陈皮 知母 黄柏并酒炒，各七分 人参五分 甘草三分 五味子十粒 枣一枚 米一撮

暑热通治 治暑之法，清心利小便最好，暑伤气，宜补真气为要。

香薷散《宝鉴》 治伤中一切暑病，或霍乱吐泻，或昏塞欲绝。

香薷三钱 厚朴 白扁豆各一钱五分

入酒少许，沉冷服之。去白扁豆，加黄连七分五厘，名黄连香薷散，治中暑热渴。

香葛汤《入门》 治暑感有热者，即升麻葛根汤寒门合香薷散也。

湿

脉法 湿脉濡缓或兼涩小，入里缓沉，在表浮缓，若缓而弦，风湿相搏。

湿有内外症 湿气熏袭，人多不觉，内因生冷，酒面滞脾，生湿郁热，多肚腹肿胀；外因长夏郁热瘴岚，冒雨行湿，汗透沾

衣，多腰脚肿痛。西北人多内湿，东南人多外湿。

湿病形症 在经则日晡发热，鼻塞，在关节则一身尽痛，在脏腑则清浊混而大便泄，小便涩，腹胀满，湿热相搏，则遍身黄如熏色。

中湿 面色浮泽，腹胀倦怠，或一身重着，久则浮肿喘满，五苓散_{寒门}加羌活、川芎、苍术。

胜湿汤《宝鉴》 治坐卧湿地，或雨露所袭，身重脚弱，大便泄泻。

白术三钱 人参 干姜 白芍药 附子炮 桂枝 白茯苓 甘草各七分五厘 姜五片 枣二枚

风湿 太阳感风湿相搏，骨节烦痛者，湿也，关节不利，故痛，其掣而不伸者，风也，羌活胜湿汤_{颈项}，亦治风湿。

术附汤《宝鉴》 治风湿。

白术三钱 附子二钱 甘草一钱 姜三片 枣二枚

除湿羌活汤《宝鉴》 治风湿相搏，一身尽痛。

苍术 藁本各二钱 羌活一钱五分 防风 升麻 柴胡各一钱

寒湿 身体冷痛，尿清不渴，五积散_{寒门}、苍术复煎散。腰下冷重或痛，是为肾着，宜肾着汤_{腰门}。

苍术复煎散《宝鉴》 治寒湿相合，肢体皆痛，行步无力。

苍术四两 羌活一钱 柴胡 藁本 白术 泽泻 升麻各五分 黄柏三分 红花一分

上锉，先以水三盏，煎苍术至二盏，入诸药复煎至一盏，去滓，空心热服。

生附除湿汤《宝鉴》 治寒湿。

苍术二钱 附子生 白术 厚朴 木瓜 甘草各一钱 姜十片

湿热 尿赤有渴，湿胜筋痿，热胜筋缩，虚者清燥汤_{足门}，实者防风通圣散_{风门}。

单苍术丸《宝鉴》 常服除湿，壮筋骨，明目。

苍术一斤，米泔浸、锉、晒干，半斤以童便浸一宿，半斤酒浸一宿，并焙干为末，神曲糊丸如绿豆，白汤下七十丸，或加白茯苓六两尤好，或为末，每二钱，空心盐汤，或酒调下亦得。

二妙丸《宝鉴》 治气如火，从脚下起入腹，此湿郁成热。

苍术　黄柏_{等末}

水丸服，加牛膝、防己尤妙。

湿温 夏月先伤湿，后伤暑，湿热相搏，两胫逆冷，不渴，甚则遍身亦冷，胸满头痛，壮热自汗，寸濡弱，尺小急，治在太阳，忌汗。若汗，呕聋，身青，不语，名重暍，苍术白虎汤_{寒门}。凡阴病，胫冷则臂亦冷，此则胫冷而臂不冷，所以知是阳微厥也，五苓散、白虎汤_{并寒}。

苓术汤《宝鉴》 治冒暑遭雨，暑湿郁发，四肢不仁，半身不遂，或入浴晕倒，口眼㖞斜，手足不仁，皆湿温类也。

赤茯苓　白术　干姜　泽泻　桂心_{各一钱}

酒湿 亦能作痹，㖞斜，半身不遂，浑似中风，舌强语涩，当泻湿毒，不可作风而汗也。

苍橘汤《宝鉴》 治酒湿。

苍术_{二钱}　陈皮_{一钱五分}　赤芍药　赤茯苓_{各一钱}　黄柏　威灵仙　羌活　甘草_{各五分}

瘴湿 山岚瘴气，及出游远方，不服水土，吐泻下利，不换金正气散、藿香正气散_{并寒}，或平胃散_{六腑}。虚者，补中益气汤_{内伤}，热者，柴苓汤_{寒门}。

升麻苍术汤《宝鉴》 治岭南春秋之月，感山岚瘴雾毒气，发寒热，胸满不食。

苍术一钱五分 半夏一钱 厚朴 陈皮 枳实 桔梗 川芎 木通 升麻 柴胡各七分 黄连 黄芩 木香 甘草各五分 姜五片

理脾却瘴汤《保元》 游宦四方，水土不服，常服此方，更宜戒酒色，慎起居。

陈皮 白术 茯神 黄芩 山楂肉 栀子 半夏各一钱 苍术 神曲各八分 黄连 前胡各七分 甘草五分 生姜

湿病治法及通治 湿在上，宜微汗，羌活胜湿汤颈项；在中下，宜利小便，五苓散寒门。或升提升阳除湿汤大便，通用平胃散六腑。

渗湿汤《宝鉴》 治一切湿症。

苍术 白术 赤茯苓各一钱五分 陈皮 泽泻 猪苓各一钱 香附子 川芎 缩砂 厚朴各七分 甘草三分 姜三片 灯心一撮

燥

脉法 脉紧而涩，或浮而弦，或芤而虚。

燥有内外 外因，时值燥令，久晴，令人狂惑，皮肤干枯屑起；内因，七情，或吐利亡津，或金石燥血，或房劳竭精，或炙煿①酒酱，皆燥血液。表病，皮肤皱揭，四物汤血门去川芎合生脉散暑门加知母、黄柏、天花粉。虚燥，肾气丸五脏。劳役，气虚燥，补中益气汤内伤。气虚，琼玉膏身形。防风通圣散风门能清热润燥。

当归承气汤《宝鉴》 治燥之上药。

---

① 煿（bó博）：煎炒或烤炙的食物。

当归　大黄各二钱　芒硝七分　甘草五分

水煎，入芒硝搅化服。

琼脂膏《宝鉴》　治燥病。

生地黄二十斤，捣取汁，去滓，白蜜二斤，煎沸去沫，鹿角胶、真酥油各一斤，生姜二两捣取汁。

上先以慢火熬地黄汁数沸，绵滤取净汁，又煎二十沸下鹿角胶，次下酥油及蜜，同煎，候如饧，瓷器收贮，每服一二匙，温酒下。

天门冬膏《宝鉴》　治燥病。天门冬，生去心，捣绞取汁，滤去滓，砂锅熬成膏，酒服一二匙。

生血润肤饮《宝鉴》　治燥症，皮肤拆裂，手足爪甲枯燥，搔之屑起，血出痛楚。

天门冬一钱五分　生地黄　熟地黄　麦门冬　当归　黄芪各一钱　酒片芩　瓜蒌仁　桃仁泥各五分　升麻二分　酒红花一分　五味子九粒

火

脉法　沉而实数，实火；浮而洪数，虚火。男子两尺洪大，必遗精，阴火盛也，细数为害。

火有虚实　实火，脉洪有力，内外皆热，能食口渴，日夜潮热，二便闭，在表，九味羌活汤寒门；半表里，小柴胡汤寒门；入里，大承气汤寒门；燥渴，白虎汤寒门；金石灸煿热，黄连解毒汤寒门。虚火，脉虚弱无力，不能食，潮热有间，口燥不渴。气虚，补中益气汤内伤加芍药、黄柏。如大病及吐泻后阳衰，附子理中汤寒门。凡热，夜静昼热在气分，昼静夜热在血分也。气分实热，白虎汤；血分实热，四顺清凉饮；气分虚热，清心莲子饮消渴；血分虚热，滋阴降火汤。

四顺清凉饮《宝鉴》 治血热。

大黄蒸、当归、赤芍药、甘草炙各一钱二分五厘，入薄荷十叶。

上焦热 咽干口燥而臭，舌糜唇疮，目赤肿。

内局**九味清心丸**《宝鉴》 治心胸毒热。

蒲黄二两五钱　犀角二两　黄芩一两五钱　牛黄一两二钱　羚羊角　麝香　龙脑各一两　石雄黄八钱　金箔一千二百箔，内四百箔为衣

上末，蜜和，两作三十丸，金箔为衣，每一丸，熟水化服。

凉膈散《宝鉴》 治积热烦躁，口舌生疮，目赤头昏，肠胃燥涩，便尿秘结。

连翘二钱　大黄　芒硝　甘草各一钱　薄荷　黄芩　栀子各五分

入青竹叶七片，蜜少许，同煎至半，入硝，去滓服。去大黄、芒硝，加桔梗，倍甘草，或加防风，名加减凉膈散，退六经之热，又治热在上焦。

中焦热 胸满干呕作渴，饮食不美，胸膈烦躁。调胃承气汤寒门、四顺清凉饮、当归龙荟丸五脏。

洗心散《宝鉴》 治中焦有热，头目昏重，咽喉肿痛，口舌生疮，五心烦热，便尿秘涩。

麻黄　当归　大黄　荆芥穗　赤芍药　甘草各一钱　白术五分　薄荷七叶

下焦热 小便赤涩，大便秘结，或尿血，八正散小便、五苓散寒门加瞿麦、灯心。

防风当归饮子《宝鉴》 泻心肝火，补脾肾阴，治风热、燥热、湿热，补虚之良剂也。

滑石三钱　柴胡　人参　黄芩　甘草各一钱　大黄　当归　赤芍药　防风各五分　姜三片

回金丸《宝鉴》　伐肝火。

黄连六两　吴茱萸一两

上末，蒸饼丸如梧子，空心，白汤下三五十丸。去黄连，加片芩制，服如上法，名佐金丸。治肝气从左边起，佐肺金伐肝火。

骨蒸热　嗜欲，劳伤，真水枯竭，阴火上炎，发蒸蒸之燥热。其症咳嗽发热，咯血吐痰，白浊，白淫，遗精，盗汗，精神恍惚，日渐尪羸，渐成劳剧。妇人骨蒸，四物汤血门加地骨皮、牡丹皮。

清骨散《宝鉴》　初觉五心烦热，欲成老瘵，骨蒸如神。

生地黄　柴胡各二钱　熟地黄　人参　防风各一钱　薄荷七分　秦艽　赤茯苓　胡黄连各五分

人参清肌散《宝鉴》　治虚劳，骨蒸潮热，无汗。

人参　白术　白茯苓　赤芍药　当归　柴胡　葛根　半夏曲各一钱　甘草五分　姜三片　枣二枚

一方有黄芩。

五心热　心火郁于脾，不得伸故也，宜发之。肌肤筋骨热如燎，由血虚而热伏脾土，或过食冷物，抑遏阳气于脾土中。小儿则伤食症也，大人亦然。

升阳散火汤《宝鉴》　治火郁及五心烦热。

升麻　干葛　羌活　独活　白芍药　人参各一钱　柴胡　甘草各六分　防风五分　甘草生四分

本方去独活、炙甘①，加葱白三寸，而防风则五分，余材各一钱，名火郁汤，治同上。

潮热　其来如潮有时。气虚，有汗潮热，补中益气汤<small>内伤</small>，气虚，无汗潮热，人参清肌散。血虚，有汗潮热，人参养荣汤<small>虚劳</small>，血虚，无汗潮热，茯苓补心汤<small>血门</small>。气血两虚，无汗潮热，茯苓补心汤，气血两虚，有汗潮热，加减逍遥散。血虚，夜分潮热，四物二连汤。参苏饮<small>寒门</small>大解潮热将欲成劳，痰咳喘热，效。

加减逍遥散《宝鉴》　治子午潮热，逍遥散本方<small>妇人</small>加胡黄连、麦门冬、地骨皮、黄芩、秦艽、木通、车前子各等分，入灯心一撮。

八味逍遥散《入门》　治脾胃血虚有热，生痛，或瘙痒烦热、体痛、头目昏重，或怔忡，咽干口疮，耳痛，或发热盗汗，食少嗜卧，或腹胀，尿不利，或手足少阳火盛，晡热，经不调，寒热，或胁乳肿痛，耳下结核。

当归　白芍药　白茯苓　白术　柴胡　甘草各一钱　牡丹皮山栀各七分

如头目不清，加川芎五分、蔓荆子七分。《保元》云：妇人齿痛，晡热，经不调，此脾经血虚，加升麻，因热腹痛，加川芎。甲寅，上候头部小疖，昼夜烦躁，寝睡不稳，进御奏效，详载内局日记。

四物二连汤《宝鉴》　治夜分潮热，四物汤<small>血门</small>。本方加黄连、胡黄连各等分。

虚烦　七情致肾虚心烦，或杂病余热未净，或劳役火旺，或

---

① 甘：疑脱"草"字。

阴虚火动而烦，类伤寒初症，但头身不痛，脉不紧数，为异，竹叶石膏汤_{寒门}。

既济汤《宝鉴》 治霍乱后虚烦自利，手足冷，即竹叶石膏汤_{寒门}去石膏，加炮附子二钱。

辨阳虚阴虚 阳虚之症，责在胃，阴虚之症，责在肾。气虚热升阳，补中益气汤_{内伤}，或四君子汤_{气门}；渗之，血虚热滋阴，滋阴降火汤；气血俱虚热，升阳滋阴，十全大补汤、人参养荣汤并_{虚劳}加知母、黄柏。

当归补血汤《宝鉴》 治肌热大渴，目赤面红，其脉洪大而虚，重按全无，《经》曰：血虚发热是也。症似白虎，惟脉不长实为辨耳。误服白虎汤必死，宜用此黄芪五钱、当归二钱，空心服。

阴虚火动 潮热盗汗，咳嗽吐痰，咯血，午后至夜发热，面赤唇红，形容消瘦，腰痛脚痿，遗精梦泄，六味地黄丸_{五脏}、四物汤_{血门}加知母、黄柏。

滋阴降火汤《宝鉴》 治阴虚火动，睡中盗汗，午后发热，咳嗽痰盛，咯唾血，饮食少思，肌肉消瘦，将成劳瘵。

白芍药_{一钱三分} 当归_{一钱二分} 熟地黄 麦门冬 白术_{各一钱}
生地黄_{酒炒，八分} 陈皮_{七分} 知母 黄柏_{并盐水炒} 甘草_{炙，各五分}
姜三片 枣二枚

清离滋坎汤《宝鉴》 治阴虚火动，潮热盗汗，痰喘心荒①。

熟地黄 生干地黄 天门冬 麦门冬 当归 白芍药 山茱萸 山药 白茯苓 白术_{各七分} 牡丹皮 泽泻 黄柏 知母_{并蜜水炒} 甘草_{炙，各五分}

---

① 荒：通"慌"。

补阴丸《宝鉴》 治阴虚火动。凡人阴常不足，阳常有余，故常补其阴，使阴与阳齐，则无病矣。故补阴之药，自少至老不可缺也。

熟地黄五两　黄柏盐酒炒褐色　知母酒炒　龟板酥炙，各三两　锁阳酥炙　枸杞子　白芍药酒炒　天门冬各二两　五味子一两　干姜炒紫色，四钱，冬寒加至六钱

上末，炼蜜入猪脊髓三条和匀，丸如梧子，每取八九十丸，空心盐汤或温酒下。

通治　实火，防风通圣散风门、黄连解毒汤寒门；夏月，益元散暑门镇坠。大热服苦寒药不退者，非甘寒不可加石膏。虚火，人参、白术、黄芪、甘草或附子、干姜之类。若胃虚，食冷郁遏阳气，为火郁病，宜升散发之，如升麻、葛根之属。

卷之二

内 伤

脉法 人迎大于气口，外感；气口大于人迎，内伤；内伤劳役，豁大不禁。若损胃气，隐而难寻，食不消化，浮滑而疾。

食伤消导 食伤亦有消导、补益两法，当分饥饱治之。饥者，胃虚不足，补益也；饱滞者，有余，消导也。又有物滞气伤，宜消导补益兼行。有物暂滞，气不甚伤，宜独行消导。亦有即滞而复自化，只当补益，枳术丸。若所滞非枳术丸所去，则备急丸_{救急}。补脾药内必加心经药，火能生土故也，益智仁是也。

枳术丸《宝鉴》 治痞、消食、强胃。

白术二两 枳实麸炒，一两

上末，荷叶裹烧饭丸如梧子，熟水下五七十丸至百丸。一云：荷叶包饭为丸，恐不能尽荷叶之味，不若以荷叶煮粥用之更妙。加橘皮一两名橘皮枳术丸，治饮食不消，心下痞闷，制服法同上，下药制服亦同。加木香一两名木香枳术丸，消饮食，破滞气。加半夏一两名半夏枳术丸，治伤冷食，痰盛。加神曲、麦芽各一两名曲蘖①枳术丸，治食伤，胸满不快。加橘皮、半夏各一两名橘半枳术丸，治饮食伤痞闷。加橘皮、黄连各一两名橘连枳术丸，补脾和胃，消食化痰，泻火。加黄芩、黄连、大黄、神曲、橘皮，名三黄枳术丸，治伤肉食，湿面厚味，闷乱不快。

---

① 曲蘖：曲，酒母，酒曲也。蘖，《说文》："生芽的米蘖，芽米也。"

香砂平胃散《宝鉴》 治伤食。

苍术二钱　陈皮　香附子各一钱　枳实　藿香各八分　厚朴　缩砂各七分　木香　甘草各五分　姜三片

丹青饮《黄氏经验》①　治食伤。

煨姜一两　便香附　苏叶　陈皮　紫丹香　青皮　藿香　乌药各一钱　草果　槟榔各七分　甘草五分　木瓜二片

消滞丸《宝鉴》 消食、消酒、消水、消气、消痞、消胀、消肿、消积、消痛，此药消而不见，响而不动，其功甚捷。

黑丑炒头末，二两　香附子炒　五灵脂各一两

上末，醋糊丸如绿豆，姜汤下二三十丸。

保和丸《入门》 治一切食积。

山楂六两　神曲　半夏　茯苓各二两　陈皮　连翘　萝卜子各一两

上末，蒸饼丸如梧子，每七八十丸，白汤下。健脾，加白术六两名大安丸。

木香化滞汤《宝鉴》 治因忧食面，心下痞满作痛。

半夏一钱五分　草豆蔻　甘草各一钱　柴胡七分　陈皮　干生姜　木香各六分　当归尾　枳实各四分　酒红花一分　姜五片

内局**千金广济丸** 治寒食伤，霍乱及关格等症。

紫檀香十两　槟榔八两　便香附　苍术　白檀香各六两　干姜　厚朴各五两　陈皮　神曲炒　荜茇　丁香去盖　枳实麸炒，各三两　麝香一两

---

① 黄氏经验：疑是朝鲜同时代实证学派名医黄道渊《医方活套》等著作的经验。

上末，糊和，两作三十丸，朱砂为衣。庚戌，自上制^①下，各营门救疗军兵。

内局**立效济众丹**　治同上。

紫檀香　槟榔　干姜各二十两　苍术　厚朴　便香附各十五两

神曲炒　陈皮　半夏　胡椒各十两　青皮　唐木香各五两

上末，糊和一两五钱，作十锭，朱砂为衣，或两作二十丸妙。庚戌，自上制下，各营门救疗军兵。

食伤补益　脾胃弱而饮食难任者，不可概用克伐之药。宿食吐下后，气虚宜补，六君子汤痰饮补中益气汤。

钱氏异功散《宝鉴》　治脾胃虚弱，饮食不进，未能消化，心胸痞闷。

人参　白术　白茯苓　橘皮　木香　甘草各一钱　姜三片　枣二枚

参术健脾汤《宝鉴》　健脾养胃，运化饮食。

人参　白术　白茯苓　厚朴　陈皮　山楂肉各一钱　枳实　白芍药各八分　神曲　麦芽　缩砂　甘草各五分　姜三片　枣二枚

酒伤　酒者，谷液，大热有毒，少饮通脉，过饮身热尿赤，呕泄自汗、鼻瘕，甚则为消渴、黄疸、肺痿、内痔、鼓胀、失明、劳嗽、癫痫。治法：发汗利小便为要。饮酒过多，酒蒸黄连丸暑门、升麻葛根汤寒门。中酒，头痛呕眩者，补中益气汤去白术，加半夏、白芍药、黄芩、黄柏、干葛、川芎。酒后伤风，身热头痛如破，防风通圣散风门加黄连、葱白。善饮人，每朝长嗳不吐，小调中汤合六君子汤并痰。

---

① 制：诸本皆作"制"。按文义疑"至"之误。

对金饮子《宝鉴》 治酒食伤，和胃消痰。

陈皮三钱　厚朴　苍术　甘草各七分　姜三片

加干葛二钱，赤茯苓、缩砂、神曲各一钱尤好。

三豆解醒汤《宝鉴》 治中酒发病，头痛呕吐，烦渴，善解酒毒，且多饮不醉，因酒患消渴，尤宜服之。

葛根二钱　苍术一钱五分　陈皮　赤茯苓　木瓜　半夏各一钱神曲七分　泽泻五分　干生姜三分　黑豆　绿豆　赤小豆各二钱

夏月及酒渴者，加黄连五分。

劳倦伤治法 劳倦有二，劳力纯伤气，无汗，补中益气汤；劳心兼伤血，有汗，黄芪建中汤虚劳；心力俱劳，气血皆伤，双和汤虚劳。房劳伤肾，亦与劳倦相似，均一内伤发热症也。劳倦，因阳气下陷，宜补气升提；房劳，因阳火上升，宜滋阴降下，治法迥异。七情与食伤，俱闭塞三焦，熏蒸肺胃清道之气，失其传化，气口独紧盛，呕泄痞满腹痛相似，但伤食恶食，七情虽饱不恶食，气浮心乱，朱砂安神丸神门，清而镇之。

补中益气汤《宝鉴》 治劳役太甚，或饮食失节，身热而烦，自汗倦怠。

黄芪一钱五分　人参　白术　甘草各一钱　当归身　陈皮各五分升麻　柴胡各三分

一方加黄柏三分以滋肾水，红花二分入心养血。

益胃升阳汤《宝鉴》 治内伤诸症。盖血脱益气，古圣人之法也。先理胃气，以助生发之气，此药主之。

白术一钱五分　黄芪一钱　人参　神曲炒，各七分五厘　当归身陈皮　甘草炙，各五分　升麻　柴胡各三分　生黄芩二分

升阳顺气汤《宝鉴》 治内伤诸症，春月口淡无味，夏月虽热

犹寒，胸腹满闷，饥常如饱。

黄芪二钱　半夏一钱二分　草豆蔻八分　神曲　当归　陈皮　人参各六分　升麻　柴胡　甘草各四分　黄柏三分　姜三片

升阳益胃汤《宝鉴》　治内伤脾胃症，秋燥，湿热少退，而饮食无味，体重口燥，大小便不调，或洒淅恶寒，乃阳气不伸故也。

黄芪二钱　人参　半夏　甘草各一钱　羌活　独活　防风　白芍药各七分　陈皮五分　柴胡　白术　茯苓　泽泻各三分　黄连二分　姜三片　枣二枚

清神益气汤《宝鉴》　治内伤症，脾胃虚损，食少倦怠，适当暑雨湿热之盛，目疾时作，身面俱黄。

人参一钱　生姜八分　泽泻　苍术　防风　五味子各六分　赤茯苓　升麻　白术　白芍药　生甘草　麦门冬各四分　黄柏　青皮各二分

内伤脾胃不思食不嗜食　盖由胃寒，宜导痰补脾，或有膀胱移热于小肠者。阴虚，有味；阳虚，无味。不进食，补脾不效，由下元阳衰，二神丸大便，菟丝子末数匙，酒下，饮啖①如汤沃雪②。因事忤意，郁结在脾，久不食，脾实，非枳实不能开，温胆汤梦门去竹茹。食后昏困者，脾虚弱，由升发之气不行也，宜补中益气汤。

平胃散《宝鉴》　和脾健胃，能进饮食。盖内伤病，脾胃中有宿食，故不嗜食，用此药平其胃气，则自然思食方见六腑。加茯苓、丁香、白术，名调胃散。加干姜，名厚朴汤。合五苓散寒门，名胃

---

① 啖（dàn 旦）：吃的意思。
② 如汤沃雪：象开水浇在雪上。

苓汤。合益元散_{暑门}，名黄白散。加藿香、半夏，名不换金正
气散。

宽中进食丸《宝鉴》 滋形气，喜饮食。

麦芽面一两 半夏 猪苓各七钱 草豆蔻 神曲各五钱 枳实四
钱 橘皮 白术 白茯苓 泽泻各二钱 缩砂一钱五分 干生姜 人
参 青皮 甘草各一钱 木香五分

上末，蒸饼，丸如梧子，米饮下五七十丸。

生胃丹《宝鉴》 生胃气，消痰饮，开胸膈，进饮食。寒湿、
肥白、气虚者宜。

南星（姜汁浸一宿，次日以姜汁和匀，用黄泥包裹晒干，慢
火煨半日，泥焦干，去泥）三两，用人参、白术、白茯苓各二
两，麦芽、砂仁、半夏曲、陈皮、青皮、白豆蔻、荜澄茄、莲肉
各一两，木香三钱

上末，用粟米四两，做饭焙干，以姜汁和湿，再焙，如是制
七次，作糊丸如绿豆，姜汤下五七十丸。

香砂六君子汤《宝鉴》 治不思饮食，食不化，食后倒饱者，
脾虚也。

香附子 白术 白茯苓 半夏 陈皮 白豆蔻 厚朴各一钱
缩砂 人参 木香 益智仁 甘草各五分 姜三片 枣二枚

香砂养胃汤《宝鉴》 治饮食不思，痞闷不舒，此胃寒也。

白术一钱 缩砂 苍术 厚朴 陈皮 白茯苓各八分 白豆蔻
七分 人参 木香 甘草各五分 姜三片 枣二枚

食伤初寒久热劳倦初热久寒 食伤初起寒湿，宜辛燥消
导；久为湿热，宜辛甘苦寒润之，宜消息清郁汤。劳倦初起，热
中身困无气，表热自汗，心烦胃热熏胸，甘温补中，宜补中益气

汤；久变寒中，辛热温中，沉香温胃丸。

凝神散《宝鉴》 治内伤热中，收敛胃气，清凉肌表。

人参 白术 白茯苓 山药各一钱 白扁豆 粳米 知母 生地黄 甘草各五分 地骨皮 麦门冬 竹叶各三分 姜三片 枣二枚

当归补血汤《宝鉴》 因饥困劳役，致面红目赤，身热引饮，其脉洪大而虚，重按全无，此血虚发热，症似白虎，惟脉不长实为辨，误服白虎汤必死，宜服此药（方见火门）。

三补枳术丸《宝鉴》 补脾胃，化痰清热，消食顺气。

白术二两 陈皮去白 枳实各一两 贝母八钱 黄连 黄芩并酒炒 黄柏盐水炒 白茯苓 神曲 山楂肉各五钱 麦芽 香附子醋炒，各三钱 缩砂一钱

上末，荷叶煮饭，丸如梧子，姜汤下七八十丸。

沉香温胃丸《宝鉴》 治脾胃虚寒，心腹疼痛，或霍乱吐泻，及下焦阳虚，脐腹痛，冷汗出。

附子炮 巴戟 干姜炮 茴香炒，各一两 官桂七钱 沉香 当归 人参 白术 吴茱萸 白芍药 白茯苓 良姜 木香 甘草各五钱 丁香三钱

上末，醋面糊丸如梧子，米饮下五七十丸。

吞酸吐酸 吞酸者，水刺心，咯不出，咽不下，寒也。吐酸者，吐出酸水，津液随气上升，郁积为湿，久则生热也。脉弦而滑，沉而迟，胸中有寒饮，洪数者痰热在胸膈。

苍连汤《宝鉴》 治吞酸、吐酸。

苍术 黄连姜汁炒 陈皮 半夏 赤茯苓 神曲各一钱 吴茱萸炒 缩砂各五分 甘草三分 姜三片

增味二陈汤《宝鉴》 治吞酸。

半夏　陈皮　茯苓　栀子炒　黄连炒　香附子各一钱　枳实
川芎　苍术各八分　白芍药七分　神曲炒，五分　甘草三分　姜三片

平肝顺气保中丸《宝鉴》　治脾胃中伏火，郁积生痰，致令呕吐，吞酸嘈杂，常服健脾开胃，化痰消滞，清火抑肝。

白术土炒，四两　香附子童便浸三日，炒，三两　陈皮二两五钱
川芎　枳实　黄连姜炒　神曲炒　山楂肉各二两　半夏制一两五钱
栀子姜炒　萝卜子炒　白茯苓干生姜　吴茱萸各一两　麦芽炒，七钱
青皮香油炒，六钱　缩砂炒　甘草炙，各四钱　木香三钱

上末，竹沥打神曲为糊，丸如绿豆，白汤下百丸。此方治吞酸吐酸，嘈杂噫气，兼治之剂。

香蔻和中丸《保元》　治噫气吞酸嘈杂，有痰，有热，有气，有食，胸膈不宽，饮食不化。

白术炒　山楂肉　连翘各四两　白茯苓　半夏姜炒　枳壳麸炒
陈皮去白　神曲炒各二两　干生姜一两　萝卜子炒　白豆蔻各五钱
木香二钱五分

上细末，神曲糊丸如梧子，每服百丸，食后白汤下。

藿香安胃散《宝鉴》　治脾虚，食入呕吐作酸，不待腐熟。
橘红五钱　人参　藿香　丁香各二钱五分
上末，每两钱，姜三片，水煎服。

嘈杂　似饥不饥，似痛不痛，而懊恼不自宁也。由痰因火动，因食为热者，香砂平胃散或消息清郁汤。

消息清郁汤《宝鉴》　治嘈杂。
半夏　陈皮　白茯苓　神曲炒　山楂肉　香附子　川芎　麦芽炒　枳壳　栀子炒　黄连姜汁炒　苍术　藿香　甘草各七分　姜三片

养血四物汤《宝鉴》　治血虚嘈杂，五更心嘈，思伤心血，四

物汤血门。一贴加半夏、香附子、贝母、赤茯苓、黄连、栀子各七分，甘草五分、姜三片。

噫气　转出食气也。实噫，食罢噫转腐气，湿热也，二陈汤痰饮加苍术、神曲、麦芽、姜炒黄连。虚噫，不因食而常噫，浊气填胸也，六君子汤痰饮加沉香、厚朴、苏叶、吴茱萸，或苏合香丸气门。

破郁丹《宝鉴》　治妇人噫气，胸紧，连十余声不尽，嗳出气心头略宽，不嗳即紧。

香附子醋煮　栀子仁炒，各四两　黄连姜汁炒，二两　枳实　槟榔　蓬术　青皮　瓜蒌仁　苏子各一两

上末，水丸如梧子，滚水下三五十丸。

内伤调补　胃恶热喜冷，大肠恶冷喜热，饮食、衣服适寒温调之。淡食则神清，食肉后漱口，多吃茶则下焦虚冷，唯饱食后暖饮无妨。

参苓白术散《宝鉴》　治内伤，脾胃虚弱，饮食不进，或吐泻。凡大病后调助脾胃，此药极妙。

人参　白术　白茯苓　山药　甘草炙，各三钱　薏苡仁　莲肉桔梗　白扁豆　缩砂各一钱五分

上末，每二钱，枣汤点服。锉取一两，入姜三枣二，煎服亦可。

《保元》人参　白术　白扁豆　山药　薏苡仁各一钱　白茯苓桔梗各七分　莲肉七枚　砂仁五个　甘草炙，四分　姜三片　枣二枚

太和丸《宝鉴》　治内伤，脾胃虚损，不思饮食，肌体羸瘦，面色萎黄。开胸快膈，清郁化痰消食，调理之剂也。

白术土炒，四两　白茯苓　白芍药　神曲炒　麦芽炒，各二两五

钱　香附子便炒　当归　枳实各二两　龙眼肉无则以益智代之　白豆蔻各一两三钱　半夏一两二钱　陈皮　黄连姜汁炒　山楂肉各一两　甘草炙，七钱　人参　木香各五钱

上末，荷叶煎汤，打陈米为糊，丸如梧子，米饮下百丸。

云林润身丸《宝鉴》　治肌瘦怯弱，精神短少，饮食不甘，服此药可以当劳，可以耐饥，久服肢体肥壮，清火化痰，开郁健脾胃，养血和气。

当归酒洗　白术各六两　白茯苓　陈皮　便香附　黄连姜炒　山楂肉　神曲炒，各三两　枳实　白芍药　人参　山药炒　莲肉各二两　甘草炙，五钱

上末，荷叶煎汤煮饭，丸如梧子，米饮下百丸，劳役之士不可一日无此药。

九仙王道糕《宝鉴》　养精神、扶元气、健脾胃、进饮食、补虚损、生肌肉、除湿热。

莲肉　山药炒　白茯苓　薏苡仁各四两　麦芽炒　白扁豆炒　芡仁各二两　柿霜一两　白砂糖二十两

上细末，入粳米粉五升，蒸糕晒干，任意食之，米饮下。

砂糖丸《宝鉴》　调理脾胃。砂糖一两（作屑），入缩砂末一钱，蜜少许和匀，每两作三十丸，细嚼咽下，加五味子肉末五分佳。

天真丸《宝鉴》　治内伤，脾肾俱虚，饮食不进，津液枯竭，形容羸瘁。

当归十二两　肉苁蓉　山药生者　天门冬各十两

上四味末，精羊肉七斤批开，入药末在内，裹定扎缚，入糯米酒四瓶中，煮令酒干，再入水二升又煮，候肉烂如泥，乃入黄

芪末五两，人参末三两，白术末二两，熟糯米饭焙末十两，拌匀同捣，丸如梧子。每服一百丸，日三次，一日约服三百丸。如难作丸，则入蒸饼，同捣为丸，温酒或盐汤下。

苍术膏《宝鉴》　治伤食少食，湿肿，四肢无力，酒色过度，劳役有伤，骨热，痰火等证。初服或作热，或泻痰，或作饱，或善饥，久服则轻身健骨。

苍术泔浸，去黑皮，切片焙一斤，入，蒸过；白茯苓四两，锉入，水十碗，熬取汁二碗，滤去渣；又入水熬取二碗，将渣捣烂；又入水，熬绞取汁一二碗，去渣。都合前汁，再熬至二碗，加蜜四两熬至稠，滴水成珠为度，日二三服，白汤下。此药气极雄壮，通行脾肾二经。

食积类伤寒　凡伤食成积，亦能发热头痛，症似伤寒，唯心腹饱闷，噫嗳呕逆。

陶氏平胃散《宝鉴》

苍术一钱五分　厚朴　陈皮　白术各一钱　黄连　枳实各七分草果六分　神曲　山楂肉　干姜　木香　甘草各五分　姜三片

内伤饮食宜吐宜下　宿食在上，白沸汤调白矾或姜盐汤饮之，以鸡翎探吐，酒伤速吐佳。在下，备急丸救急、感应丸大便。新增经验治食伤烦热、心腹胀痛，百药无效。片熟石撑两头，石上摊人粪鸡子大，火炊半沸，入大豆末、黄土末各一握，候半干，以真油清蜜各一盏和匀，以极焦黑为度，入井华水一砂钵，候石冷，去石，以布澄清，黄昏服之，名五行汤。

除源散《宝鉴》　凡伤食物，寒热，心腹痛，问其所伤何物，取原食物烧存性，末一两，用生韭一握捣取汁调服，过一二时以备急丸救急服以催之，宿食下而愈。伤寒食复发热，取所食物烧存性末，米饮下二钱。

万亿丸《回春》 治大人小儿食滞，无所不可，疟痢亦可。寒食面、朱砂、巴豆。上各五钱，先将朱砂研细，再入巴豆，又研极细，却将寒食面用好酒打成糕，蒸熟入药内，仍又同研百余下。丸如黍米，每服三五丸，看人大小加减用之。

枳实大黄汤《宝鉴》 治食伤热物，大便不通。

大黄二钱 厚朴 枳实 槟榔 甘草各一钱 木香五分

虚　劳

脉法 平人脉大为劳，脉极虚亦为劳。气虚则弦，血虚则大。凡虚细弱，虚劳也。虚劳脉大抵多弦，或浮大、数大者易治，若带双弦，贼邪侵脾难治。男子久病，气口弱则死，强则生；女子久病，人迎弱则死，强则生。

虚劳治法 不论阴阳损伤，皆因水火不济，火降则血脉和畅，水升则精神充满，或心肾俱虚，或心脾俱虚，或心肝俱虚，或肺肾俱虚，或五脏俱虚，但以调和心肾为主，兼补脾胃，则饮食进而精神气血自生。调和心肾，虚中有热者，宜古庵心肾丸；虚中有寒者，宜究原心肾丸；不受峻补者，宜归茸丸；兼补脾胃，宜二神交济丹、天真丸内伤。峻补，乌、附、天雄、干姜、官桂类；润补，当归、鹿茸、肉苁蓉类；清补，两门冬、人参、地黄类。

阴虚 血虚也。凡阴虚，每日午后恶寒发热，至晚得微汗而解，脉必虚濡而数，绝类疟症，但疟脉弦，而虚脉大弦为辨，若误作疟治，多致不救。与火门阴虚火动参看。四物汤血门、滋阴降火汤、清离滋坎汤并火。阴先虚而阳暴绝，脉乱垂死，用独参汤气

卷之二

五三

门，且灸气海。

加味补阴丸《宝鉴》 补阴虚、泻阴火。

黄柏 知母各四两 牛膝 杜仲 巴戟 熟地黄 山茱萸各三两 肉苁蓉 白茯苓 枸杞子 远志 山药 鹿茸 龟板各二两

上末，蜜丸如梧子，盐汤下八九十丸。

大造丸《宝鉴》 治六脉虚微，血气衰弱，此方滋阴补阳，养寿之圣药。

紫河车一具，泔浸洗净，盛竹器，长流水中浸一刻，以回生气，盛小瓦盆于木甑或瓦甑内，蒸极熟如糊，取出先倾自然汁别贮，将河车石臼内捣千下，同前汁和匀，生干地黄四两，龟板、杜仲、天门冬、黄柏（盐酒炒）各一两五钱，牛膝、麦门冬、当归身各一两二钱，人参一两，五味子五钱。

上末，河车汁和米糊烂捣作丸，以温酒或盐汤任下百丸，日再服。

入门大造丸《宝鉴》 治气血虚弱，阳物仅具形迹，面色萎黄，并大病后不能作呼唤声。久服耳目聪明，须发皆黑，延年益寿。紫河车一具，照前法蒸熟，生地黄二两五钱，用白茯苓二两，缩砂六钱，三物以纱绢包之，入瓷缸内酒煮干，再添酒煮七次，取出去砂、苓不用，盖地黄得砂仁、茯苓则入肾经故也。材料、剂、服法与上大造丸同。

阳虚 气虚也。脉微弱，少气力，自汗不止，宜四君子汤气门、益胃升阳汤内伤。

桂附汤《宝鉴》 治阳虚血弱，虚汗不止。

桂皮三钱 附子炮，二钱 姜三片 枣二枚

茸附汤《宝鉴》 治气、精、血虚耗，潮热盗汗。

鹿茸　附子炮，各二钱五分　姜七片

参芪建中汤《宝鉴》　治虚损少气，四肢倦怠，饮食少进。

当归身一钱五分　人参　黄芪　白术　陈皮　白茯苓　白芍药
生干地黄酒炒，各一钱　甘草五分　五味子三分　姜三片　枣二枚

鹿茸大补汤《宝鉴》　治虚劳少气，一切虚损。

肉苁蓉　杜仲各一钱　白芍药　白术　附子炮　人参　官桂
半夏　石斛　五味子各七分　鹿茸　黄芪　当归　白茯苓　熟地黄
各五分　甘草二分五厘　姜三片　枣二枚

阴阳俱虚　气血皆不足也，宜古庵心肾丸、究原心肾丸。

双和汤《宝鉴》　治心力俱劳，气血皆伤，或房室后劳役，或
劳役后犯房，及大病后虚劳，气乏自汗。

白芍药二钱五分　熟地黄　黄芪　当归　川芎各一钱　桂皮
甘草各七分五厘　姜三片　枣二枚

八物汤《宝鉴》　治虚劳，气血两虚，能调和阴阳。

人参　白术　白茯苓　甘草　熟地黄　白芍药　川芎　当归各
一钱二分

十全大补汤《宝鉴》　治同上，又治虚劳自汗。

人参　白术　白茯苓　甘草　熟地黄　白芍药　川芎　当归
黄芪　官桂各一钱　姜三片　枣二枚

加柴胡一钱，黄连五分，治虚劳气血俱损，渐成劳瘵。

固真饮子《宝鉴》　治阴阳两虚，气血不足，饮食少思，五心
烦热，潮热自汗，精气滑脱，行步无力，时或泄泻，脉度沉弱，
咳嗽痰多，将成劳瘵。

熟地黄一钱五分　人参　山药　当归　黄芪蜜炒　黄柏盐酒炒，
各一钱　陈皮　白茯苓各八分　杜仲炒　甘草炙，各七分　白术　泽

泻 山茱萸 破故纸炒，各五分 五味子十粒

人参养荣汤《宝鉴》 治虚劳成损，气血不足，消瘦倦怠，气短食少，或寒热自汗。

白芍药酒炒，二钱 当归 人参 白术 黄芪蜜炒 官桂 陈皮 甘草炙，各一钱 熟地黄 五味子 防风各七分五厘 远志五分 姜三片 枣二枚

异类有情丸《宝鉴》 治虚劳，补气血两虚。

鹿角霜 龟板酥炙，各三两六钱 鹿茸酒洗，酥炙 虎胫骨酒煮，酥炙，各二两四钱

上末，雄猪脊髓九条，同炼蜜丸如梧子，空心盐汤下七八十丸。盖鹿，阳也，龟虎，阴也，血气有情，各从其类，非金石草木例也。如厚味善饮之人，可加猪胆汁一二合，以寓降火之义。中年觉衰者，便可服饵。

是斋双补丸《宝鉴》 平补气血，不燥不热。

熟地黄（补血） 菟丝子（补气）各八两

上末，酒糊丸如梧子，酒饮下七十丸。

滋阴大补丸《宝鉴》 治虚劳、补心肾。

熟地黄二两 牛膝 山药各一两五钱 杜仲 巴戟 山茱萸 肉苁蓉 五味子 白茯苓 茴香 远志各一两 石菖蒲 枸杞子各五钱

上末，蒸枣肉，和蜜丸如梧子，盐汤或温酒下七九十丸。

心虚 曲运神机为虚劳，血少面无色，惊悸、梦遗、盗汗，极则心痛咽肿，口舌生疮，语涩肌瘦，宜天王补心丹、清心补血汤并神、人参固本丸身形。

古庵心肾丸《宝鉴》 治劳损心肾，虚而有热，惊悸怔忡，遗

精盗汗，目暗耳鸣，腰痛脚痿，久服黑须发，令人有子。

　　熟地黄　生干地黄　山药　茯神各三两　当归　泽泻　黄柏盐酒炒，各一两五钱　山茱萸　枸杞子　龟板酥炙　牛膝　黄连　牡丹皮　鹿茸酥炙，各一两　生甘草五钱　朱砂一两，为衣

　　上末，蜜丸如梧子，朱砂为衣，空心盐汤或温酒下百丸。

　　究原心肾丸《宝鉴》　治虚劳水火不交济，怔忡盗汗，遗精赤浊。

　　菟丝子三两，酒浸　牛膝　熟地黄　肉苁蓉　鹿茸　附子炮　人参　远志　茯神　黄芪　山药　当归　龙骨　五味子各一两

　　上末，以浸菟丝酒煮，糊丸如梧子，枣汤下七九十丸。

　　肝虚　尽力谋虑为虚劳，筋骨拘挛，极则头目昏眩、胁痛、关格不通、筋缓目暗。四物汤血门、双和汤，或鹿茸四斤丸小儿。

　　归茸丸《宝鉴》　治虚劳，阴血耗竭，面色黧黑，耳聋目暗，脚弱腰痛，小便白浊。

　　当归酒浸　鹿茸酥炙

　　等分为末，煮乌梅肉为膏，丸如梧子，温酒下五七十丸。

　　拱辰丹《宝鉴》　凡男子方当壮年而真气犹怯，此乃禀赋素弱，非虚而然，借燥①之药尤宜速戒，滋益之方，群品稍众，药力细微，难见功效。但固天元一气，使水升火降，则五脏自和，百病不生，此方主之。

　　鹿茸酥炙　当归　山茱萸各四两　麝香五钱，另研

　　上末，酒面糊丸如梧子，温酒或盐汤下七十丸至百丸。

　　脾虚　意外过思虑，胀满少食，极则吐泻肉削，四肢倦怠，

----

　　①　借燥：指燥性强烈的药。

关节肩背强痛，气急肌痹多汗，宜天真丸、参苓白术散、九仙王道糕并内伤。

橘皮煎丸《宝鉴》 治脾肾大虚，不进饮食，肌肉消瘦，虚弱憔悴，及久疟久痢。

橘皮五两 甘草三两三钱 当归 萆薢 肉苁蓉 吴茱萸 厚朴 官桂 阳起石 巴戟 石斛 附子 菟丝子 牛膝 鹿茸 杜仲 干姜各一两

上末，用酒一升五合，于瓷器，入橘皮末煎熬如饧，却入诸药末搅匀，捣丸如梧子，空心温酒、盐汤下五七十丸。

肺虚 预事而忧为虚劳，气乏，心腹冷，胸背痛，极则毛焦津枯，咳嗽閟热。气喘面肿，口燥咽干，痰盛或唾血，人参膏，或独参汤并气。

人参黄芪散《宝鉴》 治虚劳客热，潮热盗汗，痰嗽唾脓血。

鳖甲酥炙，一钱五分 天门冬一钱 秦艽 柴胡 地骨皮 生干地黄各七分 桑白皮 半夏 知母 紫菀 黄芪 赤芍药 甘草各五分 人参 白茯苓 桔梗各三分

肾虚 矜持志节，及过伤色欲，为虚劳，腰骨痛，遗精白浊，极则面垢，脊痛，尿赤，阴疮，耳鸣。肾有两枚，左为肾，属水，不足则为阴虚，六味地黄丸五脏，或加五味子四两名肾气丸，治同；右为命门，属火，不足则为阳虚，八味丸五脏。肾与命门俱虚，斑龙丸身形。

三一肾气丸《宝鉴》 治虚劳，补心肾诸脏精血，泻心肾诸脏火湿。

熟地黄 生干地黄 山药 山茱萸各四两 牡丹皮 白茯苓 泽泻 锁阳 龟板各三两 牛膝 枸杞子 人参 麦门冬 天门冬

各二两　知母　黄柏并盐炒　五味子　官桂各一两

上末，蜜丸如梧子，温酒或盐汤下七九十丸。

小菟丝子丸《宝鉴》　治虚劳肾损，阳气衰少，小便滑数。

菟丝子五两　山药内七钱半作糊　莲肉各二两　白茯苓一两

上末，山药糊丸如梧子，温酒或盐汤下七九十丸。

三味安肾丸《宝鉴》　治下虚肾气不得归元，变见诸证，用此补肾，令其纳气。

破故纸　茴香并炒　乳香各等分

上末，蜜丸如梧子，盐汤下三五十丸。

增益归茸丸《宝鉴》　治虚劳肾衰，补精血，养阳气。

熟地黄　鹿茸　五味子　大当归各四两　山药　山茱萸　大附子炮　牛膝酒浸　官桂各二两　白茯苓　牡丹皮　泽泻酒浸一宿，各一两

上末，用鹿角胶半斤，锉入石器中，入酒少许融化，丸如梧子，空心温酒或盐汤下五七十丸。一法，胶作末，酒和作丸，亦可。

八仙斑龙胶《保元》　乃补益天下第一方也。

鹿茸五十两　赤何首乌　白何首乌　枸杞子各八两　人参　天门冬　麦门冬　生地黄　熟地黄　牛膝各五两

上，将药均入大砂锅内，熬汁五次，将渣滤净，再熬至五碗，则成胶矣。每服银茶匙二三匙，好酒调化，空心服。

龟鹿二仙膏《张氏经验》　治督任俱虚，精血不足。

鹿角胶　龟胶各一斤，半入半烊　枸杞子　龙眼肉各六两　人参四两

上，先将二胶酒浸烊杞圆膏中，候化尽入。上人参末，瓷罐收贮，清晨醇酒调服五钱。

虚劳通治 凡人四肢痿弱，多困未知，阴阳先损，琼玉膏_身形。夏用六味地黄丸_{五脏}，春秋肾气丸_{五脏}，冬用八味丸_{五脏}。亡阳失阴，诸虚阴痿遗精，腽肭补天丸_{前阴}。

二神交济丹《宝鉴》 补虚劳，治心脾肾三经虚损。

茯神 薏苡仁各三两 酸枣仁 枸杞子 白术 神曲各二两 柏子仁 芡仁 生干地黄 麦门冬 当归 人参 陈皮 白芍药 白茯苓 缩砂各一两

上末，熟水四盏，调炼蜜四两，煮山药末四两，作糊丸如梧子，米饮下五七十丸。《入门》云：血虚甚，去芍加鹿茸；脾亏甚，去地黄加五味子。

小建中汤《宝鉴》 治虚劳，里急腹痛，梦寐失精，四肢酸疼，手足烦热，咽干口燥。

白芍药五钱 桂枝三钱 甘草炙，一钱 姜五片 枣四枚

煎至半，去滓，下胶饴一两；再煎，熔化服之。加黄芪蜜炒一钱，名黄芪建中汤，治虚劳，气虚自汗。加当归一钱，名当归建中汤，治虚劳，血虚自汗。

戊戌酒《宝鉴》 能补养元气，老人尤佳。糯米三斗蒸熟，黄雄犬一只，去皮肠，煮一伏时①，候极烂，捣为泥，连汁与饭同拌匀，用白曲三两和匀，酿之二七日熟，空心饮一杯。

霞天膏《宝鉴》 纯黄牯牛肥泽，二三岁未交接者，取精肉切如栗子，入大锅，长流水煮，频搅，水耗则添热汤，常使水淹肉至五六寸，掠去沫，直至肉烂如泥，滤去滓，将汁入小铜锅，用桑柴文武火煮，不住手搅，渐如稀饧，滴水不散，色如琥珀，膏成矣。火

① 一伏时：一天一夜的时间。

候最用心，否则坏矣。瓷器盛，贮用。和丸剂，每三分挼白面一分，同煮成糊，或用炼蜜。新增作膏于大川边，逆取流水，仍注锅内，取水之生气，尤效。古方虽在"吐"门，曾用于老痰、虚损、津枯之人，每空心二三匙，熔化服，不吐而大效，故移敷于此。

五重膏俗方　治虚劳有效。

大鲋鱼一尾，去鳞及内肠　生姜　干姜　胡椒　白芥子或云川椒
独头蒜各一钱

作末，盛于鲋鱼内，以线缝之，鲋鱼盛于陈黄鸡腹中缝之，黄鸡盛于牛胵①一部内缝之，胵亦盛于黄狗腹内缝之，鸡狗去内肠一如鲋鱼熟制，黄狗盛于牛皮一领内缝之，以刀乱刺开穴，俾通水气，大釜中设两桥，桥上置牛皮块，如悬胎之状，釜内灌水一斗，真油、烧酒、清酱各一升，釜盖以鍮铜盥水器，覆之罅隙②则用盐泥固济，覆盖内盛冷水，一如烧酒盖板之状，水中入黄豆数合，始慢火煎熬，豆熟则又改，豆与水如是数次后，釜内肉块更为翻置，如前安盖，盛水入豆，待其豆熟，又改豆与水数次，则其肉自然烂熟矣。肉则随量啖之，肉汁亦随量饮之。大法虽如是，不无随症加减之道，冬至后立春前不可用。

天一补真丹新增　治气血大虚，男子瘦弱肾虚，妇人虚劳无子。

羊一只，去筋膜，取精肉　熟地黄姜浸，十两　山药　山茱萸各五
两　牡丹皮　白茯苓　泽泻各三两　陈皮　缩砂各二两

上末，羊肉以刀烂剐，入石臼烂捣，和药末更捣千余杵，丸

---

① 牛胵：指"牛藏"，此处指牛的胃囊。胵，同"藏"。
② 罅隙：裂隙。

如梧子，米饮或淡姜茶下七八十丸。肾冷，加茴破，冷极，加官桂附子。气滞，加便香附、沉香。妇人，则加四制香附。有积，加青皮。全羊骨煎服亦可。

羊肉汤新增　治男子妇人阳虚瘦弱，能双补气血。

羊脯二三两　生姜二两　桂皮　干姜各五钱

血虚，加白芍药（酒炒黄）二钱。冬月生羊肉一大盏，尤好。

鸡膏新增　贫家遇虚症而难办参料，以此代用，虽能办参，素禀血燥，肺经有火，难服参料者亦宜。

陈鸡一只，去筋膜皮骨，及颈与脊，只取肩脚及腹下坚肉，入生桔梗一条，生姜二两，官桂五钱，山楂二十个，黄栗十个。

如法作膏。血燥，加白芍药（酒炒黄）二钱。阳虚，加附子一二钱。气虚感气，及房劳挟感，补泻两难，忍冬三钱或五钱，生姜一两，山楂十个，生栗九个，生桔梗一条，同鸡作膏用。材料加减全在活法。

新增管见　无论大人小儿，人参、附子用之于热在阳分，则其害立至，医者即觉。若用之于热在阴分，则外似无害，故医者以为用温热之药而无害。是用之，未洽然也，或至数两而死，或至数斤而死，死亦不悔，医者、主家终不觉悟，是病在阴分，用热药熬尽其津液，然后命尽故也。如此死者频频见之，故姑书以待后之高明。

身　形

论身形　人生从乎太易，病从乎太素。父精为魂，母精为魄，地水火风，和合成人。人之寿夭，父精母血盛衰不同。人身犹一国，胸腹宫室，四肢郊境，骨节百官，神君，血臣，气民。

丹田有三，脑为上，心为中，脐下三寸为下。背有三关，脑后玉枕关，夹脊辘轳关，水火之际尾闾关。神太用则歇，精太用则竭，气太劳则绝。养性者无犯日月之忌，无失岁时之和。须知一日之忌，暮无饱食；一月之忌，晦无大醉；一岁之忌，冬无远行；终身之忌，夜不燃烛行房。搬运服食，按摩导引，养生法也。富贵之人，多劳心而中虚，筋柔骨脆；贫贱之人，多劳力而中实，骨劲筋强。富贵者，纵精极欲，虑远思多，消铄无非心肾之脂膏；贫贱者，小怒寡欲，愿浅易足，所伤无非日生之气血。故富贵之病多从本，贫贱之病多从标。

养性延年药

琼玉膏《宝鉴》 填精补髓，调真养性，返老还童，补百损，除百病，万神俱足，五脏盈溢，发白复黑，齿落更生，行如奔马，日进数服，终日不饥渴，功效不可尽述。一料分五剂，可救瘫痪五人，一料分十剂，可救劳瘵十人。若二十七岁服起，寿可至三百六十，若六十四岁服起，寿可至五百年。

生地黄十六斤，捣绞取汁　人参细末，二十四两　白茯苓细末，四十八两　白蜜炼去滓，十斤

上和匀，入瓷缸内，以油纸五重，厚布一重，紧封缸口，置铜锅内水中悬胎，令缸口出水上，以桑柴火煮三昼夜，如锅内水减，则用暖水添之，日满取出，再用蜡纸紧封缸口，纳井中浸一昼夜取出，再入旧汤内煮一昼夜，以出水气，乃取出；先用少许祭天地神祇①，然后每一二匙，温酒调服，不饮酒白汤下，日进二三服。如遇夏热，置阴凉处，或藏水中，或埋地中，须于不闻鸡

---

① 神祇：神明。神，指天神。祇，指地神。

犬声幽净处，不令妇人、丧服人见之。制时终始勿犯铁器，服时忌食葱、蒜、萝卜、醋酸等物。

卫生方 生地黄八斤　人参二斤　白茯苓一斤半　白蜜五斤

《入门》云：本方加天门冬，名琼液膏。永乐中，太医会议加天门冬、麦门冬、地骨皮各八两，进御服食，赐号益寿永真膏。《本草》云：加天门冬、麦门冬、枸杞子末各一斤，亦名益寿永真膏。《臞仙方》加琥珀、沉香末各五钱。

三精丸《宝鉴》　久服轻身，延年益寿，面如童子。

苍术（天精）　地骨皮（地精）各净末，一斤　黑桑椹（人精）取二十斤

揉烂，入绢袋内绞取汁，去滓，将两药末投汁内调匀，入罐内密封口，搁于棚上，昼采日精，夜采月华，直待自然煎干，方取为末，蜜丸如小豆。每十丸，酒汤任下。

斑龙丸《宝鉴》　常服延年益寿。

鹿角胶　鹿角霜　菟丝子　柏子仁　熟地黄各八两　白茯苓破故纸各四两

上磨为细末，酒煮，米糊和丸，或以鹿角胶入好酒烊化，和丸如梧子，姜盐汤下五十丸。昔蜀中有一老人货此药于市，自云寿三百八十岁矣。

人参固本丸《宝鉴》　夫人心藏血，肾藏精，精血充实，则须发不白，颜貌不衰，延年益寿。药之滋补，无出于两地黄，世人徒知服两地黄，不知服两门冬为引。盖生地黄生心血，用麦门冬引入所生之地；熟地黄补肾精，用天门冬引入所补之地，四味互相为用。又以人参通心气，天门冬（去心，姜汁浸二日，酒浸二日），麦门冬（去心，酒浸二日，泔浸三日），生干地黄、熟地黄

（并酒浸）各二两，上以石磨磨如泥或烂捣，以杏仁汤化开，漉净渣，又磨净尽，如澄小粉之法，撇去上面水，取药粉晒干，乃入人参末一两，炼蜜和丸如梧子，每五七十丸温酒盐汤任下，忌萝卜葱蒜。《入门》有痰者，地黄（姜汁炒）。一方去人参加黄柏、鹿角霜，名鹿柏固本丸。

七宝美髯丹《本草》 乌须发、壮筋骨、固精气，续嗣延年，久服极验。

赤、白何首乌各一斤（米泔浸三四日，瓷片刮去皮，淘净），黑豆二升（以砂锅木甑铺豆及首乌，重重铺盖蒸之，豆熟取出，去豆暴干，换豆再蒸，如此九次，暴干为末），赤、白茯苓各一斤（水飞捻块，以人乳十碗浸匀，晒末），牛膝八两（酒浸一日，同首乌第七次蒸之，至九次止，晒干），当归八两（酒浸，晒），枸杞子八两（酒浸，晒），菟丝子八两（酒浸生芽，研烂，晒），补骨脂四两（以黑脂麻炒香）。

并忌铁器，石臼为末，炼蜜丸如弹子，一百五十丸。每日三丸，清晨温酒下，午时姜汤下，卧时盐汤下。其余并丸如梧子，每日空心酒服一百丸。

老人治病 老人虽有外感，切忌苦寒药及大汗吐下，宜平和之药调治，老人小水短少即是病进，若怠乏宜补中益气汤内伤、异功散六腑、固真饮子虚劳。尿数肾气丸五脏去泽泻，加茯神、益智仁。大便干燥，苏麻粥、三仁粥并大便。痰病，六君子汤痰饮、三子养亲汤咳嗽。

服人乳法《宝鉴》 无病妇人乳汁二盏，好清酒半盏，入银器或石器内，同滚顿服，每日五更时一服。一方，加生梨汁数匙，名接命膏。

内局**牛乳粥**《宝鉴》　牛乳汁一升，入梗米细心少许，煮粥令熟，常服最宜老人。内局牛乳盛于锅内，定其多少之限而量入清水，煎熬到限始入细米心，令熟后入盐水少许，调味以出，名驰酪粥。

精 男二八、女二七精通

脉法　微弱而涩，精气清冷，为无子也。涩为精血不足。遗精白浊，当验于尺结芤动紧。洪数，火逼。

精宜秘密　五脏各有精，并无停泊于其所，人未交感，精涵于血中，未有形状；交感之后，欲火动极，流行之血至命门，变为精以泄，宜秘密，不可妄泄。

大凤髓丹《宝鉴》　治心火旺盛，肾水不足，心有所欲，速于感动，疾于施泄。

黄柏炒，二两　缩砂一两　甘草五钱　半夏炒　猪苓　茯苓　红莲蕊　益智仁各二钱五分

上末，盐水丸如梧子，空心，糯米饮下五七十丸。

遗精梦泄属心　闭藏者，肾也。疏泄者，肝也。皆有相火，其系属心，心君火也，为物所感，则易动精自走，虽不交会，暗流疏泄。心肾气虚，因小便而出，曰尿精，因见闻而出，曰漏精，亦有湿痰渗为遗精。梦泄者，心有所感，梦而后泄，其候有三：年少、鳏旷①、矜持。强制情欲，溢而泄，勿药可也；心虚，不能主宰而泄，用平和之剂；真元久亏而泄，须作补汤，亦有经络热而泄者。梦泄，属郁者居多，误用涩剂，愈涩愈郁，其病反甚。

---

①　鳏旷：鳏男和旷女。泛指没有配偶的人。

黄连清心饮《宝鉴》 治君火既动，相火随之而精泄。

黄连 生地黄 当归 甘草 茯神 酸枣仁 远志 人参 莲肉各等分

上锉五钱，煎服。

保精汤《宝鉴》 治阴虚火动，夜梦遗精。

当归 川芎 白芍 生地黄姜汁炒 麦门冬 黄柏酒炒 知母蜜炒 黄连姜汁炒 栀子童便炒 干姜炒黑 牡蛎煅 山茱萸各五分

归元散《宝鉴》 治梦遗日久，气下陷，宜升提肾气以归元。

人参 白术 白茯苓 远志 酸枣仁炒 麦门冬 黄柏 知母二味并童便炒 鸡头实 莲花蕊 枸杞子 陈皮 川芎各五分 升麻甘草各二分五厘 入莲肉三个 枣一枚

空心温服。

樗根皮丸《宝鉴》 治房劳过伤，精滑梦遗。樗根白皮炒为末，酒糊丸如梧子，然性凉而燥，不可单服，须以八物汤虚劳煎水吞下为佳。

加味二陈汤《宝鉴》 治湿痰渗为遗精。

半夏姜制 赤茯苓盐水炒 栀子炒黑，各一钱五分 陈皮 白术桔梗 升麻酒炒 柴胡酒炒 甘草各一钱 石菖蒲七分 黄柏 知母各三分 姜三片

精滑脱属虚 精伤则骨酸痿厥，精时自下，精脱则耳聋，虚而泄精，诸药不效。五倍子一两，白茯苓二两丸服。五倍涩脱之功，敏于龙骨蛤粉。童男阳盛，有所慕而梦遗，慎不可补，清心乃安，朝服清心莲子饮消渴，暮服定志丸神门。虚脱，小菟丝子丸、究原心肾丸并虚劳。精随尿而出，曰白淫，清心莲子饮佳。

桂枝龙骨牡蛎汤《宝鉴》 治失精。

桂枝　白芍药　龙骨煅　牡蛎煅　生姜各三两　甘草二两　大枣十二枚

上锉，以水七升煮至三升，分三服。

约精丸《宝鉴》　治小便中泄精不止。

新韭子霜后采者，一斤，酒浸一宿，焙　白龙骨二两

上末，酒调，糯米粉为糊丸如梧子，空心盐汤下三十丸。

辰砂既济丸《回春》　治元阳虚惫，精气不固，夜梦遗精盗汗，遗精不禁，此药大补元气，涩精固阳神效。

熟地黄酒洗，四两　人参　黄芪盐水炒　当归酒洗　山药　枸杞子　锁阳　龟板酥炙　牡蛎酒浸一宿，煅，各二两　牛膝酒洗　知母酒炒，各一两五钱　破故纸盐水炒，一两二钱　黄柏酒炒，一两

上末，用白术八两、水八碗，煎至一半，取渣，再易水，煎漉净，合煎至二碗，成膏丸如梧子，辰砂为衣，空心淡盐汤，或酒下七十丸，干物压之。

气

脉法　代者，气衰；细者，气少；浮而绝，气欲绝；沉滑，气兼痰饮；沉弦细动，皆气痛症。心痛在寸，腹痛在关，下部在尺。

气为诸病　气生于谷，为阳而主外，呼吸之根，十二经系于生气之源，谓肾间动气也。肾生气，肺主气，膻中为气海。诸病诸痛，皆因于气，风伤气为疼痛，寒伤气为战栗，暑伤气为热闷，湿伤气为肿满，燥伤气为闭结。气逸则滞，橘皮一两煎服。

七气　喜、怒、悲、思、忧、惊、恐。人有七情，病生七气，气结则生痰，痰盛则气愈结，故调气必先豁痰。七气相干，

痰涎凝结，如絮如膜，甚如梅核，窒碍咽喉，为气膈、气滞、气秘、气中，渐至五积六聚。

七气汤《宝鉴》 治七气郁结，心腹绞痛。

半夏三钱 人参 官桂 甘草炙，各七分 姜三片

四七汤《宝鉴》 治七气凝结，状如破絮，或如梅核，窒碍咽喉，咯不出，咽不下，或胸膈痞满，痰涎壅盛。

半夏二钱 赤茯苓一钱六分 厚朴一钱二分 紫苏叶八分 姜七片 枣二枚

分心气饮《宝鉴》 治七情痞滞，通利大小便，清而疏快。

紫苏叶一钱二分 甘草炙，七分 半夏 枳壳各六分 青皮 陈皮 木通 大腹皮 桑白皮 木香 赤茯苓 槟榔 蓬术 麦门冬 桔梗 桂皮 香附子 藿香各五分 姜三片 枣二枚 灯心十茎

九气 怒则气上，喜则气缓，悲则气消，恐则气下，寒则气收，炅①则气泄，惊则气乱，劳则气耗，思则气结。治法：高者抑之，下者举之，寒者热之，热者寒之，惊者平之，劳者温之，结者散之，喜者以恐胜之，悲者以喜胜之。

正气天香汤《宝鉴》 治九气作痛，亦治妇人气痛。

香附子三钱 乌药 陈皮 紫苏叶各一钱 干姜 甘草各五分

或为末，盐汤点服二钱佳。

神仙九气汤 治九气作痛。

香附子 姜黄 甘草炙，各等分

为末，每二钱，盐汤点服。

中气 五志过极，气逆而晕倒，脉沉身凉，口无痰涎。中风

---

① 炅（jiǒng 炯）：热。

者，脉浮身温，口多痰涎。中风以中气治之，无伤中气，以中风治之必死。先用姜汤，或苏合香丸、星香正气散风门。虚者，八味顺气散；实者，四七汤。

八味顺气散《宝鉴》 治中气最佳。

人参 白术 白茯苓 青皮 白芷 陈皮 乌药各七分 甘草三分

上气逆气 上气者，肺藏气，气有余则喘咳上气。逆气者，气自腹中时时上冲。火盛者，滋阴降火汤火门加香附、茯神、沉香。

苏子降气汤《宝鉴》 治上气喘促。

半夏曲 苏子炒研，各一钱 官桂 陈皮去白，各七分五厘 当归 前胡 厚朴 甘草炙，各五分 姜三片 枣二枚 紫苏五叶

秘传降气汤《宝鉴》 治上气，及气不升降，头目昏眩，腰脚无力。

桑白皮一钱 陈皮 枳壳 柴胡 甘草炙，各五分 地骨皮 五加皮 骨碎补 诃子皮 草果 桔梗 半夏曲各三分 姜三片 紫苏三叶

沉香降气汤《宝鉴》 治气不升降，上气喘促。

便香附四两 甘草炙，一两二钱 缩砂五钱 沉香四钱

上细末，每服二钱，以苏盐汤调下。

退热清气汤《宝鉴》 治气逆。

柴胡 陈皮 赤茯苓各一钱 半夏 枳壳各八分 便香附七分 川芎五分 缩砂七粒研 木香 甘草炙，各三分 姜三片

短气少气 短气者，有气上冲，实非上冲，呼吸虽数，不能相续，似喘而不摇肩，似呻吟而无痛，实难辨之症，气急短促是

也。四君子汤去茯苓加黄芪、人参养荣汤虚劳。少气者，气不足则息微少气，独参汤、生脉散暑门、补中益气汤、益胃升阳汤并内伤。

人参膏《宝鉴》 治元气虚乏，精神短少，言语不接。能回元气于无何有之乡，王道也。人参一斤，切入砂锅内，水浮药一指，文武火煎干一半，倾在别处，又将渣如前煎三次，嚼参无味乃止，却将前汁入锅内熬成膏，日服五六匙，有肺火，与天门冬对用甚妙。人参，治脾肺阳气不足，能补气促，短气、少气，非升麻为引用，不能补上升之气，升麻一分，人参三分为相得也。若补下焦元气，泻肾中火邪，茯苓为之使。单人参浓煎服，名独参汤。人参膏、独参汤，须以长流水煎服，乃有奇效。

四君子汤《宝鉴》 补真气虚弱，治气短气少。

人参 白茯苓 白术 甘草炙，各一钱二分五厘

气痛 多因七情饮食郁痰为积聚，痞满刺痛等症，初起辛温开郁，行气消积，久则辛寒降火。气滞上焦，心胸痞痛，枳梗汤胸门；气滞中焦，腹胁刺痛，神保丸；气滞下焦，腰痛疝瘕，蟠葱散前阴、四磨汤大便。气滞于外，周身刺痛，或浮肿，五皮散浮肿、流气饮子、三和散。

清膈苍莎丸《宝鉴》 治湿热，散郁止痛。

苍术二两 便香附一两五钱 黄连 黄芩各五钱

上末，取红熟瓜蒌，去皮同捣，丸如绿豆，温水下三五十丸。一方蒸饼和丸，姜汤下。

内局**神保丸**《宝鉴》 治诸气注痛，又治心膈痛、腹胁痛、肾气痛。

全蝎七个 巴豆十个，去皮为霜 木香 胡椒各二钱五分 朱砂一钱，半入半衣

上末，蒸饼丸如麻子，朱砂为衣，每五七丸，姜汤①、温酒任下。

流气饮子《宝鉴》 治气注疼痛或肿胀。

大腹子一钱　陈皮　赤茯苓　当归　白芍药　川芎　黄芪　枳实　半夏　防风　甘草各七分五厘　紫苏叶　乌药　青皮　桔梗各五分　木香二分五厘　姜三片　枣二枚

三和散《宝鉴》 治诸气郁滞，或胀或痛。

川芎一钱　沉香　紫苏叶　大腹皮　羌活　木瓜各五分　木香白术　槟榔　陈皮　甘草炙，各三分

复元通气散《宝鉴》 治气不宣通，周身走痛。

白丑头末二两　茴香炒　穿山甲爁火煨胖②，各一两五钱　陈皮去白　玄胡索　甘草炙，各一两　木香五钱

上细末，每二钱，姜汤或温酒调下。

气郁 因七情，或六气，或饮食，津液不行，清浊相干，气结不散，变为诸症。气郁不散，二陈汤痰饮煎水，吞交感丹。痰壅气滞，顺气导痰汤风门。

交感丹《宝鉴》 治诸气郁滞，一切公私怫情、名利失志、抑郁烦恼、七情所伤，不思饮食、面黄形羸、胸膈痞闷诸症神效，大能升降水火。

香附子一斤，长流水浸三日取　炒茯神四两

上捣末，蜜丸如弹子，每一丸细嚼，以降气汤下。

降气汤：香附子　茯神　甘草各一钱

---

① 汤：诸本皆作"阳"，按文义应作"汤"，今改。
② 胖（pàng 胖）：胀，鼓起。

上下分消导气汤《宝鉴》 治气郁，功胜分心气饮，常患气恼之人可用此。

枳壳 桔梗 桑白皮 川芎 赤茯苓 厚朴 青皮 便香附炒，各二两 黄连姜汁炒 半夏 瓜蒌仁 泽泻 木通 槟榔 麦芽炒，各一两 甘草炙，三钱

上锉，每一两，姜三片，煎服，或末神曲糊丸，白汤下七八十丸，名分消丸。

通治 男属阳，得气易散；女属阴，遇气多郁。男气病常少，女气病常多。治法：女调血以耗气，男调气以养血。气，阳也，动则为火，故以降火、化痰、消积分治，交感丹、四七汤、分心气饮、流气饮子选用。

内局**苏合香丸**《宝鉴》 治一切气疾，及中气、上气、气逆、气郁、气痛。

白术 木香 沉香 麝香 丁香 安息香 白檀香 朱砂半为衣 犀角 诃子皮 香附子 荜茇各二钱 苏合油入安息香膏内 乳香 龙脑各一两

上细末，用安息香膏并炼蜜搜和千捣，每一两分作四十丸，每取二三丸，井华水或温水、温酒、姜汤化服。有龙脑，则谓之龙脑苏合丸；无龙脑，则谓之麝香苏合丸。

至圣来复丹《宝鉴》 治气不升降，一切危急之症，可冷可热，可缓可急，如中气、上气、气痛、气郁，皆效。又治瘤冷，心腹痛，脏腑虚滑，霍乱吐泻，脉微欲绝，上实下虚，气塞痰厥。此药养心肾，均调阴阳，功效殊胜。

硝石、硫黄各一两，同为细末，入碗内以微火温炒，以柳木篦不住手搅，令阴阳气相入，不可火太过，恐伤药力，再研极细，

名二气砂。太阴玄精石研飞一两，五灵脂研水飞澄去砂石晒干，青皮、陈皮并去白各二两，为末和匀，以好醋打面糊，搜和丸如豌豆，每服三五十粒，空心粥饮下。

神

脉法 七情之脉，气口紧盛。寸口脉动而弱，动为惊，弱为悸。癫疾脉，虚则可治，实则死。狂疾，实大者生，沉小者死。

五脏藏七神，神统七情 七神，心神、肺魄、肝魂、脾意、肾志，又脾意智、肾精志。心实则笑，虚则悲，喜则气缓，怒则气上呕血，忧则气塞不行，思则气结，悲则气消，惊则气乱，恐则气散。

惊悸怔忡 惊悸者，火惧水，有时而作也，大概属血虚与痰，有时心跳，亦是血虚。时作时止者，痰因火动，盖心胆经病。怔忡者，心中躁动，惕惕如人将捕，无时而作，因惊悸久而成。停饮，五苓散寒门、芎夏汤痰饮。肥人多湿痰，瘦人多血虚，惊悸怔忡皆然。

朱砂安神丸《宝鉴》 东垣曰：热淫所胜，以黄连之苦寒，去心烦、除湿热为君，以甘草、生地黄之甘寒，泻火补气，滋生阴血为臣，当归补血不足，朱砂纳浮溜①之火而安神明也。

黄连六钱　朱砂五钱　甘草　生干地黄酒洗，各三钱五分　当归酒洗，二钱五分

上末，汤浸蒸饼丸如黍米，津唾咽下，二三十丸。

加味温胆汤《宝鉴》 治心胆虚怯，触事易惊，涎与气搏，变

---

① 浮溜：形容水要溢出的样子。这里指虚火上浮扰心。

生诸症。

香附子二钱四分　橘红一钱二分　半夏　枳实　竹茹各八分　人参　白茯苓　柴胡　麦门冬　桔梗各六分　甘草四分　姜三片　枣二枚

清心补血汤《宝鉴》　治劳心思虑，损伤精神，头眩目昏，心虚气短，惊悸烦热。

人参一钱二分　当归　白芍药炒　茯神　酸枣仁炒　麦门冬各一钱　川芎　生地黄　陈皮　栀子炒　甘草炙，各五分　五味子十五粒

辰砂妙香散《宝鉴》　治心气不足，惊悸怔忡，恍惚，恐怖，悲忧惨戚，喜怒不常，虚烦少睡。

山药　白茯苓　茯神　黄芪　远志姜制，各一两　人参　桔梗　甘草各五钱　朱砂三钱　木香二钱五分　麝香一钱

上细末，每二钱，温酒调下，不饮酒人，以莲肉煎汤调下。

养心汤《宝鉴》　治忧愁思虑伤心，或勤政劳心，以致心神不足，惊悸少睡。

白茯苓　茯神　当归　生地黄各一钱　黄芪蜜炙　远志姜汁炒，各八分　川芎　柏子仁　酸枣仁炒，各七分　半夏曲六分　人参五分　甘草炙　辣桂各三分　五味子十四个　姜三片

加味四七汤《宝鉴》　治心气郁滞，豁痰散惊。

半夏二钱　赤茯苓　厚朴各一钱二分　茯神　紫苏叶各八分　远志姜制　甘草炙，各五分　姜七片　枣二枚　石菖蒲半寸

四物安神汤《宝鉴》　治心中无血，如鱼无水，怔忡跳动。

当归　白芍药　生地黄　熟地黄　人参　白术　茯神　酸枣仁炒　黄连炒　栀子炒　麦门冬　竹茹各七分　辰砂另末，五分　枣二枚　炒米一撮　梅一个

煎，水调辰砂末服。

朱雀丸《宝鉴》 治心神不定，恍惚健忘，火不下降，时复振跳。

白茯神二两　沉香五钱

上末，汤浸蒸饼丸如梧子，朱砂五钱，水飞为衣，人参汤下五十丸。

健忘 事有始无终，言无首尾，由精神短少，亦有痰者。思虑过多，心伤则血耗散，神不守舍，脾伤则胃气衰，而虑愈深，治法养心血、理脾土。若痰迷心窍，健忘，瓜蒌枳实汤痰饮加减。所禀阴魄不足，善忘，定志丸。怔忡久则健忘，由心脾血少。

引神归舍丹《宝鉴》 治心风健忘。

南星牛胆制，二两　朱砂一两　附子童便浸，炮，七钱

上末，猪心血和糊，丸如梧子，每五十丸，萱草根煎汤下。

定志丸《宝鉴》 治心气不足，忽忽喜忘，神魂不安，惊悸恐怯，梦寐不祥。

人参　白茯苓　茯神各三两　石菖蒲　远志制各二两　朱砂一两内半为衣

上末，蜜丸如梧子，米汤下五七十丸。去茯神加琥珀、郁金，名加味定志丸，治痰迷心膈，惊悸怔忡。

归脾汤《宝鉴》 治忧思劳伤心脾，健忘怔忡。

当归　龙眼肉　酸枣仁炒　远志制　人参　黄芪　白术　茯神各一钱　木香五分　甘草三分　姜五片　枣二枚

癫痫 痰在膈间，眩微不仆；痰在膈上，眩甚仆倒，大人曰癫，小儿曰痫，皆有邪气逆上，阳分乱于头中。痫有五：马、牛、羊、鸡、猪，以其疾状偶类，其实痰火惊三者而已。痰结心胸，

开痰镇心；心经蓄热，清心除热；痰迷心窍，祛痰宁心。癫者，呻吟甚则僵仆，心常不乐，言语无伦，如醉如痴。痫者，卒然晕倒，咬牙作声，吐沫不省，随后便醒。因怒者，宁神导痰汤风门、当归龙荟丸五脏，妇人，加味逍遥散妇人。病先身热脉浮，六腑易治。病先身冷脉沉，五脏难治。

追风祛痰丸《宝鉴》 治风痰发痫。

半夏（汤洗为末，称六两分作二分，以一分皂角汁浸作曲，一分姜汁浸作曲），南星三两（锉，一半白矾水浸一宿，一半皂角水浸一宿），防风、天麻、白僵蚕（炒）、白附子（煨）、皂角（炒）各一两，全蝎（炒）、白矾（枯）、木香各五钱

上末，姜汁糊丸如梧子，朱砂为衣，姜汤下七八十丸。

清心滚痰丸《宝鉴》 治癫痫惊狂，一切怪证，专治痰火。

大黄酒蒸　黄芩各四两　青礞石同焰硝煅如金色　犀角　皂角　朱砂水飞，各五钱　沉香二钱五分　麝香五分

上末，水和丸如梧子，朱砂为衣，温水下七十丸。

内局**龙脑安神丸**《宝鉴》 治五种癫痫，无问远近。

白茯苓《正传》① 用茯神三两　人参　地骨皮　麦门冬　甘草各二两　桑白皮　犀角镑，各一两　牛黄五钱　龙脑　麝香各三钱　朱砂　马牙硝各二钱　金箔三十五片

上末，蜜丸如弹子，金箔为衣，每一丸，冬温水夏凉水化下。

滋阴宁神汤《宝鉴》 治癫疾，及不时晕倒，痰壅搐搦。

① 《正传》：指《医学正传》，为明代虞抟于 1515 年编著。全书共八卷。收内、外、妇、儿、口齿各科近百种病证，每病下设论、脉法、方法等。其论治伤寒宗仲景，内伤宗东垣，杂病尊丹溪，旁征博引，参以己见，为一部具有实用价值的中医古籍。

当归　川芎　白芍药　熟地黄　人参　茯神　白术　远志
南星各一钱　酸枣仁炒　甘草各五分　黄连酒炒，四分　姜三片

清心温胆汤《宝鉴》　治诸痫，平肝解郁，清火化痰，益心血。

陈皮　半夏　茯苓　枳实　竹茹　白术　石菖蒲　黄连姜汁炒
香附子　当归　白芍药各一钱　麦门冬八分　川芎　远志　人参各
六分　甘草四分　姜三片

癫狂　癫，阴盛多喜；狂，阳盛多怒，盖心肝二经火盛。大抵狂为痰实，癫为心血少，治法俱豁痰顺气，清火平肝。癫谓僵仆不省，狂谓妄言妄走。胃大肠实热，燥火郁结成狂。一切大风癫狂，防风通圣散风门加牡丹皮、生地黄、桃仁。痰火郁塞癫狂，牛黄清心丸风门、清心滚痰丸。新增狗宝入于豆腐内，煮熟后去豆腐只取狗宝，细末，米饮调下。色青者佳，白者劣。

当归承气汤《宝鉴》　治阳狂，奔走骂詈。

当归　大黄各一两　芒硝七钱　甘草五钱

上锉，每一两，姜五片，枣十枚，水一碗，煎至半，去渣温服。硝黄去胃中实热，当归补血，甘草缓中，加姜枣者，引入胃中也。

牛黄泻心汤《宝鉴》　治癫痫及心经邪热狂乱，精神不爽。

大黄生，一两　龙脑　朱砂水飞　牛黄各一钱

上末，每服三钱，生姜汁和蜜水调下。

宁志化痰汤《宝鉴》　治癫狂初起。

胆制南星　半夏　陈皮　茯苓　黄连姜汁炒　天麻　人参　酸枣仁炒　石菖蒲各一钱　姜五片

神病通治　先贵后贱，曰脱营；先富后贫，曰失精。虽不中邪，病从内生。血为忧煎，气随悲减，令人饮食无味、神倦肌瘦。

牛黄清心丸风门、交感丹气门、天王补心丹、清心补血汤、朱砂安神丸、辰砂妙香散。

天王补心丹《宝鉴》 宁心保神，令人不忘，除怔忡，定惊悸，养育心神。

生干地黄酒洗，四两 黄连酒炒，二两 石菖蒲一两 人参 当归酒洗 五味子 天门冬 麦门冬 柏子仁 酸枣仁炒 玄参 白茯神 丹参 桔梗 远志各五钱

上末，蜜丸如梧子，朱砂为衣，临卧，以灯心、竹叶煎汤下三五十丸。

加减温胆汤《宝鉴》 治痰迷心窍，神不守舍。因忧思郁结，惊恐伤心，心不自安；神出舍空，使人惊悸怔忡，烦乱悲歌，叫骂奔走不识人。

茯神 半夏制 陈皮 枳实 栀子炒 白术 麦门冬 黄连各一钱 当归 酸枣仁炒 竹茹各八分 人参六分 辰砂末五分 甘草三分 姜三片 枣二枚 梅一个

水煎，调辰砂末五分、竹沥半盏服。

血心主血，脾裹血，肝纳血。

脉法 诸失血，见芤脉。沉细吉，浮大凶。涩为少血，芤为失血、脱血，脉实难治。涩濡弱，为亡血。

血为气配 血乃水谷之精气，阳血阴血随气行，病出于血，调气犹可，病原于气，区区调血何加焉。故调气为上，调血次之。血脱危急，补血难期速效，故不得已从权益气益胃，升阳汤内伤、独参汤气门，亦先阳后阴之义。血上行属火，下行挟湿；上行逆，下行顺。

衄血呕血吐血　衄血者，阳明热郁，口鼻出血，凉血行血为主。衄血出于肺。止衄法：以白纸作数十折，冷水浸贴顶中，以熨斗火频熨。白及末，冷水调服三钱。以色线紧扎手中指中节，左出扎右，右出扎左，左右俱出，左右俱扎。百草霜末三钱，水调服。以水喷面，使带惊则止。吐衄血，莲心末二钱调服。有声为呕，无声为吐，实者，犀角地黄汤、黄连解毒汤寒门；虚者，小建中汤虚劳加黄连。有因劳倦饮食，心血入胃吐者；有因酒热满闷，血从吐后出者；有因大饱、胃冷不消，强吐伤裂胃口，吐血腹痛难治者，理中汤寒门加川芎、干葛。吐血火病，虽挟痰，治火则血止，行气莎芎散；滋补清肺，生脉饮暑门；止涩，童便干姜炒末，调服；还血归元，参苓白术散内伤、四君子汤气门、肾气丸五脏、琼玉膏身形，久则升提三黄补血汤。

莎芎散《宝鉴》　治衄血。

香附子四两　川芎二两

上末，每二钱，茶清调下，不以时。《丹溪心法》芎附饮同香附，开郁行气，使邪火散于经络，川芎和血通肝，使血归于肝脏，血归火散，其血立止。

三黄补血汤《宝鉴》　治六脉虚芤，而衄吐血。

升麻　白芍药各二钱　熟地黄一钱　当归　川芎各七分五厘　生地黄　柴胡　黄芪　牡丹皮各五分

清衄汤《宝鉴》　治衄血。

当归　赤芍药　生地黄　香附子　黄芩　栀子　侧柏叶各一钱黄连七分　赤茯苓　桔梗各五分　生甘草三分　藕节五个

童便调服。

犀角地黄汤《宝鉴》　治衄吐血不止，及上焦瘀血，面黄，大便黑，能消化瘀血。

生地黄三钱，赤芍药二钱，犀角（镑）、牡丹皮各一钱，加郁金、片芩、升麻（炒），《回春》加当归、黄芩、黄连各一钱，尤佳。

茯苓补心汤《宝鉴》 治劳心吐血。

白芍药二钱　熟地黄一钱五分　当归一钱三分　川芎　白茯苓　人参　前胡　半夏各七分　陈皮　枳壳　桔梗　干葛　紫苏叶　甘草各五分　姜五片　枣二枚

清热解毒汤《宝鉴》 治吐衄血。

升麻二钱　生地黄一钱五分　黄柏　赤芍药　牡丹皮各七分　干葛　黄连　黄芩　桔梗　栀子　连翘　甘草各五分　姜三片

咳嗽唾咯血 咳血者，咳甚出血，属肺热者，滋阴降火汤<small>火门</small>，虚者，八物汤<small>虚劳</small>。嗽血者，痰嗽带血，属脾热者，加味逍遥散，虚者，六君子汤<small>痰饮</small>加桑白皮、片芩、枳壳、五味子。唾血者，随唾而出血，属肾，滋阴降火汤。咯血者，咯出血屑或咯不出，或带红丝，此精血竭，四物汤加竹沥、姜汁、童便、青黛，或滋阴降火汤。

加味逍遥散《宝鉴》 治痰中见血。

牡丹皮　白术各一钱五分　当归　赤芍药　桃仁　贝母各一钱　山栀　黄芩各八分　桔梗七分　青皮五分　甘草三分

清肺汤《宝鉴》 先痰后血，是积热也。

赤茯苓　陈皮　当归　生地黄　赤芍药　天门冬　麦门冬　黄芩　栀子　紫菀　阿胶珠　桑白皮各七分　甘草三分　枣二枚　梅一个

清火滋阴汤《宝鉴》 治呕吐咳嗽，唾咯血。

天门冬　麦门冬　生地黄　牡丹皮　赤芍药　山栀子　黄连

山药　山茱萸　泽泻　赤茯苓　甘草各七分

　　水煎，入童便服。

　　玄霜雪梨膏《宝鉴》　治咳嗽唾咯吐血，除劳心动火，劳嗽久不愈。

　　雪梨六十个，去心皮，取汁二十盅，酸者不用　生藕汁十盅　生地黄汁十盅　白茅根汁十盅　麦门冬煎，取汁五盅　生萝卜汁五盅

　　上汁合和，重滤去渣，火上煎炼，入炼蜜一斤，饴糖八两，柿霜八两，姜汁半盏，火上再熬如稀糊，则成膏矣。每服三五匙，日三服不拘时。

　　尿血　胞移热膀胱，癃，尿血。下焦热，尿血。尿血淋痛或杂尿而出者，从膀胱来也。若出血不痛，非淋即尿血，乃心移热小肠，血从精窍中来，四物汤加山栀、滑石、牛膝、黄芩、黄连，或导赤散六腑。乱发灰烧存性，醋汤调服八正散小便加麦门冬、四物合五苓散寒门。色伤，肾气丸五脏。老人六味地黄丸五脏。暑热，升麻煎汤调益元散暑门。痛不可忍，单豆豉一撮煎服。

　　清肠汤《宝鉴》　治尿血。

　　当归　生地黄　栀子炒　黄连　赤芍药　黄柏　瞿麦　赤茯苓木通　蓄　知母　麦门冬各七分　甘草五分　灯心一团　梅一个

　　茯苓调血汤《宝鉴》　治酒面过度，房劳后小便出血。

　　半赤茯苓一钱　半赤芍药　川芎　半夏曲各七分　前胡　柴胡青皮　枳壳　桔梗　桑白皮　白茅根　灯心　甘草各五分　姜五片蜜二匙

　　清热滋阴汤《宝鉴》　治尿血及便血。

　　生地黄　麦门冬　栀子炒黑，各一钱　玄参　牡丹皮各八分　当归　川芎　赤芍药各五分　知母　黄柏并酒炒　白术　陈皮　甘草

各三分

便血 内因湿热、酒色、七情，外感六淫，气血逆乱。肠风自外得，色鲜在粪前，近血，属大肠气，败毒散寒门。肠毒自内得，色黯在粪后，远血，属小肠血，宜胃风汤、香连丸并大便、清荣槐花饮后阴。日久气虚，补中益气汤内伤；伤食，平胃散六腑加枳壳、槐花、当归、乌梅；酒毒，酒蒸黄连丸暑门；脏寒，下血无痛，宜干姜桂枝之属。

平胃地榆汤《宝鉴》 治结阴便血。

苍术　升麻　附子炮，各一钱　地榆七分　葛根　厚朴　白术　陈皮　赤茯苓各五分　干姜　当归　神曲炒　白芍药　益智仁　人参　甘草炙，各三分　姜三片　枣二枚

清脏汤《宝鉴》 治大便下血。

生地黄一钱　当归酒洗　地榆各八分　黄芩　栀子炒黑　黄柏炒，各七分　白芍药　黄连　侧柏叶　阿胶珠各六分　川芎　槐角炒，各五分

槐花散《宝鉴》 治肠胃有湿，胀满下血。

槐花炒，二钱　苍术　厚朴　陈皮　当归　枳壳各一钱　乌梅肉　甘草炙，各五分

厚朴煎《宝鉴》 治便血及诸下血。

厚朴　生姜各五两，同捣烂炒黄　白术　神曲　麦芽　五味子各一两

同炒黄，上末，水糊丸如梧子，米饮下百丸。盖脾胃本无血，缘气虚肠薄，自荣卫渗入而下，用厚朴厚肠胃，麦芽消酒食，白术导水，血自不作，多有奇效。

齿衄舌衄 齿衄者，龈属胃，齿属肾，二经相并，血出牙

缝，漱凉水则止，少顷又出，外糁①绿袍散，内服解毒汤_{寒门合犀}角地黄汤，又竹叶煎汤，和盐漱口，仍涂盐，地骨皮煎汤，先漱后吃。_{新增牛黄膏妇人}。舌衄者，血从舌出，蒲黄炒末糁之，又槐花炒末糁之，又赤小豆一升，捣碎，和水取汁服之，乱发灰醋汤调服，且糁之。

绿袍散《宝鉴》 治齿缝出血不止。

黄柏 薄荷 芒硝 青黛_{各等分}

上末，入龙脑少许，糁牙床即止。

蚊蛤散《宝鉴》 治舌上出血如泉。

五倍子 白胶香 牡蛎粉_{等分末，糁患处}

血汗 胆受热，血妄行，为血汗。大喜伤心则气散，血随气行，汗出污衣赤色，黄芪建中汤_{虚劳}，兼服妙香散_{神门}。产妇因大喜而得者，葎草汁二升，醋二合和之，空心服。猬皮烧灰，米饮调服，肉煮食之。

九窍出血 卒大惊，则九窍血溢出，百草霜油、发灰、龙骨末，或吹入或糁之，新屠猪羊血，热饮二升。九窍四肢指间出血，暴惊所致，新生犊子脐中屎，烧灰和水服，小蓟汁一盏，酒半盏，调和顿服，干者，末水调服，井华水卒噀其面，勿令知。指缝成疮，有孔血不止，多年粪桶箍篾烧敷。血自皮肤溅出，煮酒瓶上纸，碎揉如杨花，手捏在出血处即止。䐶中出血不止，十全大补汤_{虚劳}。

通治 一切失血过多，眩晕，大剂芎归汤_{妇人}，生地黄汁饮之不暇，取汁生吃，以滓塞鼻孔，好墨汁饮之，仍滴鼻孔。通用

---

① 糁：指制成粉末涂撒患处。

八物汤_{虚劳}加黄芪、生地黄、橘皮、荆芥各七分，枣二枚，梅一个。咸伤血，血病无多食咸。血虚，大忌针刺出血多。凡血药不可纯凉，加辛温升药，或酒煎酒炒，防风为上使，连翘为中使，地榆为下使。血结皆用醋汤和之。童便重汤入姜汁服，降火滋阴，消瘀，止吐衄，诸虚止血药中每入童便，速效。又方，人乳、好酒、童便等分，和合重汤服之。

四物汤《宝鉴》 通治血病。

熟地黄　白芍药　川芎　当归各一钱二分五厘

一方春倍川芎，夏倍芍药，秋倍地黄，冬倍当归。春加防风，夏加黄芩，秋加天门冬，冬加桂枝。本方换生地黄、赤芍药，名凉血地黄汤，治孕妇伤寒。

梦

魂魄为梦　心虚则多梦。胃气昼行阳，故目张而寤；夜行阴，故目瞑而寐。口鼻呼吸为魂，耳目聪明为魄，无梦神能守舍故也。

益气安神汤《宝鉴》　治七情六淫相感，而心虚夜多梦寐，睡卧不宁，恍惚惊悸。

当归　茯神各一钱　生地黄　麦门冬　酸枣仁炒　远志　人参　黄芪蜜炒　牛胆南星　竹叶各八分　甘草　黄连各四分　姜三片　枣二枚

虚烦不睡　身不热，头目昏疼，咽燥不渴，清清不寐，或心烦扰不宁，皆虚烦。大病后虚弱，及老人阳衰不寐，六君子汤_{痰饮}加炒酸枣仁、黄芪。痰在胆经，神不归舍，温胆汤加南星、酸枣仁（炒）。心烦不得眠，热也，但虚烦不眠，胆冷也。热者，辰砂益元散_{暑门}加牛黄。思虑过结而不睡，以怒激之，使汗出，困卧则睡。劳心胆冷，定志丸_{神门}加炒酸枣仁、炒柏子仁，朱砂、乳香为衣，枣汤下五十丸。

温胆汤《宝鉴》 治心胆虚怯，触事易惊，梦寐不详，虚烦不得睡。

半夏　陈皮　白茯苓　枳实各二钱　青竹茹一钱　甘草五分
姜五片　枣二枚

加味温胆汤《宝鉴》 治法同上。

半夏三钱五分　陈皮二钱二分　竹茹　枳实各一钱五分　酸枣仁炒
远志　五味子　人参　熟地黄　白茯苓　甘草各一钱

上分二贴，姜五片，枣二枚，煎服。

酸枣仁汤《宝鉴》 治不睡及多睡。

酸枣仁微炒　人参　白茯苓各等分

上末，每一钱，水一盏，煎至七分，如要睡即冷服，如不要睡即热服。

安神复睡汤《保元》 治勤政劳心痰多，小睡心神不足。

当归　川芎　白芍药酒炒　熟地黄　益智仁　酸枣仁炒　远志
甘草水泡去心　山药　龙眼肉各等分　姜　枣

秫米半夏汤《灵枢》 久病不寐，神效。

秫米一升　半夏五合　长流水八升扬之万遍，取其清者五升

煮秫夏二味，炊以苇薪，至一升半，日三服，新病汗之即愈，旧病三饮而已。

声　音

声音出于肾 心为声音之主，肺为声音之门，肾为声音之根，六气及痰热干心肺，病在上，随症散邪，则天籁鸣矣。大病

后失音，肾气丸五脏。病人语声寂寂然，善惊呼，骨节间病；喑喑然不彻者，心膈间病；啾啾然细而长者，头中病。

人参平补汤《宝鉴》 治肾虚声不出。

人参 川芎 当归 熟地黄 白芍药 白茯苓 菟丝子 五味子 杜仲 巴戟 橘红 半夏曲各六分 牛膝 白术 破故纸 胡芦巴 益智 甘草炙，各三分 石菖蒲二分 姜三片 枣二枚

水煎，于五更初，肾气开时，不许咳唾言语，默默服之。

卒然无音

杏仁七钱五分 熬桂心末二钱五分

和捣，取李核大绵裹，含咽汁，日五夜三。风冷失音，苏叶、荆芥穗各一两，捣取汁，入酒相和，温服半盏，竹叶浓煎服，又橘皮浓煎服。

荆苏汤《宝鉴》 治感风寒卒痖及失音。通用荆芥穗、紫苏叶、木通、橘红、当归、辣桂、石菖蒲各一钱。

人参荆芥散《宝鉴》 治感冒风寒，言语不出，咽干鼻涕。

人参 荆芥穗 陈皮 桔梗 半夏 细辛 杏仁 通草 麻黄 甘草各一钱 姜五片

因杂病失音
虚损憔悴，气血不足，失声，音久喑，天真丸内伤。产后失声，茯苓补心汤血门。声嘶，蜜脂煎。寻常声音不清，诃子散。

杏仁煎《宝鉴》 治咳嗽失音，声不出。

杏仁泥 白蜜 砂糖屑 生姜汁各一盏 桑白皮 木通 贝母炒，各一两五钱 紫菀 五味子各一两 石菖蒲五钱

上六味锉，水五升煎至半升，去滓，入杏、蜜、糖、姜，再煎成稀膏，每取一匙，含化咽下，或加知母、款冬花尤效。

蜜脂煎《宝鉴》 治暴失音，声嘶，常服润肺。猪脂二斤，熬去滓，入白蜜一斤，再炼少顷，滤净入瓷器内，俟成膏，不拘时挑服一匙。

诃子散《宝鉴》 治咳嗽，声音不出。

桔梗五钱，半生半炒　诃子皮三钱，半生半炒　木通三钱　甘草两钱，半生半炒

上分二贴，每一贴，水煎，去滓入生地黄汁一小盏，临卧咽下。

言语肺主声，入肝为呼，入心为言，入脾为歌，入肾为呻，自入为哭。

肺邪或胃热入心为谵言妄语，悲泣呻吟，言语谵妄，邪祟也

暗不得语　有舌强不语、神昏不语、口噤不语、舌纵语涩、舌麻语涩，其间治痰、治风、安神、养气血，各从活法治之，与风门暴暗条参看。

大惊不语　大惊入心则败血，顽痰填塞心窍，故暗不能言。

密陀僧散《宝鉴》 治惊气入心，暗不能言。密陀僧研极细末，每一钱，茶清调下。一方以热酒调下。有热者，麝香汤调下。昔有人为虎蛇所惊久暗，服此即愈。

远志丸《宝鉴》 治因惊言语颠错。

远志姜制　南星牛胆制　人参　白附子　白茯神　酸枣仁炒，各五钱　朱砂三钱，水飞　麝香一钱　金箔五片

上末，蜜丸如梧子，朱砂为衣，薄荷汤下三十丸，日再服。

津液大肠主津，小肠主液，皆受胃之荣气，行津于上焦，灌溉皮毛，充实腠理，五脏各有液

脉法 汗脉浮虚，或濡，或涩，自汗在寸，盗汗在尺，自汗多，则血脱津竭。

自汗盗汗 自汗者，无时濈濈然出，动则为甚，属胃阳虚，宜补阳调胃。多汗身软者湿也。内伤，虚损自汗，补中益气汤内伤小加附子、麻黄根、浮小麦、升柴蜜炒；或小建中汤虚劳倍桂枝加附子。盗汗者，睡则汗出，觉则止，阴虚有火，此肾虚也。发热，六味地黄丸。恶寒，八味丸并五脏。欲睡则汗出者，胆热，小柴胡汤寒门。通用当归六黄汤，通治诸汗双和汤虚劳。

玉屏风散《宝鉴》 治表虚自汗。

白术二钱五分 防风 黄芪各一钱二分

防风、黄芪实表气，白术燥内湿。

参归腰子《宝鉴》 治心气虚损，自汗，以此收敛心液。

人参 当归锉，各五钱 猪心一个，破，作数片并心内血

以水二碗，先煎猪心至一碗半，乃入二药同煎至八分，取清汁吃猪心，以汁送下令尽。

当归六黄汤《宝鉴》 治盗汗之圣药也。

黄芪二钱 生地黄 熟地黄 当归各一钱 黄芩 黄连 黄柏各七分

黄芪实表气，当归、生熟地黄补阴血，芩、连、黄柏去内火，所以有效也。

当归地黄汤《宝鉴》 治盗汗气血两虚者。

当归 熟地黄 生地黄 白芍药酒炒 白术 白茯苓 黄芪蜜

炒，各一钱　黄柏　知母并蜜水炒　陈皮各八分　人参五分　甘草三分　枣一枚　浮小麦一撮

心汗手足汗阴汗　心汗者，别处无汗，独心孔有汗，思虑多汗亦多。大人心血溢盛，面常发赤，参归腰子收敛心血。小儿因惊得之。手足汗者胃热，用芩连等凉剂，不效八物汤虚劳加半夏、茯苓为君，白附子、川乌为使。阴汗蛇床子酒炒，白矾、陈酱煎洗。

茯苓补心汤《宝鉴》　治心汗。心汗者，心孔有汗，别处无也，因七情郁结而成。

白茯苓　人参　白术　当归　生地黄　酸枣仁　炒白芍药　麦门冬　陈皮　黄连各一钱　甘草三分　朱砂五分，别为末　枣两枚　梅一个　浮小麦百粒

同煎，调朱砂末服。

痰　饮

脉法　痰脉弦滑，沉弦者，悬饮内痛。双弦者寒饮，偏弦者饮也。肺饮不弦，但苦喘短气。久得涩脉，必费调理，盖痰胶固，脉道阻涩。沉弦细滑，大小不匀，皆痰病也。

痰论　痰者，津液之异名，润养肢体者也。痰与饮不同，伏于包络，随气客肺壅嗽者，痰也；聚于脾元，随气上溢口角，流出而不禁者，涎也；惟饮生于胃，为呕为吐。其为内外疾病，非止百端，皆痰之所致也。盖津液，既凝为痰、为饮，汹涌上焦，故口燥咽干，流而之下，则便溺闭塞，面如枯骨，毛发焦干，妇人则经闭不通，小儿则惊痫搐搦。治先逐痰，然后调理。痰原于肾，动于脾，客于肺，水升火降，脾胃调和，痰从何生。

痰饮诸病 眼胞及眼下如灰烟熏黑者，痰也，一切痰症，食少肌色如故。痰症初起，头痛发热，类外感表症，久则潮咳夜重，类内伤阴火，又痰饮流注肢节，疼痛类风症。但痰症，胸满食减，肌色如故，俗云十病九痰，诚哉是言。手臂不得动，骨节遍身痛，痰入骨也。眼黑行步呻吟，举动艰难，入骨痰也。眼黑面带土色，四肢痿痹，屈伸不便，风湿痰也。眼黑颊赤面黄，热痰也。痰病或似邪祟。

饮病有八 留饮者，胸中有饮，短气而渴，四肢历节痛，背冷咳嗽，导痰汤、苓夏汤。癖饮者，水癖在两胁下，动摇有声，十枣汤寒门。痰饮者，暴肥暴瘦，水走肠间，漉漉有声，胸胁支满，目眩，苓桂术甘汤。溢饮者，饮水流行，归于四肢，当汗不汗，身体重痛，小青龙汤寒门。悬饮者，亦名流饮，水在胁下，咳唾引痛，十枣汤妙。支饮者，咳逆倚息，短气不得卧，其形如肿，小青龙汤妙。伏饮者，膈上痰满，喘咳或吐，发则寒热，腰背痛，目泪出，振振身瞤，控涎丹。

苓桂术甘汤《宝鉴》 治痰饮。

赤茯苓二钱　桂枝　白术各一钱五分　甘草一钱

茯苓五味子汤《宝鉴》 治支饮，手足冷痹，多唾，小腹气上冲胸咽，面热如醉，时复眩冒。

赤茯苓二钱　桂心　甘草各一钱五分　五味子一钱二分五厘

支饮法当冒，冒者必呕，呕者复满，加半夏以去其饮，饮去呕止。

风痰 多瘫痪奇症，头风眩晕，暗风闷乱，搐搦瞤动，痰色青而光。风虚，三生饮风门。风痰散之，南星、皂角、白附子、竹沥。

青州白圆子《宝鉴》 治风痰壅盛，呕吐眩晕及瘫痪风。

半夏七两　南星三两　白附子二两　川乌五钱

上生为细末，清水浸，春五夏三秋七冬十日，朝夕换水，候日数足乃取，纳生绢袋中滤过，其滓再研滤过，以尽为度，澄清去水，晒干，又为末，以糯米粥清和丸如绿豆，姜汤下三五十丸。

导痰汤《宝鉴》 治风痰。

半夏二钱　南星炮　橘红　枳壳　赤茯苓　甘草各一钱　姜五片

寒痰 骨痹，四肢不举，气刺痛，无烦热，凝结清冷。因形寒饮冷，痰色青黑如灰，善唾或喘轻者，五积散_{寒门}，重者温中化痰丸。喜唾痰者，胸中有寒或大病后胃冷也，理中汤_{寒门}加益智仁，二陈汤加丁香、砂仁。脾虚不能制肾水，吐痰唾而不咳，八味丸_{五脏}。寒痰，温之姜、附、官桂、半夏。

温中化痰丸《宝鉴》 治冷痰呕哕恶心。

青皮　陈皮　良姜　干姜各等分

上末，醋糊丸如梧子，米饮下五十丸。

湿痰 身重而软，倦怠困弱，痰色白，喘急。湿痰，燥之苍白术、厚朴、茯苓，二陈汤加苍白术。

山精丸《宝鉴》 健脾、清火、燥湿痰。

苍术泔浸三日，竹刀刮去皮，阴干，二斤，黑桑椹一斗，取汁去渣，将苍术浸汁晒干，如此九次，捣为细末，枸杞子、地骨皮各一斤。

上末，蜜丸如梧子，每百丸温汤下。

热痰 多烦热，燥结，头面烘热，或眼烂喉闭，癫狂嘈杂，懊侬怔忡，痰色黄甚则带血。有痰，痰为本，有热，热为本，宜察之。热痰，清之芩、连、栀子、青黛、石膏。

清气化痰丸《宝鉴》 治热痰。

半夏制，二两　陈皮　赤茯苓各一两五钱　黄芩　连翘　栀子　桔梗　甘草各一两　薄荷　荆芥各五钱

上末，姜汁糊丸如梧子，姜汤下五十丸。

小调中汤《宝鉴》 治一切痰火及百般怪病，善调脾胃神效。

黄连煎水浸甘草、甘草煎水浸黄连、瓜蒌仁煎水浸半夏、半夏煎水浸瓜蒌仁，各炒水干为度，各等分。

上锉五钱，姜三片，煎服。又四味为末，煮良姜取汁作糊丸如梧子，白汤下五十丸。加人参、白术、白茯苓、川芎、当归、生地黄、白芍药，谓之大调中汤，治虚而有痰火最佳。

清热导痰汤《宝鉴》 治憎寒壮热，头目昏沉，气上喘急，口出涎沫。此因内伤七情，以致痰迷心窍，神不守舍，神出则舍空，舍空痰自生也。

黄连　黄芩　瓜蒌仁　南星炮　半夏制　陈皮　赤茯苓　桔梗　白术　人参各七分　枳实　甘草各五分　姜三片　枣二枚

竹沥、姜汁调服。

　郁痰　与老痰燥痰同，即火痰郁于心肺，久则凝滞胸膈，稠黏难咯，毛焦色白如枯骨，咽干口燥，咳嗽喘促。燥痰润之瓜蒌、杏仁、五味子、天花粉。老痰软之，海石、芒硝、瓜蒌、枳壳、便香附。

瓜蒌枳实汤《宝鉴》 治痰结咯吐不出，胸膈作痛，不能转侧，或痰结胸满气急，或痰迷心窍不能言。

瓜蒌仁　枳实　桔梗　赤茯苓　贝母炒　陈皮　片芩　栀子各一钱　当归六分　缩砂　木香各五分　甘草三分

竹沥五匙，姜汁半匙调服。

气痰　七情郁结，痰滞咽喉，形如败絮，或如梅核，咯不出，咽不下，胸膈痞闷。

加味四七汤《宝鉴》　治痰气郁结，窒碍于咽喉之间，咯不出，咽不下，谓之梅核气。

半夏　陈皮　赤茯苓各一钱　神曲炒　枳实　南星炮，各七分
青皮　厚朴　紫苏叶　槟榔　缩砂各五分　白豆蔻　益智仁各三分
姜五片

润下丸《宝鉴》　治痰积气滞及痰嗽，降痰甚妙。

陈皮一斤，去白　盐二两，以水化，同煮烂焙燥　甘草炙，二两

上末，汤浸蒸饼丸如梧子，白汤下三五十丸。橘红一斤，甘草
四两，盐五钱，水浸过一指许，锅内煮干焙为末，每早晚各二匙，
淡姜汤或白汤调下，名二贤散，清肺消痰，下气解酒毒。

食痰　因饮食不消，或挟瘀血，遂成窠囊，多为癖块痞满。
食积痰消之，山楂、神曲、麦芽。

《正传》**加味二陈汤**《宝鉴》　治食积痰，导痰补脾，消食行气。

山楂肉一钱五分　香附子　半夏各一钱　川芎　白术　苍术各八
分　橘红　茯苓　神曲炒，各七分　缩砂研　麦芽炒，各五分　甘草
炙，三分　姜三片　枣二枚

酒痰　因饮酒不消，或酒后多饮茶水，但得酒，次日又吐，
饮食不美，呕吐酸水，小调中汤、对金饮子内伤加半夏、干葛根各
一钱。

惊痰　因惊痰结成块在胸腹，发则跳动，痛不可忍，或成癫
痫，妇人多有之。

控涎丹《宝鉴》　一名妙应丹，治痰饮流注作痛。

甘遂　紫大戟　白芥子各等分

上末，糊丸如梧子，晒干，临卧姜汤或温水下七丸至十丸，神效。惊痰加朱砂为衣，痛甚加全蝎，酒痰加雄黄，臂痛加木鳖子、桂心，惊痰成块加穿山甲、鳖甲、玄胡索、蓬术。

痰厥 因内虚受寒，痰气阻塞，手足厥冷，麻痹晕倒。二陈汤加桔梗、枳实、杏仁、当归、良姜、缩砂、木香、桂皮，或苏子降气汤_{气门}，三生饮_{风门}。

清火化痰汤《宝鉴》 治热痰结在胸膈，咯吐不出，满闷作痛，名痰结。

半夏 陈皮 赤茯苓各一钱 桔梗 枳壳 瓜蒌仁各七分 黄连 黄芩 栀子 贝母 苏子 桑白皮 杏仁 芒硝各五分 木香 甘草各三分 姜三片

同煎至半，纳芒硝熔化，去滓，又入竹沥、姜汁服。

痰块 湿痰流注一身，作核不散，或痛或不痛，按之无血潮，虽或微红淡薄不热，坚如石，破之无脓，或有薄血，或清水。又有坏肉如破絮，或如瘰疬如鸡卵，可移动，软活不硬。或有块如肿毒，多在皮里膜外。咽喉痰结作寒热，通顺散_{痛疽}加半夏、南星。南星、草乌等末，姜汁调，敷核消。生南星、商陆根合捣令烂敷。生山药一块，蓖麻子三个并去皮，研匀贴之。

竹沥达痰丸《宝鉴》 能运痰从大便出，不损元气，妙。丹溪曰，"痰在四肢，非竹沥不开"，此药是也。

半夏姜制 陈皮去白 白术微炒 白茯苓 大黄酒浸蒸，晒干 黄芩酒炒 青礞石碎，各二两 人参 甘草炙，各一两五钱 焰硝一两，同火煅如金色 沉香五钱

上末，以竹沥一大碗半，姜汁三匙拌匀晒干，如此五六度，因以竹沥、姜汁丸如小豆，每百丸临卧时以米饮或姜汤下。

开气消痰汤《宝鉴》 治胸中胃脘至咽门窄狭如线疼痛，及手足俱有核如胡桃者。

桔梗　便香附　白僵蚕炒，各一钱　陈皮　片芩　枳壳各七分 前胡　半夏　枳实　羌活　荆芥　槟榔　射干　威灵仙各五分　木香　甘草各三分　姜三片

痰饮治法 顺气为先，分导次之。虚人中焦有痰，胃气亦赖所养，不可便攻，攻则愈虚。治痰用利药过多痰易生，当补脾胃、清中气，自然运下。痰在胁下，白芥子；在四肢，竹沥；在肠胃，可下而愈。痰生于脾胃，治法实脾燥湿。气升属火，顺气在于降火。脾虚不能运化，六君子汤加竹沥、姜汁，或补中益气汤内伤加半夏、竹沥、姜汁。阳虚肾寒，冷痰溢上，或昏晕，夜喘上气，八味丸五脏，三味安神丸虚劳或黑锡丹寒门镇坠。

六君子汤《宝鉴》 治气虚痰盛。

半夏　白术各一钱五分　陈皮　白茯苓　人参各一钱　甘草炙，五分　姜三片　枣二枚

痰饮通治

二陈汤《宝鉴》 通治痰饮诸疾，或呕吐恶心，或头眩心悸，或发寒热，或流注作痛。

半夏二钱　橘皮　赤茯苓各一钱　甘草炙，五分　姜三片

芎夏汤《宝鉴》 逐水利饮通用。

川芎　半夏　赤茯苓各一钱　陈皮　青皮　枳壳各五分　白术 甘草炙，各二分五厘　姜五片

滚痰丸《宝鉴》 治湿热痰积，变生百病。

大黄（酒蒸）、黄芩（去朽）各八两，青礞石一两，同焰硝一两，入罐内盖定，盐泥固济，晒干，火煅红，候冷取出，以礞石

如金色为度，沉香五钱。

上末，滴水丸如梧子，茶清温水任下四五十丸，服药必须临睡送下，至咽即便仰卧，令药在咽膈之间徐徐而下，渐逐恶物入腹入肠方能见效。一方加朱砂二两为衣。

清气化痰丸《宝鉴》 治一切痰饮，及酒食积成痰壅盛。

南星、半夏以白矾、皂角、生姜各二两同水浸一宿，并锉做片，同煮至南星无白点，晒干，各二两，神曲、麦芽各一两五钱，陈皮、枳实、白术、白茯苓、苏子、萝卜子（炒）、瓜蒌仁、香附米、山楂肉、白豆蔻各一两，黄芩八钱，海粉七钱，青皮、干葛、黄连各五钱。

上末，以竹沥、姜汁泡，蒸饼丸如梧子，姜汤或茶清下五七十丸。

竹沥枳术丸《宝鉴》 治老人、虚人痰盛不思饮食。健脾消食，化痰清火去眩晕。

半夏、南星以白矾、皂角、生姜同煮半日，去皂、姜焙干，枳实、条芩、陈皮、苍术（泔浸，盐水炒）、山楂肉、白芥子（炒）、白茯苓各一两，黄连（姜汁炒）、当归（酒洗）各五钱。

上末，神曲六两作末，以姜汁、竹沥各一盏煮，糊丸如梧子，淡姜汤或白汤下百丸。

卷之三

五脏^{脏者，藏也。属阴，藏精神血气魂魄也。藏而不泻，故满}
^{而不实。目属肝，舌属心，唇属脾，鼻属肺，耳属肾}

肝病虚实　肝实则两胁下痛引小腹，善怒，泻青丸、当归龙
荟丸。肝虚则目肮肮①无所见，耳无所闻，善恐如人将捕，四物汤_血
_门或加防风、羌活蜜丸服，名补肝丸、肾气丸_{五脏}、鹿茸四斤丸_{小儿}。

清肝汤《宝鉴》　治肝经血虚有怒火。

白芍药_{一钱五分}　川芎　当归_{各一钱}　柴胡_{八分}　山栀仁　牡丹
皮_{各四分}

内局**泻青丸**《宝鉴》　治肝实。

当归　草龙胆　川芎　栀子　大黄_煨　羌活　防风_{各等分}
上末，蜜丸如芡实，每一丸，竹叶汤同砂糖温水化下。

当归龙荟丸《宝鉴》　治肝脏实热胁痛。

当归　草龙胆　山栀子　黄连　黄柏　黄芩_{各一两}　大黄　芦
荟　青黛_{各五钱}　木香_{二钱五分}　麝香_{五分}
上末，蜜丸如小豆，姜汤下二三十丸。

心病虚实　心实则胸胁痛满，肩胛膺背痛，两臂内痛，善
笑，导赤散_{六腑}、泻心汤。心虚则胸腹大，胁下腰背相引痛，善
悲，朱砂安神丸_{神门}、人参固本丸_{身形}。一方黄连（生）二钱，官
桂五分，煎汤入蜜空心服，使心肾交于顷刻。

---

① 肮肮（huāng 荒）：肮，《玉篇》云："目不明也。"

醒心散《宝鉴》 治心虚热。

人参　麦门冬　五味子　远志　茯神　生地黄　石菖蒲各等分

钱氏安神丸《宝鉴》 补心虚。

朱砂水飞，一两　麦门冬　马牙硝　白茯苓　山药　寒水石

甘草各五钱　龙脑二分五厘

上末，蜜和，一两作三十丸，每一丸砂糖水化下。黄连不拘多少，细末，每五分或一钱温水调服，名泻心汤，治心热。

**　脾病虚实**　脾实则身重，肌肉痿，足不收，行善瘈，脚下痛，腹胀便尿不利，调胃承气汤寒门。脾虚则腹满肠鸣飧泄，食不化，四肢不用，五脏不安，橘皮煎丸、参苓白术散并虚劳、钱氏白术散小儿、理中汤寒门、异功散六腑。

益黄散《宝鉴》 治脾脏虚冷，腹痛泄利。

陈皮一两　青皮　诃子肉　甘草炙，各五钱　丁香二钱

上末，每二钱或三钱煎服，或锉五钱作一贴亦可。

泻黄散《宝鉴》 治脾热，口疮口臭。

栀子一钱五分　藿香　甘干草各一钱　石膏末，八分　防风六分

蜜酒拌微炒，煎服。

**　肺病虚实**　肺实，则喘喝逆气，胸凭仰息①，背痛，凉膈散火门，甘桔②汤咽喉。肺虚，则鼻息不利，令人喘，呼吸少气而咳，上气见血，独参汤、单人参膏、四君子汤并气。

泻白散《宝鉴》 治肺实。

桑白皮　地骨皮各二钱　甘草一钱

---

① 胸凭仰息：胸满而后仰呼吸。凭，满之义。
② 甘桔：诸本皆作"甘吉"，据本书咽喉门改。

或加知母、贝母、桔梗、栀子、麦门冬、生地黄亦可。

肾病虚实　肾实，则腹大、胫肿、喘咳、身重、盗汗、憎风，滋肾丸小便、滋阴降火汤火门、肾气丸。肾虚，则胸中痛、大小腹痛、清厥、意不乐、心悬如饥、善恐，小菟丝子丸、三味安肾丸并虚劳、八味丸。肾本无实，有补而无泻。

六味地黄丸《宝鉴》　治肾水不足，阴虚。

熟地黄八两　山药　山茱萸各四两　泽泻　牡丹皮　白茯苓各三两

上末，蜜丸如梧子，温酒、盐汤空心下五七十丸。血虚阴衰，熟地为君；精滑，山茱萸为君；小便或多或少，或赤或白，茯苓为君；小便淋涩，泽泻为君；心气不足，牡丹皮为君；皮肤干涩，山药为君。加五味子，名肾气丸；加官桂、附子炮各一两，蜜丸服，名八味丸，治命门不足，阳虚。

六腑腑者，府也，属阳，化水谷而行津液，故实而不满

胆病虚实　胆实则怒而勇敢，多睡，小柴胡汤寒门。胆虚则善恐畏，不能独卧，不勇敢，又不眠。

仁熟散《宝鉴》　治胆虚恐畏，不能独卧。

柏子仁　熟地黄各一钱　人参　枳壳　五味子　桂心　山茱萸　甘菊　茯神　枸杞子各七分五厘

煎服，或末，温酒调二钱服。

半夏汤《宝鉴》　治胆实热烦闷。

生地黄　酸枣仁炒，各五钱　半夏　生姜各三钱　远志　赤茯苓各二钱　黄芩一钱　黍米一合

每一两长流水煎，澄清服。

胃病虚实　胃实则能食不伤，过时不饥或胀。胃虚则泄，补中益气汤<small>内伤</small>。脾胃俱旺，能食而肥。脾胃俱虚，不能食而瘦，或少食而肥，四肢不举。

平胃散《宝鉴》　治脾胃不和，不思饮食，心腹胀痛，呕哕恶心，噫气吞酸，面黄肌瘦，怠惰嗜卧，常多自利，或发霍乱，及五噎八痞，膈气反胃等症。

苍术二钱　陈皮一钱四分　厚朴一钱　甘草六分　姜三片　枣二枚

煎服，或末二钱，姜枣汤点服。

异功散《宝鉴》　治脾胃虚弱，不思饮食，腹痛自利。

人参　白术　白茯苓　陈皮　甘草各一钱　姜三片　枣二枚

小肠治法　小肠有气，则小腹痛，小肠有血，则小便涩，小肠有热，则茎中痛。小肠，心之府，有病宜通利。

导赤散《宝鉴》　治小肠热，小便不利。

生地黄　木通　甘草各一钱　青竹叶七片

十味导赤散　治心脏实热，口舌生疮，惊悸，烦渴。

黄连　黄芩　麦门冬　半夏　地骨皮　茯神　赤芍药　木通
生地黄　甘草各五分　姜五片

大肠治法　大肠热，则出黄如糜；大肠寒，则肠鸣飧泄。

泻白汤《宝鉴》　治大肠实热，脐腹痛，腹胀不通。

生地黄二钱　赤茯苓　芒硝各一钱　陈皮　竹茹　黄芩　栀子
黄柏各五分　姜三片　枣二枚

实肠散《宝鉴》　治大肠虚寒，腹痛泄泻。

厚朴　肉豆蔻煨　诃子皮　缩砂研　陈皮　苍术　赤茯苓各一钱　木香　甘草炙，各五分　姜三片　枣二枚

膀胱治法　膀胱实，则小便不通，益元散<small>暑门</small>、五苓散<small>寒门</small>。

膀胱虚，则小便不禁，八味丸_{五脏}去附子，倍山茱萸，加五味子、乌药、益智仁、破故纸。

三焦治法 三焦病者，腹满，小腹尤坚，不得小便，窘急溢则水留为胀。上焦不散则喘满，中焦不利则留饮，久为中满，下焦不利则肿满。其病宜通利大小便，三和散_{气门}。

木香槟榔丸《宝鉴》 疏导三焦，快气润肠。

半夏曲 皂角酥炙，去皮弦子 郁李仁去壳另末，各二两 木香 槟榔 枳壳 杏仁 青皮各一两

上末，别以皂角四两，浸浆水搓揉，熬膏去渣，入蜜少许和丸如梧子，空心姜汤下五七十丸。

_{气门}**木香槟榔丸** 治湿热气滞痞痛。

大黄四两 黑丑头末 黄芩各二两 木香 槟榔 黄连 当归 枳壳 青皮 陈皮 香附子 蓬术 黄柏各一两

上末，水丸如梧子，温水下五七十丸。

虫人身有三尸虫①，又有九虫②。凡虫皆因饮食不节，
积久成热，湿热熏蒸，随五行变化，为诸般奇怪之形

脉法 沉实者，生；虚大者，死。尺脉沉滑，为寸白虫③；关紧滑，蛔虫。

---

① 三尸虫：指三焦所有的寄生虫，并统一命名为"三尸虫"。《中黄经》："三尸虫……一指上虫居脑中，二指中虫居明堂（指经络血脉），三指下虫居腹胃，能为人害。"有学者认为，系现代所说的"弓形虫"。

② 九虫：指人身体的九种寄生虫，即伏虫、蛔虫、寸虫、肉虫、肺虫、胃虫、鬲虫、赤虫、蛲虫。

③ 寸白虫：即现代所说的"绦虫"。

虫外候《肘后》 粗以下三四寸热者，肠中有虫，动则涎下。眼眶鼻下青黑，面萎黄，脸上有几条血丝如蟹爪，五更心嘈，牙关强硬，呕吐涎沫，梦中啮齿，面色青黄，饮食虽多，不生肌肤，面白唇红。

蛔厥吐虫 胃寒，安蛔理中汤寒门。心疼，静而复烦，须臾复止，得食而呕，又烦吐蛔，此为蛔厥。凡虫闻甘则起，闻酸则吐，闻苦则定，闻辣则头伏而下。

乌梅丸《宝鉴》 治蛔厥心腹痛。

乌梅十五个 黄连七钱五分 当归 川椒 细辛 附子炮 桂心 人参 黄柏各三钱

上末醋浸，乌梅取肉，和药末捣，极令匀，丸如梧子，米饮下一二十丸。

楝陈汤《回春》 治小儿蛔虫。

苦楝根皮二钱 陈皮 半夏 茯苓各一钱 甘草五分 生姜

灵矾散《宝鉴》 治小儿蛔厥心痛。

五灵脂二钱 枯白矾五分

上末，每二钱，煎服，当吐虫即止。

妙应丸《宝鉴》 治虫积。

槟榔一两二钱 黑牵牛头末，三钱 大黄 雷丸 锡灰 芜荑 木香 使君子各一钱

上末，用葱白煎汤，露一宿，丸如粟米，每四钱，五更葱汤吞下，取寸白虫，以石榴根皮煎汤下，小儿服一钱或五分，天明取下虫物。此药不动真气，有虫即下虫，有积即下积，有气即消了，一服见效。

楝矾散 新增经验　治虫积，及小儿蛔虫。

苦楝根白皮二钱五分　桂心　干姜炒，各二钱　半夏　陈皮　赤茯苓　槟榔　使君子肉　五灵脂醋炒　枯白矾调服，各一钱

上水二盏，煎至半，四更后先以猪肉炙嚼之，吮汁吐出肉块，或以蜜细细吮之，引虫后服药。

寸白虫　色白形扁，居肠胃中，时或自下，乏人筋力，耗人精气。当晚勿食饭，五更空心先嚼炙猪肉，但咽汁勿食肉，取东引石榴根皮一握，煎调槟榔末一钱服。榧子末和蜜空心尽量顿吃。

小　便

脉法　两尺脉洪数，必便浊，遗精。淋，脉盛大而实者生；虚细而涩者死。芤则便血，数则赤黄。

小便不利　小便涩者，血因火烁，下焦无血，气不降而渗泄之令不行，宜补阴降火，四物汤血门加知、柏、牛膝、甘草梢。不利有三：大便泄泻，津液涩少，宜利；若热搏下焦，津液不行，宜渗泄；若脾胃气涩，不能通水道，宜顺气。上盛下虚，小便赤色欲成淋，清心莲子饮消渴、导赤散六腑。

万全木通散《宝鉴》　治膀胱有热，小便难而黄。

滑石二钱　木通　赤茯苓　车前子炒　瞿麦各一钱

上末煎服，或末三钱水调服。

小便不通　闭癃，合而言之，一病也，分而言之，有暴久之殊。闭者暴病，点滴不出为不通；癃者久病，尿涩淋沥无数，为淋。元气虚而不能运化，补中益气汤内伤；虚损久病，人参养荣汤、八物汤并虚劳；阴虚火动，滋阴降火汤火门；精竭，不痛茎痒，

八味丸五脏；痰滞气道，导痰汤痰饮加升麻；渴者，上焦气分热，清肺散或导赤散六腑加黄连、灯心；不渴者，下焦血分热，滋肾丸。有血滞不通者，若大便通利，则小便亦通，神保丸气门。二陈汤痰饮，探吐提气，尿自通。老人虚人尿闭，人参、赤茯苓煎汤调，琥珀末服，又地肤草自然汁服之。肺主气，为水之化源，气行则水亦行。

八正散《宝鉴》 治膀胱热积，小便癃闭不通。

大黄 木通 瞿麦 萹蓄 滑石 栀子 车前子 甘草 灯心各一钱

空心服。

清肺散《宝鉴》 治渴而小便闭。

猪苓 通草各一钱五分 赤茯苓 泽泻 灯心 车前子各一钱 萹蓄 木通 瞿麦各七分 琥珀五分

空心服。

滋肾丸《宝鉴》 治不渴而小便闭。

黄柏 知母并酒洗焙，各一两 官桂五分

上末，水丸如梧子，空心白汤下百丸。

转脬①**症** 脐下急痛，小便不通，凡强忍小便，或尿急疾走，或饱食忍尿，或饱食走马，或忍尿入房，使水气逆上，气迫于脬，故屈戾②而不舒张也，脬落即殂③。治法：凉药疏利。小肠热仍通泄大肠，大便大下，尿脬规正，小便自顺。老人下部虚冷，转脬欲死，六味地黄丸五脏倍泽泻。孕妇多有之见妇人门。

---

① 脬：膀胱。
② 屈戾：指膀胱的形状与功能过度发生改变。
③ 殂：死。

滑石散《宝鉴》 治脬转不得尿。

寒水石二两　滑石　乱发灰　车前子　木通各一两　葵子一合

上锉，水一斗煮取五升，每服一升，日三次即通。

葱白汤《宝鉴》 治小便卒暴不通，小腹膨胀，气上冲心，闷绝欲死。此因惊忧暴怒，气乘膀胱，郁闭而脬系不正。

陈皮三两　葵子一两　葱白三茎

上锉，水五升煮取二升，分三服。

关格症 关者，不得小便，热在下焦，填塞不便；格者，吐逆，寒在胸中，遏绝不入饮食，盖升降不通，乃气之横格。此痰格中焦，上下俱病也，二陈汤痰饮加木通，探吐提气，不必在出痰。中虚，补中益气汤内伤加槟榔、木香，以升降之。大小便不通，亦谓阴阳关格，乃三焦约也，长流水煎八正散服之。关格垂死，但治下焦，大承气汤寒门，又瓜蒂末糊丸如芥子，下六十丸，令吐泻效，忌淡渗利小便药。

枳缩二陈汤《宝鉴》 治关格上下不通，此痰隔中焦也，服此出痰。

枳实一钱　川芎八分　缩砂　白茯苓　贝母　陈皮　苏子　瓜蒌仁　厚朴　便香附各七分　木香　沉香各五分　甘草三分

上除二香，姜三片，同煎，入竹沥及沉香、木香浓磨水调服之。

洗熨法《宝鉴》 小便难，小腹胀，不急治杀人。葱白三斤，细锉炒热，以帕子包，分两裹，更替熨脐下即通。炒盐半斤，囊盛熨脐下亦通。掩脐法，治小便不通，麝香、半夏末填脐中，上用葱白、田螺二味捣成饼封脐上，用布线缚定，下用皂角烟入阴中，自通。女人用皂角煎汤，洗阴户内。

小便不禁 尿出不自觉也。肾膀胱俱虚，不能温制水液，脬滑尿多色白，遇夜阴盛愈多。尿赤为热，白为虚。淋沥或尿无度，六味地黄丸<small>五脏</small>去泽泻加益智，五苓散<small>寒门</small>合四物汤<small>血门</small>加山茱萸、五味子。虚热尿多，六味地黄丸加知、柏、五味子。伏暑遗尿，人参白虎汤<small>寒门</small>加生地黄、黄柏。劳役脾虚，补中益气汤<small>内伤</small>加山药、五味子。

缩泉丸<small>《宝鉴》</small> 治脬气不足，小便频数，一日百余次。乌药、益智仁等分末，酒煮山药糊丸如梧子，临卧盐汤下七十丸。

家韭子丸<small>《宝鉴》</small> 治肾阳衰败，脬冷遗尿不禁。

家韭子略炒，六两　鹿茸燎去毛，四两　肉苁蓉酒浸　牛膝酒浸　熟地黄　当归酒洗，各二两　菟丝子酒制　巴戟各一两五钱　杜仲炒　石斛酒洗　干姜炮　桂心各一两

上末，酒糊丸如梧子，空心温酒或盐汤下百丸。

八淋 劳淋者，遇劳即发，痛引气冲及尻①。酒欲过，伤膀胱，虚滞，补中益气汤<small>内伤</small>。血淋者，血出茎痛，遇热而发，四物汤<small>血门</small>加知、柏、泽泻、赤茯苓。色鲜，心小肠虚热，导赤散<small>六腑</small>去甘草加黄芩；色黑，肾膀胱火，五淋散。热淋者，暴淋尿赤、脐下急痛，八正散、导赤散<small>六腑</small>加栀子，吞滋肾丸。气淋者，涩滞余沥不尽，小腹胀，益元散<small>暑门</small>加木香、槟榔、茴香。砂淋石淋者，膀胱阴火熬结津液，轻为砂，重为石，茎强痛甚，努力出砂石，益元散加枳壳，吞来复丹<small>气门</small>，久服大便通泄，石块自出。膏淋者，尿如膏，涩痛。冷淋者，先寒栗，后溲便涩数，窍中肿痛，八味丸<small>五脏</small>。

---

① 尻：即屁股。

益元固真汤《宝鉴》 治纵欲,强留不泄,淫精渗下作淋。

甘草梢二钱　山药　泽泻各一钱五分　人参　白茯苓　莲蕊
巴戟　升麻　益智仁　黄柏酒炒,各一钱

空心服。

增味导赤散《宝鉴》 治血淋涩痛。

生干地黄　木通　黄芩　车前子　栀子仁　川芎　赤芍药
甘草各一钱　姜三片　竹叶十片

硼砂散《宝鉴》 治沙石淋急痛。

硼砂　琥珀　赤茯苓　蜀葵子　陈橘皮各三钱

上末,取二钱,以葱白二茎,麦门冬二十一粒,蜜二匙煎汤,
空心调下。

海金沙散《宝鉴》 治膏淋。

海金沙　滑石各一两　甘草二钱五分

上末,每一钱,麦门冬、灯心煎汤调下。

木香汤《宝鉴》 治冷淋,小便淋涩,身体清冷。

木通　木香　当归　白芍药　青皮　茴香　槟榔　泽泻　陈
皮　甘草各七分　官桂三分　姜五片

空心服。

诸淋通治 诸淋皆肾虚,膀胱有热,心肾气郁,蓄在下焦,
故膀胱里急,膏血、沙石从尿出焉。欲出不出,甚则窒塞,皆属
热也。冷淋千百之一也,初则为热为血,久则煎熬津液,为膏沙
石也。热淋血淋,散热利小便。膏沙石等淋,开郁行气,破血滋
阴。古方开郁,郁金、琥珀;行气青皮、木香;破血蒲黄、牛膝;
滋阴黄柏、生地黄。四苓散寒门四钱,益元散暑门二钱,栀子一钱,
空心服。脬痹者,小腹按之痛热,此风寒湿客脬,寒淋类也,宜

温肾。

五淋散《宝鉴》 治五淋。

赤芍药 山栀仁各二钱 当归 赤茯苓各一钱 条芩 甘草各五分

白茅汤《宝鉴》 治妇人产后诸淋，无问膏、石、冷、热皆治之。

白茅根五钱 瞿麦 白茯苓各二钱五分 葵子 人参各一钱二分五厘 蒲黄 桃胶 滑石各七分 甘草五分 紫贝二个，煅 石首鱼头中骨四个，煅

上分二贴，入姜三片，灯心二十茎，空心服。或末，每二钱，木通汤调下。

禹功散《保元》 治小便不通，百法不能奏效，服此无不愈。

陈皮 半夏姜制 赤茯苓 猪苓 泽泻 白术炒 木通 条芩 山栀子炒，各一钱 升麻三分 甘草二分

水二盏，煎至一盏，不拘时服。少时以鸡翎探痰吐之，得解而止，妙在吐，譬如滴水之器，闭其上窍则涩，拔之则水通流泄矣。

赤白浊 小便光润，凝如膏糊、米泔、赤脓，皆湿热内伤，盖脾有虚热而肾不足，土邪干水。血虚热甚为赤，属心小肠，清心莲子饮消渴；气虚热微为白，属肺大肠，四君子汤气门合五苓散寒门。肥人多湿痰，二陈汤痰饮加苍术、白术、升麻、柴胡；瘦人是虚火，四物汤血门加知、柏。思虑劳心，辰砂妙香散神门；房劳肾寒，小菟丝子丸虚劳；胃气下陷，补中益气汤内伤。

水火分清饮《宝鉴》 治赤白浊。

赤茯苓一钱 益智仁 草薢 石菖蒲 猪苓 车前子 泽泻 白术 陈皮 枳壳 升麻各七分 甘草五分

酒水相半煎，空心服。

草薢分清饮《宝鉴》 治小便白浊，凝脚如糊。

石菖蒲 乌药 益智 草薢 白茯苓各一钱 甘草五分

空心，入盐一捻，煎服。

茎中痒痛 童子精未盛而御女，老人阴已痿而思色，以降其精，则精不出而内败，茎中涩痛，或精竭不痛茎痒，八味丸五脏加车前子、牛膝煎服，禁知、柏淡渗药。茎出白津，尿闭时痒，六味地黄丸五脏。茎痛出白津，脾虚血燥，补中益气汤内伤、清心莲子饮消渴。茎痛尿淋，属肝，主湿热，龙胆泻肝汤前阴。热盛茎痛，导赤散六腑加栀子、大黄。

交肠症 妇人小便中出大便，此阴阳失传送，五苓散寒门，未愈，旧幞①头烧灰，酒调服，或先服五苓散寒门，后用补中益气汤内伤。一妇人嗜酒病此，六脉沉涩，用四物汤血门加海金沙、木香、槟榔、木通、桃仁而愈。

大　便

脉法 下痢微小却为生，脉大浮洪无差日。伤风则浮，伤寒则沉细，伤暑则沉微，伤湿则沉缓。

泄痢病因 清气在下则飧泄，大肠寒则鹜溏②，热则肠垢，谓肠间垢汁下，湿火也。痢因有二：一者夏食生冷，二者风湿夜侵，皆令水谷不化，郁生热，热与湿合，伤气为白痢，伤血为赤痢，伤血气为赤白痢。无积不成痢，由夏食生冷不化，食滞而成。

---

① 幞：古代男子用的一种头巾。

② 鹜溏：指大便水粪青黑如鸭粪的一种病症。

泻白为寒，青黄红赤黑皆热，或痢青为寒，误也。脓为陈积，血为新积。肠寒则鸣飧泄，肠热则出黄如糜，泄久成痢。盖痢症，或脓或血，或糟粕相杂，或痛不痛，皆里急后重，逼迫恼人，赤白交下，然皆因于暑热者多，寒者少也。

胃风汤《宝鉴》 治肠胃湿毒，腹痛泄泻，下如黑豆汁，或下瘀血。

人参 白术 赤茯苓 当归 川芎 白芍药 桂皮 甘草各一钱 粟米一撮

胃苓汤《宝鉴》 治脾胃湿盛，泄泻腹痛，水谷不化。

苍术 厚朴 陈皮 猪苓 泽泻 白术 赤茯苓 白芍药各一钱 官桂 甘草各五分 姜三片 枣二枚

泄泻诸症 泄皆兼湿，初宜分利中焦，渗利下焦，久则升举，必滑脱不禁，然后用涩药止之。补虚不可纯甘温，必生湿；清热不可纯太苦，伤脾，惟淡剂利窍妙。先分利，车前子煎汤调五苓散寒门，次理正中焦，理中汤、治中汤并寒，不效可断下。暴泄非阳，久泄非阴。谷肉消化，无问新久，便为热，寒则不消化。湿则飧泄，亦有热盛，完谷不化，飧泄者。

三白汤《宝鉴》 治一切泄泻。

白术 白茯苓 白芍药各一钱五分 甘草炙，五分

白术二钱 白茯苓 白芍药炒，各一钱五分 陈皮一钱 甘草炙，五分，名燥湿汤，治诸泄泻。

湿泄 洞泄如水，寒湿伤脾，肠鸣身重腹不痛，胃苓汤加草豆蔻，身痛五苓散寒门加羌活、苍术。

泻湿汤《宝鉴》 治洞泄。

白术炒，三钱 白芍药炒，二钱 陈皮炒，一钱五分 防风一钱

升麻五分

万病五苓散《宝鉴》 治湿泄，泻水多而腹不痛，腹响雷鸣，脉细。

赤茯苓　白术　猪苓　泽泻　山药　陈皮　苍术　缩砂炒　肉豆蔻煨　诃子煨，各八分　桂皮　甘草各五分　姜二片　梅一个　灯心一团

风泄　恶风自汗，或带清血，由春伤风，风入肠胃，至夏感湿而发暴泻，脉浮弦，胃风汤。久者三白汤。

寒泄　恶寒身重，腹胀痛鸣，鸭溏，完谷不化。理中汤加赤茯苓、厚朴，或治中汤并寒加缩砂，平胃散六腑合理中汤。

暑泄　夏月暴泻如水，尿赤面垢，脉虚，烦渴自汗，香薷散暑门合异功散六腑加白芍药、车前子，入陈米炒百粒、梅一个、灯心一团。实者益元散暑门；虚者六和汤、清暑益气汤并暑；潮热柴苓汤、升麻葛根汤并寒。

薷苓汤《宝鉴》 治夏月泄泻，欲成痢。

泽泻一钱二分　猪苓　赤茯苓　白术　香薷　黄连姜汁炒　白扁豆　厚朴各一钱　甘草三分

火泄　即热泄，口干喜冷，痛一阵，泄一阵，其来暴速稠黏。黄连香薷散暑门合四苓散寒门加白芍药、栀子，益元散暑门。

万病四苓散《宝鉴》 治热泻。

赤茯苓　白术　猪苓　泽泻　苍术炒　山药　白芍药炒　栀子炒　陈皮各一钱　甘草炙，五分　梅一个　灯心一团

虚泄　困倦无力，遇饮食即泻，或腹不痛，四君子汤气门加木香、砂仁、莲肉、陈糯米末，砂糖汤调下，或只加肉豆蔻、诃子。久者，只加升麻、白芍药。烦渴或呕，钱氏白术散小儿、参苓

白术散内伤。

升阳除湿汤《宝鉴》 治气虚泄泻，不思饮食，困弱无力。

苍术一钱五分　升麻　柴胡　羌活　防风　神曲　泽泻　猪苓各七分　陈皮　麦芽炒　甘草炙，各五分

空心服。

养元散《宝鉴》 治泄泻少食。糯米一升，水浸一宿滤干，慢火炒极熟为细末，入山药末一两，胡椒末少许和匀，每日侵晨用半盏，再入砂糖二匙，滚汤调服，其味极佳，大有滋补，或加莲肉、芡仁末尤好。

滑泄 泻久不止，大孔如竹筒，直出不禁，气陷，补中益气汤内伤加白芍药、诃子、肉豆蔻。气欲脱，真人养脏汤。

痰泄 或泻或不泻，或多或少，此痰流肺中，大肠不固，二陈汤痰饮加干葛、白术、神曲，六君子汤痰饮。

万病二陈汤《宝鉴》 治痰湿泄泻。

半夏　陈皮　赤茯苓　白术　苍术　山药各一钱　缩砂　厚朴木通　车前子炒　甘草炙，各五分　姜三片　梅一个　灯心一团

食积泄 腹痛甚，泻后痛减，臭如抱坏鸡子，噫气作酸。平胃散六腑加香附、缩砂、草果、山楂子、麦芽。伤面，人参养胃汤寒门加萝卜子。七情泻，腹常虚痞，欲去不去，去不通泰，藿香正气散寒门加丁香、砂仁、良姜。

酒泄 酒后特甚，平胃散六腑加丁香、砂仁、干葛、麦芽、神曲。伤酒晨泄，理中汤寒门加生姜、干葛。热者，酒蒸黄连丸暑门。

脾泄肾泄 脾泄者，身重，中脘有妨，面色萎黄，食后倒饱，泻去即宽，久则气脱不禁，急宜涩之。肾泄者，一名晨泄，

每五更溏泄一次，腹痛无定处，似痢，肉削足冷，脐下绞痛。阳虚，三味安肾丸虚劳；阴虚，肾气丸五脏或加破故纸、肉豆蔻、吴茱萸；肝虚，忿怒所伤，木克土而泄，面青而厥，熟料五积散寒门去麻黄。汗多者，黄芪建中汤虚劳。

香砂六君子汤《宝鉴》 治脾泄。

香附子 缩砂研 厚朴 陈皮 人参 白术 白芍药炒 苍术炒 山药炒，各一钱 甘草炙，五分 姜三片 梅一个

四神丸《宝鉴》 治脾肾虚，泄痢，及晨泄经年者。又治饭后随即大便，曰飧泄。

破故纸酒浸炒，四两 肉豆蔻煨 五味子炒，各二两 吴茱萸汤泡炒，一两

上末，生姜切八两，大枣百枚，同煮烂，去姜取枣，丸如梧子，空心盐汤下三五十丸。

二神丸 治脾肾虚泄。

破故纸炒，四两 肉豆蔻生或煨，二两

上末，肥枣四十九枚，生姜四两切片同煮烂，去姜取枣肉，入药末和匀，丸如梧子。三神丸治脾肾虚泄泻，即二神丸一料加木香一两，剂法、服法同。

六神汤《宝鉴》 治脾肾俱虚泄泻。

肉豆蔻煨 破故纸炒 白术 白茯苓各一钱五分 木香 甘草炙，各七分 姜三片 枣二枚

空心服。

赤痢、白痢、赤白痢 赤痢，即血痢，自小肠血分来，湿热为本，肾虚湿热。血痢，六味地黄丸五脏加地榆、阿胶珠、芩、连；白痢，自大肠气分来，湿热为本，俗以赤为热，白为寒，误

也。盖赤而淡者，为寒，白而稠者，亦热，色症两参后，寒热可辨，益元散暑门。赤白痢，冷热不调，赤白各半，或赤或白，乍溏乍涩，似痢非痢，茱连丸。

导赤地榆汤《宝鉴》 治赤痢及血痢。

地榆 当归身酒洗，各一钱五分 赤芍药炒 黄连酒炒 黄芩酒炒 槐花炒，各一钱 阿胶珠 荆芥穗各八分 甘草炙，五分

空心服。

茱连丸《宝鉴》 治赤白痢。

吴茱萸 黄连各二两

上以好酒同浸三日，乃各拣取焙干为末，醋糊丸如梧子。赤痢，则黄连丸三十粒，以甘草汤下；白痢，则茱萸丸三十粒，以干姜汤下；赤白痢，则各取三十粒，以甘草干姜汤下。

黄连阿胶丸《宝鉴》 治赤白痢及热痢。

黄连三两 赤茯苓二两

上末，水调，阿胶（炒末）一两，丸如梧子，空心米饮下三五十丸。

真人养脏汤《宝鉴》 治赤白痢及诸痢。

罂粟壳一钱 甘草九分 白芍药八分 木香七分 诃子六分 官桂 人参 当归 白术 肉豆蔻各三分

空心温服。

脓血痢 脓血稠黏，里急后重，皆属于火，是先泄亡津液而火就燥，肾恶燥居下焦血分，其受泻则便脓血。所谓泻属脾，痢属肾也。热积紫黑色者，瘀血也。腹痛后重异常，桃仁承气汤寒门下之。

黄芩芍药汤《宝鉴》 治下利脓血，身热腹痛，脉洪数。

黄芩　白芍药各二钱　甘草一钱

煎服。腹痛甚加桂心三分。一名黄芩汤。

导滞汤《宝鉴》　治下利脓血，里急后重，腹痛作渴，日夜无度。

白芍药二钱　当归　黄芩　黄连各一钱　大黄七分　桂心　木香　槟榔　甘草各三分

噤口痢　不纳饮食也。热毒上攻心肺，头痛心烦，手足热。脾虚不食，参苓白术散内伤去山药加菖蒲。治痢，早用罂粟壳，则毒闭心络，噤口不食，以罂粟壳子煮稀粥，温啜①解之。一方，生梨去穰，入白蜜煨食。

参连汤《宝鉴》　治噤口痢，胃口热甚。

黄连三钱　人参　石莲肉各二钱

水煎，取浓汁细细呷之，如吐再吃，但得一呷下咽便开，仍用罨脐法②。罨脐法引热令下行，田螺二个，入麝香少许，捣烂罨脐中，以帛包定。

仓廪汤《宝鉴》　治噤口痢，心烦，手足热，头痛，此乃毒气上冲心肺，所以呕而不食。

人参败毒散寒门　加黄连一钱　石莲肉七枚　陈仓米三百粒姜三片　枣二枚

开噤汤《宝鉴》　治噤口痢。

砂糖七钱　细茶五钱　缩砂研一钱　姜五片

水煎，露一宿，次早面北温服。外用木鳖子去壳三钱、麝香二

---

①　啜：喝。

②　罨脐法：中医疗法之一种。罨，覆盖。

分，共捣罨脐中即思食。

休息痢 乍发乍止，经年不差，致气血虚而不敛，八物汤_虚
_劳加陈皮、阿胶珠、芩、连各少许；脾胃虚者，补中益气汤、参苓
白术散_{并内伤}，或真人养脏汤加附子、青皮、乌药、茯苓，姜三
片，枣二枚。

风痢 恶风鼻塞，身重色青，或纯下清水，似痢非痢，似血
非血，仓廪汤、胃风汤。

寒痢 白如鸭溏，肠鸣痛坠不甚，理中汤_{寒门}加诃子、肉豆
蔻，不换金正气散_{寒门}加乌梅、陈米，或熟料五积散_{寒门}。

湿痢 腹胀身重，下如豆汁，或赤黑混浊，危症，当归和血
散_{后阴}、升阳益胃汤_{内伤}。

戊己丸 《宝鉴》 治湿痢。

黄连　吴茱萸　白芍药各等分

上末，面糊丸如梧子，空心米饮下五七十丸。

热痢 凡痢，多因伏暑，但背寒面垢，或面如涂油，齿干烦冤
燥渴，仓廪汤、酒蒸黄连丸_{暑门}。轻者黄芩芍药汤，重者导滞汤。

宁胃散 《宝鉴》 治赤白热痢。

白芍药二钱　黄芩　黄连　木香　枳壳各一钱五分　陈皮一钱
甘草炙，五分

气痢 状如蟹渤，拘急独甚。茱连丸、六磨汤。

牛乳汤 《宝鉴》 治气痢。荜茇二钱，锉，牛乳半升

同煎，减半，空心服。

虚痢 色白如鼻涕冻胶，困倦，谷食难化，腹痛无努责，虚
滑不禁，理中汤_{寒门}加木香、官桂、厚朴、赤茯苓，八物汤_{虚劳}、

补中益气汤内伤、真人养脏汤。

调中理气汤《宝鉴》 治虚痢，气弱困倦。

白术 枳壳 白芍药 槟榔各一钱 苍术 陈皮各八分 厚朴七分 木香五分

积痢 饮食伤饱者，注下酸臭。诸有积者，以肚热缠痛推之。色黄或如鱼脑浆，腹胀痛恶食，皆由夏食生冷，积气滞而作，一皆以通利行之，保和丸内伤、急痛神保丸气门。

内局**感应丸**《医林》 治积痢久痢，赤白脓血相杂，及内伤生冷，霍乱呕吐。

丁香 木香各二两五钱 百草霜二两 杏仁去皮尖双仁，另研，一百四十个 肉豆蔻二十个 干姜炮，一两 巴豆七十个，去皮心膜油，酒煮 蜡四两 清油一两

上七味各细末，入巴豆、杏仁末，先将油煎蜡令溶化，拌和药末成剂。每一两分作十锭，每一锭米饮调服，或丸如绿豆，白汤吞下十丸。苏感丸治积痢，腹内紧痛，麝香苏合丸气门四分、感应丸六分，研匀丸如绿豆，米饮下三十丸。

生熟饮子《宝鉴》 治大人诸痢，及小儿虚积痢，日夜无度。

罂粟壳大者四个（去瓤蒂半炙半生） 陈皮二片（半生半炒） 甘草二寸（半生半炙） 乌梅二个（半生半煨） 大枣二枚（半生半煨）生姜二块（半生半煨） 木香一钱（作两片，半生半煨） 诃子大者二个（半生半煨） 黑豆六十粒（半生半炒） 黄芪二寸（半生半炙） 白术二块（半生半煨） 当归二寸（半生半煨）

上锉和匀，每五钱，水一盏半，同入瓷瓶内煮至半，去滓温服，小儿服一二合。此方分生熟、均冷热，冷热既散，胃肠既厚，则水谷自分，何患泻痢哉？

疫痢、蛊疰痢、五色痢 疫痢者，一方长幼传染相似，败毒散寒门加陈皮、白芍药、生姜、茶茗等分煎服。蛊疰痢者，久痢毒气蚀脏腑，下黑血，如鸡肝杂脓，此服五石所致。五色痢者，脾胃食积，及四气相并，当先通利，或茱连丸。

茜根丸《宝鉴》 治蛊疰痢。

茜根 犀角 升麻 地榆 当归 黄连 枳壳 白芍药各等分

上末，醋糊丸如梧子，米饮下五七十丸。

丝瓜散《宝鉴》 治五色痢及酒痢，便血腹痛。

干丝瓜一枚、连皮，烧灰为末，酒调二钱，空心服。

痢疾腹痛、大孔痛、里急后重 腹痛者，肺气郁在大肠，实者下之，虚者桔梗发之，禁人参、黄芪。大孔痛者，热流于下，久病身冷，脉沉小，宜温之。暴病身热，脉浮洪，宜清之，又炙枳实熨之，又炒盐熨之。如大便不禁，大孔开如空筒，葱椒烂捣塞肛门，服罂粟壳、诃子之类收涩。阳虚不升宜升提。里急后重者，窘迫急痛，大肠坠重，其症不一。治法：火热清之，气滞调之，积滞去之，气虚升之。虚坐努责不便、亡血，倍当归尾，佐生地黄、芍药、桃仁，和以陈皮。

香连丸《宝鉴》 治赤白脓血，下痢腹痛，及一切诸痢。

黄连一两 吴茱萸五钱（水浸一宿同炒，去茱萸） 木香二钱五分

上末，醋糊丸如梧子，空心米饮下二三十丸。

立效散《宝鉴》 治赤白脓血痢，腹痛里急后重，一服立止。

黄连四两（以吴茱萸二两，水拌同炒，去茱萸），枳壳（麸炒）二两

上末，每三钱，空心黄酒下。

新增经验 三伏暑热之痢，无论赤白痢，若有里急后重，度数频数，则虽无头痛寒热，先用仓廪汤加条芩、槟榔、木香各

一钱，入陈仓米五十粒，或加升麻一钱，用三五贴以散暑毒，如未快愈，姜茶调茵陈丸^{黄疸}二三十丸。以通利为度，未利加服无不愈。非暑热则不可用。凡暑痢三五日以前，急治为上，若连绵月日，则毒留不去，元气渐败，补泻两难，俗用参连汤绝未见效。

痢疾通治　凡痢，一二日可下，五日后不可下，然弱者虽初不可下，实者虽久可下。痢初气未虚，导滞汤、立效散通利，未愈，随症调之。稍久及老人虚人不可轻下，胃虚故也。不甚滑脱，不可骤用粟壳等止涩之剂。通用香连丸、宁胃散。

内局**水煮木香膏**《宝鉴》　治一切诸痢。

罂粟壳^{蜜炒，三两}　缩砂　肉豆蔻^煨　乳香^{各七钱五分}　木香　丁香　诃子　藿香　当归　黄连　厚朴　陈皮　青皮　白芍药　甘草^{炙，各五钱}　枳实　干姜^{炮，各二钱五分}

上末，蜜和两作六丸，每一丸水一盏、枣一枚同煎至七分，去枣和滓空心温服。^{新增}此方若用于久痢虚脱，大孔如筒及虚泄可矣。用于暑毒里急后重、频数，则必毒留腹胀矣。

六神丸《宝鉴》　治诸痢要药。

黄连　木香　枳壳　赤茯苓　神曲^炒　麦芽^{炒，各等分}

上末，神曲糊丸如梧子，每五七十丸。赤痢，甘草汤下；白痢，干姜汤下；赤白痢，干姜甘草汤下。

大便秘结　火伏血中，耗散津液，甚则不通，然亦有肠冷而不通者，实者下之，虚者润之。以气血分之，昼则便难，气也，杏仁；夜则便难，血也，桃仁；老人虚人俱加陈皮。大小便不通，八正散^{小便亦可}。

通幽汤《宝鉴》　治幽门不通，大便难，宜以辛润之。

升麻　桃仁泥　当归身各一钱五分　生地黄　熟地黄各七分　炙甘草　红花各三分

水煎去滓，调槟榔细末五分服。

当归润燥汤　治血燥大便秘涩。

当归　大黄　熟地黄　桃仁　麻仁　生甘草各一钱　生地黄　升麻各七分　红花二分

上锉，先取七味作一贴，煎将至半，乃入麻仁、桃仁，煎至半，空心服。

四磨汤《宝鉴》　治气滞大便秘涩。

大槟榔　沉香　木香　乌药。

上四味等分，各浓磨水取七分盏，煎三五沸，微温服，空心。六磨汤治大便秘涩，有热者，四磨汤加大黄、枳壳，如上法浓磨汁服之。

苁沉丸《宝鉴》　治亡津液，大便常秘结。

肉苁蓉二两　沉香一两

上末，用麻仁汁打糊，丸如梧子，每七十丸空心米饮下。

半硫丸　治老人痰结，大便秘涩。

半夏姜制为末　硫黄研极细，以柳木槌杀过

上等分，姜汁浸蒸饼，丸如梧子，温酒或姜汤下五七十丸。

老人秘结　津液少也，不可用大黄，只服滋润之药，又槐花煎汤洗肛门，常食奶酪、血蚵①、脂麻汁。

疏风顺气丸《宝鉴》　治肠胃积热，二便燥涩，诸风秘、气秘皆治之，老人秘结尤宜。

---

①　蚵（kān 勘）：凝血也。此指猪、鸡、鸭等凝血。

大黄酒蒸，晒七次，五两　车前子炒，二两五钱　郁李仁　槟榔
麻子仁微炒　菟丝子酒制　牛膝酒洗　山药　山茱萸各二两　枳壳
防风　独活各一两

上末，蜜丸如梧子，每五七十丸，空心茶酒米饮下。

苏麻粥《宝鉴》　顺气滑大便，治老人、虚人风秘血秘，大便
艰涩，妇人产后便秘，皆宜服之。

苏子、麻子不拘多少，等分同捣烂，和水滤取汁，粳米末少
许，同煮作粥食之，久服尤佳。

三仁粥《宝鉴》　治大便秘结，老人，虚人皆可服。

桃仁　海松子仁各一合　郁李仁一钱

上同捣烂，和水滤取汁，入碎粳米少许煮粥，空心服。

润血饮新增　治法上同。

牛膝酒洗　肉苁蓉　当归各二钱　枳壳　郁李仁各一钱五分　升
麻酒炒，一钱　姜三片

水煎，空心服。

脾约症　胃强脾弱，津液但输膀胱，故尿数便难。

脾约丸《宝鉴》　治小便数、大便难。

大黄蒸，四两　枳实　厚朴　赤芍药各二两　麻子仁一两五钱
杏仁一两二钱五分

上末，蜜丸如梧子，空心温汤下五十丸。

罨脐法《宝鉴》　大小便不通。连根葱二茎，姜一块，豆豉三
七粒、盐二匙，同研作饼，烘热掩脐。田螺或蜗牛连壳捣烂，入
麝香少许贴脐，以手揉按。

导便法《宝鉴》　猪胆一个，倾去汁少许，入醋或油少许，在
内用竹管相接套入肛门，以手指捻之令汁入内。清酱、香油相和，

以竹管吹入肛门。炼蜜入皂角末少许，麝香为衣作饼子纳肛门。蜜三合入猪胆两枚煎如饴，入皂角末作钉入肛。

头

脉法 头痛、短涩，应须死；浮滑，风痰，必易除。阳脉弦者，头痛无疑。气虚头痛，虽弦必涩，痰厥则滑，肾厥坚实。头痛，左脉数，热也，脉涩，死血也；右脉实，痰积也，脉大，是久病。

头风 素有痰饮，或栉沐取凉，或当风，以致风入脑项，自颈以上耳目、口鼻、眉棱麻木，必欲绵裹，热郁也。头者，精明之府，风湿痰热郁，则不清爽。

消风散《宝鉴》 治诸风上攻头目，昏眩，鼻塞，耳鸣，皮肤麻痒，及妇人血风，头皮肿痒。

荆芥 甘草各一钱 人参 茯苓 白僵蚕 川芎 防风 藿香 蝉壳 羌活各五分 陈皮 厚朴各三分

入细茶一撮，煎服，或末每二钱，以茶清或温酒调下。

养血祛风汤《宝鉴》 治妇人头风，十居其半，每发必掉眩如立舟车之上，盖因肝虚风袭故也。

当归 川芎 生干地黄 防风 荆芥 羌活 细辛 藁本 石膏 蔓荆子 半夏 旋覆花 甘草各五分 姜三片 枣二枚

新增**羌活饮** 通治头风。

羌活 防风各一钱五分 川芎 白芷 藁本各一钱 或加柴胡、青皮。

眩晕有六 诸风掉眩，皆属肝，大抵上实下虚。实者，风火痰，虚者，气血虚。古人云：无痰不作眩，虽因风亦有痰。风晕，伤风眩晕，恶风自汗，或素有头风，而发风热，甚则呕吐，养血祛风汤。热晕，火热上攻，烦渴引饮，或暑月热盛，防风通圣散风门去麻黄、芒硝加菊花、人参、砂仁、寒水石。痰晕，痰盛呕吐，头重不举，眩而悸，是饮也，半夏白术天麻汤。气晕，七情气郁，痰迷心窍而眩，眉棱痛，眼不开，七气汤气门。虚晕，内伤气虚，补中益气汤内伤。失血多芎归汤妇人。老人每早起眩，须臾定，阳虚，黑锡丹寒门。肾虚气不归元，十全大补汤虚劳。湿晕，冒雨伤湿，鼻塞声重，芎术除眩汤。

清晕化痰汤《宝鉴》 治风火痰眩晕。

陈皮 半夏 白茯苓各一钱 枳实 白术各七分 川芎 黄芩 白芷 羌活 人参 南星 防风各五分 细辛 黄连 甘草各三分 姜三片

或末，姜汁打面糊丸，服之亦佳。

玉液汤《宝鉴》 治气郁生涎，眩晕怔悸，眉棱骨痛。

半夏姜制，四钱 姜十片

水煎，入沉香磨水，一呷服。

滋阴健脾汤《宝鉴》 治临事不宁，眩晕嘈杂，此心脾虚怯也。此治气血虚损，有痰饮作眩晕之仙剂。

白术一钱五分 陈皮盐水洗去白 半夏制 白茯苓各一钱 当归 白芍药 生干地黄各七分 人参 白茯神 麦门冬 远志制，各五分 川芎 甘草各三分 姜三片 枣二枚

正头痛 冲头痛，专案似脱，属太阳，是正头痛。六阳俱会头面，故有头痛。厥阴与督脉会巅，故有头巅痛，少阴头痛稀少，多主痰，甚者火也。诸经滞则头痛。头痛连眼，风痰上攻，白芷开之。头痛须用川芎，不愈各加引经药，太阳羌活，阳明白芷，

少阳柴胡，太阴苍术，少阴细辛，厥阴吴茱萸。炭熏头痛，萝卜汁或子研饮。卒痛如破，非冷非风，必膈痰，煮茗饮吐之。

川芎茶调散 <small>《宝鉴》</small> 治偏正头痛，及头风，鼻塞声重。

薄荷二两　川芎　荆芥穗各一两　羌活　白芷　甘草各五钱　防风　细辛各二钱五分

上末，每二钱，茶清调下食后，或锉取七钱作一贴，入茶少许煎服。偏头痛，取细末，以葱涎调贴两太阳穴，特效。

偏头痛　左属血虚，或火，或风热，朝轻夕重，二陈汤<small>痰饮</small>合四物汤<small>血门</small>加荆、防、薄荷、细辛、蔓荆、柴、芩。右属气虚，属痰，或郁滞，朝重夕轻，二陈汤加芎、芷、荆、防、薄荷、升麻。年久便燥，目赤，气郁血壅，大承气汤<small>寒门</small>。萝卜汁一蚬壳，注痛边鼻孔，左右俱痛，俱注。

清上蠲痛汤 <small>《保元》</small> 治一切头痛，不问左右偏正新久，皆效。

片芩酒炒，一钱五分　当归酒洗　川芎　白芷　羌活　独活　防风　苍术米泔浸　麦门冬各一钱　菊花　蔓荆子各五分　细辛　甘草各三分　生姜

头痛有九　风寒痛，振寒①，或偏痛，或正痛，芎芷香苏散<small>寒门</small>。湿热痛，心烦，病在膈中，防风通圣散<small>风门</small>。厥逆痛，大寒入脑，脑逆故头齿痛，甚则厥，羌活附子汤。痰厥痛，颊青黄，眩晕，目不开，身重欲吐，痛密无间，二陈汤<small>痰饮</small>加川芎、细辛、南星、苍术。气厥痛，气血虚也，两太阳穴痛，气虚，顺气和中汤；自鱼尾上攻，血虚，当归补血汤。热厥痛，烦热，虽天寒喜

---

① 振寒：发冷时全身颤动。出《素问·寒热病》。《证治准绳·杂病》："振寒，谓寒而颤振也。"

风寒，痛暂止略来，暖处复痛，清上泻火汤。湿厥痛，冒雨伤湿，头重眩，遇阴雨甚，芎术除眩汤。眉棱骨痛，痰也，二陈汤煎水吞青州白元子痰饮，芎辛导痰汤加川乌、白术。真头痛，脑尽痛入泥丸，手足寒，至节死。

羌活附子汤《宝鉴》 治大寒犯脑，令人脑痛，齿亦痛，名曰脑风。

麻黄　附子　防风　白芷　白僵蚕炒，各一钱　黄柏　羌活苍术各七分　黄芪　升麻　甘草炙，各五分

食后服。

半夏白术天麻汤《宝鉴》 治脾胃虚弱，痰厥头痛，其症头苦痛如裂，身重如山，四肢厥冷，呕吐眩晕，目不敢开，如在风云中。

半夏制　陈皮　麦芽炒，各一钱五分　白术　神曲炒，各一钱苍术　人参　黄芪　天麻　白茯苓　泽泻各五分　干姜三分　黄柏酒洗，二分　姜五片

芎辛导痰汤《宝鉴》 治痰厥头痛。

半夏二钱　川芎　细辛　南星炮　陈皮　赤茯苓各一钱　枳壳甘草各五分　姜七片

顺气和中汤《宝鉴》 治气虚头痛，宜升补阳气。

黄芪蜜炒，一钱五分　人参一钱　白术　当归　芍药　陈皮各五分　升麻　柴胡各三分　蔓荆子　川芎　细辛各二分

当归补血汤《宝鉴》 治血虚头痛。

生干地黄酒炒　白芍药　川芎　当归　片芩酒炒，各一钱　防风柴胡　蔓荆子各五分　荆芥　藁本各四分

清上泻火汤《宝鉴》 治热厥头痛。

柴胡一钱　羌活八分　酒黄芩　酒知母各七分　酒黄柏　炙甘
草　黄芪各五分　生地黄　酒黄连　藁本各四分　升麻　防风各三分
五厘　蔓荆子　当归身　苍术　细辛各三分　荆芥穗　川芎　甘草
各二分　酒红花一分

芎术除眩汤《宝鉴》　治感寒湿眩晕头极痛。

川芎二钱　白术　附子生各一钱　桂皮　甘草各五分　姜七片
枣二枚

选奇汤《宝鉴》　治眉棱骨痛不可忍。

羌活　防风　半夏制各二钱　酒片芩一钱五分　甘草一钱　姜
三片

面 诸阳之会，故耐寒，病专属胃，或风热乘之，面肿，或鼻紫、粉刺、
　　癜疹外症。面青属肝，赤属心，黄属脾，白属肺，黑属肾

面热面寒　面热者，胃热上熏，调胃承气汤寒门加黄连三钱、
犀角一钱服。面寒者，胃虚有寒湿，故不耐寒，附子理中汤寒门。
胃风者，食讫乘风凉所致，食不下，形瘦腹大，恶风头汗，膈不
通，右关弦而浮缓。搭腮肿，因风热或膏粱积热，升麻胃风汤、
荆防败毒散寒门。腮牙唇口俱肿，出血，清胃散《牙齿》加石膏，
或赤小豆末，鸡子清或醋调敷。

升麻黄连汤《宝鉴》　治面热。

升麻　干葛各一钱　白芷七分　白芍药　甘草各五分　黄连酒
炒，四分　犀角屑　川芎　荆芥穗　薄荷各三分

上锉，先用水半盏浸，川芎、荆芥、薄荷外都作一贴，水二
盏煎至一盏，入浸三味，再煎至七分，去滓，食后温服，忌酒面

五辛①。

升麻附子汤《宝鉴》 治面寒。

升麻 附子炮 葛根 白芷 黄芪蜜炒,各七分 人参 草豆
蔻 甘草炙,各五分 益智仁三分

入连须葱白三茎,食前服。

升麻葛根汤寒门乃阳明经主药也,加黄连、犀角、白芷、川
芎、荆芥、薄荷以治面热,加附子、白芷、黄芪、人参、草豆蔻、
益智仁以治面寒。盖面热、面寒皆本于胃故也。

升麻胃风汤《宝鉴》 治胃风面肿。

升麻二钱 甘草一钱五分 白芷一钱二分 当归 葛根 苍术各
一钱 麻黄不去节,五分 柴胡 藁本 羌活 黄柏 草豆蔻各三分
蔓荆子二分 姜三片 枣二枚

食后服。

犀角升麻汤《宝鉴》 治阳明胃经风热毒。

犀角一钱五分 升麻 羌活 防风各一钱 川芎 白附子 白
芷 黄芩 甘草各五分

食后、临卧各一服。

清上防风汤《宝鉴》 清上焦火,治头面生疮疖,风热毒。

防风一钱 连翘 白芷 桔梗各八分 酒炒片芩 川芎各七分
荆芥 栀子 黄连酒炒 枳壳 薄荷各五分 甘草三分

水煎,入竹沥五匙服。

---

① 五辛:指葱、蒜、辣椒、姜、萝卜。

眼 目属肝，分以言之。白属肺，黑属肝，上下睑属脾，内外眦属心，瞳人属肾。眼无寒病，有风热有虚

脉法 左寸洪数心火。关脉弦洪肝火。右寸关俱弦洪，肝挟相火，侮肺乘脾。眼见黑花肾虚，左尺沉数是也。

眼病形症 白轮赤，火乘肺。肉轮赤肿，火乘脾。黑水神光①被翳，火乘肝肾。赤脉贯目，火自甚。盖眼无火不病，治法清心凉肝，调血顺气。

内障 肝病也，翳在黑睛内，遮而昏暗，似不患之眼，惟瞳里有隐隐青白者，亦有无此者，当取三经之俞天柱、风府、太冲、通里。内障者，不疼痛无眵泪，如薄雾轻烟之状，日渐月增，脑脂下结于乌轮，属血少神劳肾虚，宜养血补水，安神丸。昏弱不欲视物，见黑花，瞳子散大，里病。久病昏暗，肾经真阴微也。目赤不明，服祛风散热药。反畏明，重听，脉虚大，此劳心，饮食失节，补中益气汤内伤加茯神、酸枣、山药、山茱萸、五味子，兼用十全大补汤虚劳。日晡两目紧涩不能视，元气下陷，补中益气汤。

壮水明目丸《保元》 治肾水枯竭，神光不足，眼目昏暗，此壮水之主，以制阳光。

熟地黄　山药　山茱萸酒蒸取肉，各一两二钱　白茯苓　当归　蔓荆子各一两　泽泻　牡丹皮各八钱　甘菊花　黄连　五味子　生地黄各五钱　川芎　柴胡各三钱

上细末，炼蜜丸如梧子，每服五十丸酒下。

① 黑水神光：指黑眼瞳仁。

滋肾明目汤《宝鉴》 治血少神劳，肾虚眼病。

当归 川芎 白芍药 生地黄 熟地黄各一钱 人参 桔梗 栀子 黄连 白芷 蔓荆子 甘菊 甘草各五分 细茶一撮 灯心一团

食后服。

羊肝丸《宝鉴》 治眼目诸疾，及障翳青盲。

黄连另为末，白羊子①肝一具去膜，砂盆内同研细，众手丸如梧子，空心温水下三十丸，连作五剂差，青羊肝尤佳。

《正传》羊肝丸治翳障青盲。

黄连一两 甘菊 防风 薄荷 荆芥 羌活 当归 川芎各三钱

上末，白羊肝一具蒸熟，同捣作丸服。

冲和养胃汤《宝鉴》 治内障眼，得之脾胃虚弱，心火与三焦俱盛上，为此疾。

黄芪 羌活各一钱 人参 白术 升麻 干葛 当归 甘草炙，各七分 柴胡 白芍药各五分 防风 白茯苓各三分 五味子二分 干姜一分

水煎至半，入黄芩、黄连各五分，再煎数沸去滓，温服食远②。

补肝散《宝鉴》 治圆翳在黑珠上，昏花。

柴胡一钱五分 白芍药一钱 熟地黄 白茯苓 甘菊 细辛 甘草各七分 柏子仁 防风各五分

---

① 白羊子：即"白羊仔"。
② 食远：指离食后时间较长。

家传养肝丸《保元》 治肝热不能视，眼花视涩，眦赤风泪，黑睛上有翳，宜服此药，补肝滋胆益肾，大有殊效。

生地黄酒浸　熟地黄酒蒸　肉苁蓉酒洗　枸杞子　防风　草决明炒　菊花　羌活　当归酒洗　蒺藜炒，各一两　羚羊角镑，另研　楮实子炒，各五钱　羊子肝小肝叶煮，焙干为末

上细末，炼蜜丸如梧子，每服五十丸，加至七十丸至百丸，早盐汤下，午茶下，临卧酒下。不饮酒人，当归汤下。

雀盲散《宝鉴》 治雀目，夜不见物。雄猪肝竹刀批开，纳夜明砂扎缚，煮米泔中至七分熟，取肝细嚼，以汁送下。治雀目，豶猪①肝煮熟，和夜明砂作丸服。

外障 肺病也，在睛外遮暗。凡赤脉从上下者，属太阳②主表，必眉棱骨痛，或脑项痛，或偏头痛，宜温之散之，选奇汤头门；从下上者，或从内眦出外者，属阳明主里多热，或便实宜下之寒之，泻青丸五脏，寒则羊肝元。外眦入内者，属少阳，主半表里，宜和解，神仙退云丸。

石决明散《宝鉴》 治肝热眼赤肿痛，忽生翳膜，或脾热睑内如鸡冠蚬肉，或蟹睛疼痛，或旋螺尖起。

石决明　草决明各一两　羌活　栀子　木贼　青葙子　赤芍药各五钱　大黄　荆芥各二钱五分

上末，每二钱，麦门冬汤下。

拨云散《宝鉴》 治风毒上攻，眼目昏暗，翳膜遮睛，痒痛多泪。

---

① 豶（fén 愤）猪：阉割过的猪。
② 太阳：经国堂本、秋水书屋本皆作"太阴"。

柴胡二两　羌活　防风　甘草各一两

上末，每二钱，薄荷汤或茶清调下，或锉取五钱，煎服。

洗肝明目汤《宝鉴》　治一切风热眼目赤肿疼痛。

当归尾　川芎　赤芍药　生地黄　黄连　黄芩　栀子　石膏
连翘　防风　荆芥　薄荷　羌活　蔓荆子　甘菊　白蒺藜　草决
明　桔梗　甘草各五分

食后服。

柴胡汤《宝鉴》　治肝火盛，目赤肿痛。

柴胡　赤芍药　川芎　当归　青皮　草龙胆　栀子　连翘各一
钱　甘草五分

食后服。

神仙退云丸《宝鉴》　治一切翳膜，内外障昏无睛者，服之累
效，真妙方也。

当归酒洗，一两五钱　川芎　木贼去节，童便浸，焙　密蒙花　荆
芥穗　地骨皮　白蒺藜　甘菊　羌活各一两　川椒炒，七钱五分　瓜
蒌根　枳实　蔓荆子　薄荷　草决明炒　甘草炙，各五钱　蛇蜕
蝉蜕　黄连各三钱

上末，蜜和两作十丸，茶清或汤饮化下一丸。

祛风清热散《保元》　治暴发眼肿如桃，并赤眼痛涩难开者。

当归尾　赤芍药　川芎　生地黄　黄连　黄芩　栀子　连翘
薄荷　防风　荆芥　羌活　桔梗　枳壳　白芷梢　甘草各等分　灯
草七根

食后服。

牛黄丸《宝鉴》 治小儿通睛①。

甘草二钱五分　犀角屑二钱　牛黄一钱　金银箔各五片

上末，蜜丸如绿豆，每七丸薄荷汤下。

洗眼汤俗方 治风热赤肿眵泪。

胆矾　白矾　当归　黄连　杏仁　防风　红花各三分

频频煎洗。

眼病诸症　风则肿软，热则肿硬。大眦努肉堆起，红者心热甚，小眦红丝血胀，心虚热。胞肿胶凝如桃，消风散头门。阳虚则眼楞紧急，倒睫拳毛之渐；阴虚则瞳子散大，迎风冷泪，风热相搏。被物撞打留瘀昏暗，黄连一两，寒水石、黄柏各五钱末，生地黄汁和作饼敷。精散，则视一为两，属肝肾虚，肾气丸五脏。烂弦风者，眼弦岁久赤烂，薄荷、荆芥、细辛末以火烧之，以碗涂些蜜覆烟上，取煤点眼。雀目者，日落即不见物，肝虚也，猪牛肝胲食之。蟹睛者，肝经积热，黑睛上突如蟹目，石决明散。小儿通睛者，欲观东则见西，若振掉头脑，则睛方转，肝受惊风。

珊瑚紫金膏《保元》　治远年近日内障，青盲云翳堆眵，火眼暴发，迎风冷泪，怕日羞明，肝肾虚邪等疾，点之悉愈。能治七十二种眼疾，能医二十年目不通明者，惟瞳人反背而惊散者不治。

白炉甘（石童便浸七日，用灰、火销，银砂锅内煅，投入童便内，共十日，晒干，细研末）　黄丹（滚水飞过三次，晒干细研为末）各一两　海螵蛸（微火炙过，细研）　乳香（光明者入砂锅，微火炒出烟，细研②）　没药（光明者，入砂锅内，微火

---

① 通睛：病证名。出《世医得效方》。又名斗鸡眼、斗睛。多见于小儿。

② 研：经国堂本作"末"。

炒去烟，细研） 白硼砂（明净者细研）各二钱 麝香（拣净，去皮，细研） 青盐（去泥土，细研）各五分 片脑（细研）三分

上，将前七味各研细称足，合一处入乳钵内，再研极细无声后入脑麝二味，再研极匀，将蜂蜜用绢袋滤过，熬蜜滴水成珠，夏老冬嫩，春秋酌老嫩之间，用蜜调药令稀稠得所，瓷器内封固，不可泄气，点眼则神效。

二百味花草膏《宝鉴》 治火眼及烂弦，风痒痛流泪。

羖羊胆一枚，以蜜满灌，入朱砂末少许，挂起阴干，每取一粒水和点眼，以蜜采百花、羊食百草，故以为名也。

汤泡散《宝鉴》 治风毒赤眼肿痛，花翳多泪。

黄连 赤芍药 当归各一钱

上锉，水煎，乘热熏洗，冷则再温洗，频洗最佳，雪水煎之尤妙。凡眼目之病，皆以血脉凝滞使然，故行血药合黄连治之，血得热即行，故乘热洗之神效。

一方：当归 赤芍药 黄连 防风 杏仁各五钱 薄荷三钱铜绿二钱

上锉取三钱，水煎沸，乘热先熏后洗，冷则再温洗之。.

五行汤《宝鉴》 洗暴赤眼，及时行眼疾肿痛。

黄柏一味为末，以湿纸包裹，黄泥固济，火煨，候干取出，每用一弹子大，绵包浸一盏水内，饭上蒸熟，乘热熏洗极妙，此方有金木水火土制过，故名为五行汤。

枫膏俗方 治烂弦，赤肿流泪。枫叶多取，浓煎汁去渣熬成膏，取以点眼，又枫叶细切和烧酒蒸，绞取汁点眼亦效。

不能远视不能近视 能远视不能近视，阳盛阴虚，乃血虚

气盛，气盛者火盛，六味地黄丸五脏加牡蛎。能近视不能远视，阳虚阴盛，乃气虚血盛，血盛则阴火盛也，气虚则元气衰也，此老人桑榆之象也。能近视责其有水，不能远视责其无火，定志丸神门。

眼病表里虚实 目得血而能视，然血亦有太过不及，太过则壅而发痛，不及则竭而不明。在府为表，除风散热；在脏为里，养血安神。不过虚实二者，凡暴失明昏涩，翳膜眵泪肿痛，肝经风热之甚，皆表也；昏花羞明，内障瞳散，肾经真阴之微，皆里也。实则散风热，虚则滋真阴，虚实相因则兼乎散热滋阴，老人多不足，少年多太过。

耳 肾之窍，肾和则闻五音，肺贯耳亦听声，若劳伤气血，兼受风邪，损肾精脱，耳鸣而聋

脉法 迟濡肾虚，浮大为风，洪实为热，细涩为虚。左寸洪数，心火上炎；两尺洪数，相火上冲。脉大者生，沉细难治。

耳鸣 凡嗜欲劳役，或年衰大病余，水涸火炎，耳痒耳鸣，渐至聋。惟气闭者，多不鸣便聋。肾虚微鸣，六味地黄丸五脏，以全蝎四十九枚炒末，每二钱 酒调吞百丸，或滋肾丸小便。痰火鸣甚，当归龙荟丸五脏；风热鸣，防风通圣散风门。

芎芷散《宝鉴》 治风入耳，虚鸣。

川芎一钱五分 白芷 苍术 陈皮 细辛 石菖蒲 厚朴 半夏 木通 紫苏叶 辣桂 甘草各七分 姜三片 连须葱白二茎

通明利气汤《宝鉴》 治虚火、痰气郁于耳中，或闭或鸣，痰火炽盛，痞满烦躁。

贝母一钱二分 陈皮一钱 黄连 黄芩并酒浸，猪胆汁拌炒 黄柏

酒炒　栀子炒　玄参酒洗,各七分　苍术盐水炒　白术　香附子便炒

生干地黄姜汁炒　槟榔各五分　川芎四分　木香二分五厘　甘草二分

姜三片

　　水煎,入竹沥五匙服。

　　耳聋诸症　聋皆属热,然肾肺所系,治必调气开郁。新聋多热,散风热、开痰郁;旧聋多虚,滋补兼通窍。左聋,忿怒动痰火,多妇人,当归龙荟丸五脏。右聋,色欲动相火,多男子,六味地黄丸五脏。左右聋,厚味动胃火,酒制通圣散风门,盖忿怒为多。风聋耳痒,或头痛风热,酒制通圣散。风虚,芎芷散。湿聋,水入耳肿,五苓散寒门加陈皮、枳壳、紫苏、生姜。气聋,脏气厥逆必眩晕,实人因怒,当归龙荟丸。虚人因思,辰砂妙香散神门。忧滞,流气饮子气门加菖蒲。虚聋阴虚,四物汤血门加知母、黄柏、菖蒲、远志,或肾气丸五脏加磁石、破故纸、菟丝子、黄柏。阳虚,八味丸五脏。劳聋,颊黑耳焦尘垢,因房脱精,人参养荣汤虚劳加知母、黄柏。劳力脱气,补中益气汤内伤加菖蒲。有火加知母、黄柏、茯苓。卒聋,肾虚风搏经络,邪正相搏,芎芷散、清神散,又甘遂末作丸塞耳内,服单甘草汤。

　　磁石羊肾丸《宝鉴》　治诸般耳聋,补虚开窍,行郁散风去湿。

　　磁石三两（煅,再用葱白、木通各三两锉,同水煮一伏时,取石研,水飞二两）　熟地黄二两,石菖蒲一两五钱　川芎　白术　川椒　大枣肉　防风　白茯苓　细辛　山药　远志　川乌　木香　当归　鹿茸　菟丝子　黄芪各一两　官桂六钱五分

　　上末,羊肾两对酒煮烂,和酒糊丸如梧子,空心温酒或盐汤下五十丸。

　　滋阴地黄汤《宝鉴》　治色欲动相火,致右耳聋。

熟地黄一钱五分　山药　山茱萸　当归　川芎　白芍药各八分
牡丹皮　泽泻　白茯苓　石菖蒲　远志　知母　黄柏并盐酒炒，各六分

煎服，空心，亦治大病后耳聋。

姜蝎散《宝鉴》　治耳聋，因肾虚所致，十年内者，一服愈。

全蝎四十九个去梢洗焙（去风热），生姜切片如蝎大，四十九片（开痰）

上二味银石器内炒干为细末，向夕勿食，夜卧酒调作一服，至二更以来，徐徐尽量饮，五更耳中闻百十攒笙响，自此闻声。

清神散《宝鉴》　治风气壅耳，常重听，头目不清。

白僵蚕　甘菊各一两　羌活　荆芥　木通　川芎　香附子　防风各五钱　石菖蒲　甘草各二钱五分

上末，每二钱，食后茶清下，或煎服亦可。

聤耳脓耳　聤耳者，原有津，风热搏之，结核暴聋。外用猪脂、地龙、锅底煤等分，葱汁丸枣核大，绵裹入耳，令润挑去。脓耳者，风热上壅不散，肿痛流脓，频拭去脓，人发烧灰，每少许吹入耳中。

蔓荆子散《宝鉴》　治肾经有风热，耳中热痛出脓汁，或鸣或聋。

蔓荆子　赤茯苓　甘菊　前胡　生地黄　麦门冬　桑白皮赤芍药　木通　升麻　甘草各七分　姜三片　枣二枚

荆芥连翘汤《宝鉴》　治两耳肿痛，由肾经有风热。

荆芥　连翘　防风　当归　川芎　白芍药　柴胡　枳壳　黄芩　栀子　白芷　桔梗各七分　甘草五分

红绵散《宝鉴》　治脓耳。

枯白矾　海螵蛸各一钱　干胭脂五分　麝香一字①

上研匀，先以绵缠子拭去耳中脓水尽，却以纸捻蘸药糁入耳中即干。

透铁关法《宝鉴》　治耳聋。好活磁石二块锉如枣核大，搽麝香少许于磁石尖上，塞两耳窍中，口内嚙生铁一块，候一时，两耳气透，飒飒有声为度，勤用三五次即愈。

诸虫入耳　锄器近耳叩自出。桃叶熟挼塞耳。醋及韭、葱、姜等汁，香油、鸡冠血、猪脂、牛乳、牛脂，随得灌之。猪肉或牛肉炙令香，安耳孔。耳中有物不出，弓弦或麻绳打令头散，涂好胶入耳，徐徐粘出。虫与物入耳，以竹管或葱管吸出。

鼻肺之窍，知香臭者心，心肺和，知香臭，病则不利

脉法　右寸洪数，鼻衄、鼻齇。左寸浮缓，伤风鼻涕。

鼻渊鼻鼽　鼻渊者，胆移热于脑，为浊涕而久不已，必衄血，瞑目，防风通圣散风门加黄连、薄荷。热盛，金沸草散咳嗽倍黄芩。肺风，消风散头门加发灰。外用苍耳根茎苗子烧灰，醋调涂鼻内。鼻鼽者，伤风清涕，一云属肺寒，二陈汤痰饮加芎、归、细辛、白芷、防风、羌活、桔梗、薄荷、生姜。老人，独头蒜四五个，捣烂贴脚心，用纸贴之自止。渊鼽等症，初则疏风降火，久则养血补肾，鼻疮鼻痔亦宜。

荆芥连翘汤《宝鉴》　治鼻渊。

荆芥　柴胡　川芎　当归　生地黄　赤芍药　白芷　防风薄荷　栀子　黄芩　桔梗　连翘各五分　甘草三分

---

① 字：古代重量单位，大多用于散剂。

细辛膏《宝鉴》 治鼻塞、脑冷、清涕不止。

猪油六两 桂心一两 细辛 川椒 干姜 川芎 吴茱萸 附子各七钱五分 皂角屑五钱

上煎猪油成膏，先一宿以苦酒浸前药，取入油煎附子黄色止，以绵裹塞鼻孔中。

鼻塞鼻痛 鼻塞者，寒伤皮毛，火菀清道，则不知香臭，新者偶感风寒，参苏饮寒门。久则略感风寒，鼻塞干燥，清金降火消痰，外用石菖蒲、皂角等末，绵裹塞鼻。久不愈，必肺胃清气下陷，补中益气汤内伤或加麦门冬、山栀。鼻痛，因风邪，藿香正气散寒门；因痰火，二陈汤痰饮加片芩、栀子、桔梗、麦门冬。

荜澄茄丸《宝鉴》 治鼻塞不通。

薄荷叶三钱 荆芥穗一钱五分 荜澄茄五分

上末，蜜丸如樱桃，常含化。

丽泽通气汤《宝鉴》 治鼻不闻香臭，此肺经有风热也。

黄芪一钱 苍术 羌活 独活 防风 升麻 葛根各七分 甘草炙五分 麻黄 川椒 白芷各三分 姜三片 枣二枚 葱白三寸

鼻痔鼻疮 鼻痔者，瘜肉塞鼻，轻为鼻疮，重为鼻痔，甚为鼻齆①，皆肺热，防风通圣散风门加三棱、海藻末调服；或泻白散五脏，外用白矾末，加硇砂少许吹鼻。食积热痰生痔，南星、半夏、苍术、神曲、细辛、白芷、甘草、酒炒芩连煎服，或单苍耳叶蜜丸内服外敷。鼻疮，外用杏仁油和盐涂之，或青黛、杏仁、槐花研涂。

辛夷膏《宝鉴》 治鼻中瘜肉，窒塞疼痛。

① 齆（wèng 瓮）：因鼻孔堵塞而发音不清。

辛夷二两　细辛　木通　木香　白芷　杏仁各五钱

上以羊髓、猪脂二两和药于石器内，慢火熬成膏，取赤黄色放冷，入龙脑、麝香各一钱为丸，绵裹。塞鼻中，数日脱落即愈。小儿鼻流清涕，取此贴囟门，又涂鼻中。

瓜矾散《宝鉴》　去鼻痔。

瓜蒂四钱　甘遂一钱　枯白矾　螺壳灰　草乌尖各五分

上末，麻油调丸如鼻孔大，每日一次，以药纳鼻内，令达痔肉上，其痔化为水，肉皆烂下即愈。

黄芩汤《宝鉴》　治肺火盛，鼻孔干燥，或生疮肿痛。

片芩酒炒　栀子　连皮酒炒　桔梗　赤芍药　桑白皮　麦门冬　荆芥穗　薄荷　连翘各一钱　甘草三分

鼻齇　准头红也，甚则紫黑，因饮酒血热入肺，郁久则血凝浊而赤，或不饮酒者，乃肺风血热也。

清血四物汤《宝鉴》　治酒齇。

川芎　当归　赤芍药　生地黄　片芩酒炒　红花酒焙　赤茯苓　陈皮各一钱　生甘草五分　姜二片

煎水，调五灵脂末一钱，食后服。

硫黄散《宝鉴》　治鼻齇。

生硫黄五钱　杏仁二钱五分　轻粉一钱

上末，酒调，临卧涂之，明早洗去。

口舌心脾脉系舌而主口唇，诸经皆会于口而知五味，心热舌破生疮，肝壅出血，脾闭白胎，治法见伤寒

脉法　口舌生疮，脉洪疾速，若见脉虚，中气不足。左寸洪数心热，右寸浮数肺热，左关弦数胆虚，或洪实则肝热，右关沉

实脾热，洪数则口疮，或为重舌木舌。

口舌主五味 肝热口酸，心热口苦生疮，凉膈散火门，单黄连煎服，肝移热于胆口苦，谋虑不决，小柴胡汤寒门，加麦门冬、酸枣仁、地骨皮、远志，甚者肾气丸五脏。脾热口甘或臭，泻黄散五脏。肺热口辛，甘桔汤咽喉、泻白散五脏。肾热口咸，滋肾丸小便。盖热胜则苦，寒胜则咸，宿食则酸，烦躁则涩，疸则甘，劳郁则臭，肾虚口有味，胃虚淡而无味。虚火口臭，川芎、白芷等末蜜丸，临卧嚼化。产后舌出口不收，朱砂敷之，以瓦盆堕地作声。

口糜 口疮糜烂。膀胱移热于小肠，溺涩，虚热，口疮，柴胡、地骨皮等分煎服，甚加芒硝、大黄；热盛，便闭，脐痛，喘急，口疮，泻白汤六腑；脏腑积热，凉膈散火门；虚火口疮，凉药不效，理中汤寒门，甚加附子，补中益气汤内伤加麦门冬、五味子；阴虚，四物汤血门加知母、黄柏；虚火泛上，甘草、干姜末细嚼嚼之；唇肿唇疮，薏苡仁汤，白荷花贴之，蓝汁洗之即差。

移热汤《宝鉴》 治口糜。心胃壅热，口疮糜烂，导赤散六腑合四苓散寒门各等分煎服。《内经》曰：膀胱移热于小肠，上为口糜，好饮酒人多有此疾。

回春凉膈散《宝鉴》 治三焦火盛，口舌生疮。

连翘一钱二分 黄芩 栀子 桔梗 黄连 薄荷 当归 生地黄 枳壳 赤芍药 甘草各七分

黑参丸《宝鉴》 治口舌生疮，连年不愈。

玄参 天门冬 麦门冬

上等分末，蜜丸如弹子，每嚼化一丸。

薏苡仁汤《宝鉴》 治风肿在脾，唇口眴动。

薏苡仁 防己 赤小豆炒 甘草炙，各一钱五分

茧唇 口唇紧小，不能开合，不急治则死。实者，泻黄散_{五脏}；肿者，薏苡仁汤。外用青皮烧灰，猪脂调搽，仍以青皮灰末一钱，酒调服。乱发、露蜂房、六畜毛、蛇蜕皮、蛴螬烧灰，猪脂调傅。

舌肿 肿硬满不软，名木舌，心脾热壅也，不急治杀人。百草霜、芒硝、滑石末酒调傅，或百草霜、白盐等末水调涂，针刺舌尖或两傍，出血泄毒。

黄连汤《宝鉴》 治心火，舌上生疮，或舌上肿、燥裂，或舌尖出血，或舌硬。

黄连酒炒 栀子炒 生地黄酒洗 麦门冬 当归酒洗 赤芍药各一钱 犀角 薄荷 甘草各五分

清胃泻火汤《回春》 治上焦实热，心胃二经之火，作口舌生疮肿痛者，并咽喉、牙齿、耳面肿痛皆效。

连翘 桔梗 黄连 黄芩 栀子 玄参 升麻 生地黄各一钱 干葛七分 薄荷五分 甘草三分

水煎，频频温服。

重舌 舌根下生形如舌而小，口不能声，饮食不通，心脾热盛也。蒲黄末频糁调竹沥妙，黄连煎汤频呷，或黄柏末、竹沥调涂，或百草霜、焰硝、滑石末酒调傅，针刺舌下两傍去恶血，勿刺中脉。

青黛散《宝鉴》 治重舌。

黄连 黄柏各三钱 青黛 马牙硝 朱砂各六分 雄黄 牛黄 硼砂各三分 龙脑一分

上末，先以薄荷汁拭口中，以药末糁之，咽疮肿亦佳。

龙石散《宝鉴》 治口舌生疮，咽嗌肿塞。

寒水石三两　朱砂二钱五分　片脑二分。

上末，掺患处，日三五次。

加味龙石散新增　治牙疳。

乳香　没药　麝香　朱砂石　雄黄　寒水石　白矾　龙脑各
等分

为末掺之，日三五次。

牙齿骨之余属肾，肾衰则齿豁，精盛则坚，虚则动。齿根
日龈，上龈属胃，喜寒恶热，下龈属大肠，喜热恶寒。
热痛怕冷水，冷痛怕热水，风痛不怕冷热

脉法　齿痛肾虚，尺濡而大火炎，尺洪疏摇豁坏，右寸关数
或洪而弦，此属肠胃风热多涎。

牙齿痛有七　盖因胃热，上出牙龈，被风冷所菀，热不外
达而痛也。寒是标，外用辛温擦漱，热是本，内服辛凉散热。风
热痛者，外风与内热相搏，龈肿痛脓臭，犀角升麻汤面门、荆芥汤
含漱。但风牙痛，因内风袭外风，吸风则痛甚，消风散头门。风冷
痛，齿龈不肿，蛀渐摇，温风散含漱。热痛肠胃积热，齿龈肿烂
臭秽，凉膈散火门、败毒散寒门加荆芥、防风、升麻、石膏、清胃
散。虚热肿痛口疮，柴胡、地骨皮等分，薄荷煎漱或服。寒痛客
寒犯脑，头连齿痛，羌活附子汤头门、白芷汤。毒痰痛，痰热攻
注，痰盛咳唾，二陈汤痰饮加细辛、枳壳、姜、枣、乌梅煎服，姜
黄、荜茇等煎候温浸舌。瘀血痛，风热攻龈，血出瘀滞，掣痛钻
刺，犀角地黄汤血门，又取五灵脂醋煎汁含咽。齿龋久不愈，桃仁
承气汤寒门，蜜丸服。虫蚀痛，饮食不漱腐臭，淹久齿龈有孔，疳

蠹亦此类，必杀虫痛止。啄木鸟舌痛，齿咬之。龈宣①齿摇肾虚，八味丸五脏、三味安肾丸虚劳。固齿，羊胫骨灰二钱、当归、白芷、皂角、青盐各一钱，为末擦牙。新增龙脑、朱砂等分为末，擦牙神效，名龙朱散。

细辛汤《宝鉴》 治肾虚热，上片牙痛。

细辛一钱五分 蔓荆子 鼠粘子各一钱 升麻 黄连 防己各七分 黄柏 知母并酒炒，各五分 薄荷三分 荜茇一分

白芷汤《宝鉴》 治大肠虚热，下片牙痛。

防风 荆芥 连翘 白芷 薄荷 赤芍药 石膏各一钱

温风散《宝鉴》 治风冷齿痛。

当归 川芎 细辛 白芷 荜茇 藁本 露蜂房各一钱

煎服，仍含漱吐之。

清胃散《宝鉴》 治胃热。上下齿痛，牵引头脑，满面发热，其痛喜冷恶热。

升麻二钱 牡丹皮一钱五分 当归 生地黄 黄连各一钱

水煎，微冷服。

定痛散《宝鉴》 治虫牙痛。

当归 生地黄 细辛 干姜 白芷 连翘 苦参 黄连 川椒 桔梗 乌梅 甘草各一钱

水煎，噙漱后咽下。

固齿散《宝鉴》 大鼠一个，去肉取骨 川椒炒 乳香各二两 香附子炒 白蒺藜炒 青盐各一两

---

① 龈宣：是指以龈肉萎缩，牙根宣露，牙齿松动，经常渗出血液或脓液为特征的病证。

为末，每日擦牙，永无齿病。

香椒散《宝鉴》 治冷症齿痛。

香附子　川椒　破故纸各二钱　荜茇一钱

上末，入炒盐二钱擦牙。

荆芥汤《宝鉴》 治风热齿痛。

荆芥　薄荷　升麻　细辛各三钱

为末，每二钱，沸汤点含漱吐之。

椒盐散《宝鉴》 治虫牙痛。

川椒　白盐　露蜂房各一钱　葱白三茎

煎水，热漱冷吐。

齿壅 龈间努肉渐长。生地黄汁一盏，皂角火炙淬，地黄汁再炙又淬，汁尽为度，晒末敷之，又朴硝末敷之。牙齿渐长，难于饮食，盖液溢也，白术末和水服，又煎灌漱。齘齿者，睡中齿相磨有声，取患人卧席下尘纳口，勿令知之，即差。

去痛齿不犯手方 川椒　细辛各一两　草乌　荜茇各五钱

为末，每少许揩，痛齿自落。陈石灰纳雁胆内，阴干为末，少许点牙根上即落，切忌坠入口中。

咽喉咽者，胃系通地以咽物。喉者，肺系通天以候气。

会厌管于咽喉上，司开阖

脉法 两寸洪溢，上盛下虚，尺微伏死，尺实滑生。

咽喉病皆属火 肝胆、心包、三焦皆有相火，火为本，痰为标也。君火势缓为疼为肿，相火势速肿甚为痹，不通而痰塞以死矣。虽有数种之名，轻重之异，乃火之微甚故也。轻者缓治，急者用针出血，不急治杀人。新增形乐志苦，病生于咽，归脾汤神门主之。去人参、木香，加黄连（酒炒）、青皮，或加山栀。

单乳蛾、双乳蛾、喉痹 会厌一边肿，谓单蛾风，难治；会厌两傍肿，谓双蛾风，易治。通谓喉痹，皆相火冲逆，盖关上易治，关下难治。实火，凉膈散火门加黄连、荆芥、石膏、防风通圣散风门。虚火，四物汤血门加桔梗、荆芥、知母、黄柏。痰盛者，千缗汤咳嗽，通用甘桔汤。

内局**牛黄凉膈丸**《宝鉴》 治咽肿、口舌疮、颔颊肿，热痰壅。

马牙硝　寒水石煅　石膏煅，各二两　甘草爁①，一两　牛胆南星七钱五分　紫石英煅水飞，五钱　牛黄　龙脑　麝香各二钱五分

上末，蜜和，两作三十丸，每一丸薄荷汤嚼下。

内局**龙脑膏**《宝鉴》 治喉痹肿痛。

薄荷叶一斤　甘草三两　防风　川芎　桔梗各二两　焰硝一两白豆蔻三十粒　缩砂五粒　片脑一钱

上末，蜜丸如弹子，嚼化咽下。

吹喉散《宝鉴》 治悬雍下垂肿痛，及一切咽喉疾。

胆矾　白矾　焰硝　片脑　山豆根　辰砂　鸡内金焙

为极细末，以竹管吹少许入喉中即效。

清凉散《宝鉴》 治实火，咽喉肿痛。

桔梗一钱五分　栀子　连翘　黄芩　防风　枳壳　黄连　当归生地黄　甘草各七分　薄荷　白芷各三分

上锉作一贴，灯心一团，细茶一撮。

加味四物汤《宝鉴》 治虚火喉痹、喉痛、喉疮，最能降火。

桔梗　甘草各一钱五分　熟地黄　白芍药各七分　当归　川芎

---

① 爁（làn 烂）：烤炙。

济众新编

一四六

黄柏蜜水炒　天花粉　知母各五分

水煎，入竹沥一盅服。

急喉痹缠喉风　急喉痹者，疮发咽嗌，缓治则咽塞而死，速针出血，或好醋噙漱吐痰妙。药不下以曲竹管灌药。喉闭危急，以纸染色巴豆油作捻子，点灯吹灭，以烟熏鼻，流涎自开。皂角、白矾、黄连等分，瓦上焙末，吹喉。缠喉风者，忽然肿痛、气促、厥冷，顷刻不治，治同急喉痹。时行咽痛，以大蛤水，细细咽下尤佳。

一字散《宝鉴》　治急喉、缠喉风，咽喉堵塞，水谷不下，牙关紧急，不省人事。

猪牙皂角七钱　雄黄二钱　生白矾　藜芦各一钱　蝎梢七枚

上末，每一字吹入鼻，吐痰。

夺命散《宝鉴》　治急喉闭。

枯白矾　白僵蚕炒　硼砂　皂角各等分

上末，吹少许入喉中，痰出即差。

悬雍垂　悬雍者，声音之关，伏热上冲悬雍，长而垂肿，谓帝盅风，此症及肾，伤寒咽痛，忌针，蛇床子瓶中烧烟吸入。

盐矾散《宝鉴》　治悬雍垂长，咽喉妨闷。

盐花　白矾枯

上末，以筋头蘸药涂其上，即差。

硼砂散《宝鉴》　治悬雍肿痛垂长。

硼砂　马牙硝　滑石　寒水石各五钱　龙脑　白矾各三钱

上细末，新水调五分服。

咽喉痛　风客咽喉，气郁，干枯常如毛刺者，风燥，荆防败毒散寒门加薄荷、黄芩、半夏，倍桔梗，入生姜。大蛤壳内水，徐徐咽吞。

内局**加减薄荷煎丸**《宝鉴》 治风热，咽喉肿痛。

薄荷叶八两 桔梗二两 防风 川芎 白豆蔻各一两 缩砂甘草各五钱 龙脑五分

上末，蜜和两作三十九丸，每一丸常含化咽之。

内局**薄荷煎丸**《医林》 消风热，化痰涎，利咽膈，清头目，及治鼻衄、大小便出血。

薄荷一斤，取叶 桔梗五两 甘草炙，四两 防风 川芎各三两 砂仁五钱

上细末，蜜丸，两作三十丸，每一丸，细嚼，茶酒任下。内局又有白豆蔻。

必用方甘桔汤《宝鉴》 治风热，咽喉肿痛，或喉痹，神效。

桔梗二钱 甘草 荆芥 防风 黄芩 薄荷各一钱

水煎徐徐服。加玄参一钱尤妙。

清火补阴汤《宝鉴》 治虚火上升，喉痛、喉闭，或生疮。

玄参二钱 白芍药 熟地黄各一钱 当归 川芎 黄柏童便炒 知母生 天花粉 甘草各七分

水煎，入竹沥三匙温服。喉干燥痛，四物汤血门加桔梗、荆芥、黄柏、知母，煎服立已。

甘桔汤《宝鉴》 治少阴客寒，咽痛。

桔梗三两 甘草一两

上五钱，水煎徐徐服。加鼠粘子、竹茹各一钱，治咽痛尤妙。

咽喉疮 胃脘实热熏炙，为白头赤根，发声散。虚火生疮，

清火补阴汤。凡咽疮勿用生姜，辛辣反甚，故也。

牛蒡子汤《宝鉴》 治咽喉肿痛，牙关紧急，或生疮痈，或愈后复攻胸胁，气促身热，不能坐卧。

牛蒡子二钱 玄参 犀角 升麻 黄芩 木通 桔梗 甘草各一钱

食后服。

发声散《宝鉴》 治咽痛生疮妨闷。

黄瓜蒌大者一个 桔梗七钱五分 白僵蚕炒，五钱 甘草炒，二钱

上末，每取少许干糁。如咽喉肿痛，左右有红，或一边红紫长大，此药加朴硝一钱，和匀糁之。如喉中有小白头疮，前药入白矾末五分和糁。

喉痹失音 咽疮失音，或服凉药失音，秘传降气汤气门，或加黄芩去陈皮。风寒失音，甘桔汤加诃子、木通、生地黄汁。虚损咽疮失音者死参看声音门。

荆芥汤《宝鉴》 治咽喉肿痛，语声不出，咽之甚妙。

桔梗二两 甘草一两 荆芥穗五钱

上粗末，每取四钱，姜三片，水煎呷服。

鱼骨鲠、兽骨鲠 凡治鲠，皆以类推，如发灰治发鲠之类也。鲤鱼鳞皮烧灰水服，诸鱼胆皆下鱼骨鲠，腊月收者佳，酒化服，硼砂噙化，贯众浓煎服。鱼骨在腹刺痛，吴茱萸煎服，海獭、水獭皮煎饮，白饴糖噙咽，若噎即出。兽骨在咽，象牙磨水服，狗涎徐咽，鸡足一对，烧灰水调服，虎骨末水调服。鸡骨鱼骨鲠，白梅肉槌成大丸子绵裹，用线穿在其内，冷茶送下，扯住线头在手，一呕即出。

引鲠法《宝鉴》 鲠在咽不下，聚牛筋溃之，索紧令大如弹丸，

持筋端吞之，候至鲠处徐徐引之，鲠着筋自出。棉絮一小块，蜜煮用如上法；薤白或韭白令柔，以绳系中，吞之到鲠处引之，弓弦搋令头散，吞引即出。

误吞诸物 误吞金银，取水银服之消。误吞金银及铜钱，缩砂煎饮，又坚炭末米饮调服。多食胡桃铜自烂。误吞钱及环，或钗，或竹木，饴糖多食便出，小儿煮葵汁冷饮，根、叶子同功。误吞针，磁石磨光攒窍丝穿，令含，针自出。误吞铜铁等物，多食猪羊肉肥脂、葵菜。误吞桃李，哽喉不下，狗头煮汤摩头上差。误吞发，绕喉不出，乱发灰一钱水调服，又旧木油梳烧末，酒调服。误吞稻麦芒，在咽不下肿刺，谓谷贼，乃急取鹅涎灌之，甚妙。

误吞诸虫 误吞蜈蚣在咽喉，食生猪血，更灌清油，蜈蚣滚在血中即吐出，继以雄黄末水调服解毒，却以四物汤血门加黄芪调补。误吞水蛭入腹，痛不可忍，田中泥作丸如樱桃，一丸白水下即下；或食蜜化为水，却以四物汤加黄芪调补。

卷之四

颈　项

项强　前颈后项，肾与膀胱为表里，太阳感风湿，头项强痛、口噤、身腰反张，为痓病，北人以毛裹头，南人以帛护项。

回首散《宝鉴》　治头项强急、筋急，或挫枕转项不得者，乌药顺气散风门加羌活、独活、木瓜。

羌活胜湿汤《宝鉴》　治太阳经中寒湿，项强或似拔，不得回顾。

羌活　独活各二钱　藁本　防风　甘草各一钱　川芎　蔓荆子各五分

背

脉法　肾脉缓甚，为折脊，浮大而无力，阳虚，背恶寒。

背寒　内伏寒痰，则背寒如掌大，导痰汤痰饮合苏子降气汤气门服之。有寒有热，伤寒少阴症，口中和，阳明症，口中干燥，此寒热之辨。

背痛　肺病①，则喘咳逆气，肩背痛、汗出。肾病，则肩背、颈项痛。脊骨胛、眼痛，苍术复煎散湿门；臀尖痛者，阴虚、膀胱有火，四物汤血门加知母、黄柏、桂少许；有痰，合二陈汤痰饮加泽泻、前胡、木香；痛甚，加乳香、没药。

---

① 病：经国堂本、秋水书屋本皆作"痛"。

通气防风汤《宝鉴》 治太阳经中寒湿，肩背痛不可回顾。又云：肩背痛乃风热乘肺，肺气郁甚也。

黄芪 升麻 柴胡各一钱 防风 羌活 陈皮 人参 甘草各五分 青皮三分 白豆蔻 黄柏各二分

三合汤《宝鉴》 治背心一点痛，乌药顺气散风门合二陈汤痰饮、香苏散寒门，加羌活、苍术。

胸膈心肺之分野。俗称心痛，非真心痛，乃胃脘当心痛，或脾连心痛，或阳虚阴厥，亦令心下痛，久者心之别络为风冷热所乘痛，故成疹不死。真心痛者，大寒或污血冲心，手足青至节痛甚，死不治

脉法 胸痹痛，寸口脉沉迟，关上紧数。心腹痛，脉沉细宜，浮大弦长，命必殂。

心痛 因伤思虑也；脾胃连心痛，因伤食与痰也，殊分新久初病。身受寒气，口食冷物，当温散扶阳助胃汤；稍久则寒郁成热，或因七情者是火，以栀子为热药向导，清郁散。诸痛脉必伏，多用温药附子之类。大忌参、术，闭气愈痛。

手拈散《宝鉴》 治九种心痛及心脾痛，极验。诗曰：草果玄胡索，灵脂并没药，酒调三二钱，一似手拈却。

诸种心痛 虫痛，痛止能食，时作时止，呕涎或清水，上下攻刺，面白唇红，楝陈汤虫门。疰痛，猝感恶忤尸疰，昏倒口噤不省，苏合香丸气门、备急丸救急。风痛，伤冷，或肝胜心引两胁，分心气饮气门。悸痛，因七情怔忡惊悸，加味四七汤神门、四七汤、七气汤、正气天香汤并气。食痛，因食生冷或过食，行气香苏散、平胃散六腑、香砂养胃汤。饮痛，伤水，饮聚痰涎，痛如刺，芎夏

汤痰饮、五苓散寒门。冷痛，形寒饮冷，当风取凉，或肾胜心，心悬若饥，泄痢下重，五积散寒门。热痛，积热攻心，暑毒入心，面目赤黄，烦热便坚，连附六一汤，大承气汤，小柴胡汤并寒去人参、甘草，加枳壳、赤芍药、栀子各一钱。去来痛，或作或止，久不愈，神仙九气汤气门。心脾痛，心下急痛如针刺，手拈散、复元通气散气门。肾心痛，心痛引背，善瘛，如从后触心，伛偻，肾传心，筋脉相引，心下急痛，下重苦泄，寒中，神保丸气门、蟠葱散前阴。七情中，六情令心气郁结，惟喜则气散，能止痛，加味四七汤、分心气饮。

扶阳助胃汤《宝鉴》 治胃脘当心而痛，经曰：寒气客于肠胃之间，则卒然痛，得热则已。

附子炮，二钱 干姜炮，一钱五分 草豆蔻 益智仁 白芍药酒炒 人参 甘草炙 官桂各一钱 吴茱萸 白术 陈皮各五分 姜三片 枣二枚

却痛散《宝鉴》 治心气冷痛，不可忍。

川乌炮，一钱五分 当归 官桂 石菖蒲 木香 胡椒各一钱 五灵脂 蒲黄炒，各五分

入盐、醋各少许。

枳缩二陈汤《回春》 治痰涎在心膈，上攻走腰背，呕哕大痛。

枳实麸炒 砂仁 半夏姜制 陈皮 香附各一钱 厚朴姜制 茴香酒炒 玄胡索各八分 木香 草豆蔻 干姜炒，各五分 甘草三分 姜三片

水煎，入竹沥，磨木香同服。

连附六一汤《宝鉴》 治热郁胃脘痛甚。

黄连六钱 附子一钱

入姜三片，枣二枚，水煎热服。

栀姜饮《宝鉴》 治胃热作痛。

山栀仁十五枚，炒焦

水一盏，煎至五六分，入姜汁三匙再煎，热服或入川芎一钱尤妙。

清郁散《宝鉴》 治胃中有伏火，膈上有稠痰，胃口作痛，及呕吐酸水，恶心烦闷。

半夏 陈皮 白茯苓 苍术 便香附 神曲 黄连姜汁炒 栀子姜汁炒，各一钱 川芎六分 干姜炒黑，五分 甘草炙，二分 姜三片

神圣复气汤《宝鉴》 治肾元与膀胱经中阳气不足，致胸胁脐腹牵引冷痛，大恶风寒，或上热如火下寒如冰等症。预先一日用黄柏、黄连、生地黄（并酒洗）、枳壳各三分，另用新水浸；又取细辛、川芎、蔓荆子（碎）各二分，另用新水浸；别取羌活、柴胡各一钱，藁本、甘草各八分，半夏、升麻各七分，当归六分，防风、人参、郁李仁各五分，干姜（炮）、附子（炮）各三分，白葵花三朵（去心碎）。

水五大盏，同煎至二盏，入黄芪、草豆蔻（煨）各一钱，橘红五分，同煎至一盏，入前浸两药，再煎至一大盏，去滓，空心热服。

行气香苏散《宝鉴》 治内伤生冷，外感风寒，又触七情恼怒，饮食填滞，胸腹胀痛。

紫苏叶 陈皮 苍术 香附子 乌药 川芎 羌活 枳壳 麻黄 甘草各一钱 姜三片

不拘时温服。

心胃痛虚实 按之痛止，为虚，二陈汤痰饮加炒干姜，建中汤虚劳加远志（姜炒）一钱。按之痛甚，为实，栀萸丸。七情作心痛，食积、痰饮、瘀血皆作胃脘痛。

栀萸丸《宝鉴》 治气实心痛，按之尤痛。

山栀仁炒焦，一两五钱　吴茱萸　香附子各二钱五分

上末，蒸饼丸如川椒，以生姜、生地黄煎汤下二三十丸。

寒痞寒结胸热痞热结胸 痞，胸膈饱闷，不舒畅也；胸满不痛，为痞也。满而痛，为结胸，治法同。而痞轻结重，黄连、枳实为主。寒痞寒结胸，不渴脉迟，理中汤寒门加枳实、白茯苓。热痞热结胸，烦渴脉数，柴陷汤，通用桔梗枳壳汤。盖痞自血中来，独益脾土以血药治之。大小结胸、水结胸见寒门。

柴梗半夏汤《宝鉴》 治痰热盛，胸痞胁痛。

柴胡二钱　瓜蒌仁　半夏　黄芩　枳壳　桔梗各一钱　青皮杏仁各八分　甘草四分　姜三片

香砂养胃汤《宝鉴》 治阴伏阳蓄而为痞满，能调养脾胃，升降阴阳，成天地交之泰。

白术　陈皮　半夏　白茯苓各一钱　香附子　缩砂　木香　枳实　藿香　厚朴　白豆蔻各七分　甘草三分　姜三片　枣二枚

桔梗枳壳汤《宝鉴》 治痞气胸满不利，烦闷欲死，不论寒热通用。又伤寒结胸，胸满欲死，服之神效。

桔梗　枳壳各二钱　甘草一钱　姜五片

柴陷汤《宝鉴》 治热实结胸，及水结痰结。

半夏三钱　瓜蒌仁　柴胡各二钱　黄芩　黄连各一钱　人参七分甘草五分　姜五片　枣二枚

支结 为伤寒未经下，而膈气塞闷，非痞非结，柴梗汤。虚

者，半夏泻心汤寒门。

桂枝人参汤《宝鉴》　治支结。

桂枝、甘草各二钱　干姜　人参　白术各一钱

柴梗汤《宝鉴》　治胸膈满闷，痞痛。

柴胡二钱　黄芩　半夏　枳壳　桔梗各一钱　人参七分　甘草五分　姜五片　枣二枚

血结胸　妇人瘀血入心脾痛，五积散寒门加三棱、蓬术、桃仁、红花，失笑散妇人。

玄胡索散《宝鉴》　治妇人血结胸，心腹作痛，连腰胁背膂，上下攻刺，甚作搐搦。

玄胡索炒　当归　蒲黄炒　赤芍药　官桂各一钱　姜黄　木香　乳香　没药各七分　甘草炙五分　姜七片

乳男以肾为重，女以乳为重，上下不同，性命之根一也。

女属阴，阴极上冲，故乳房大而阴户缩；男属阳，
阳极下降，故阴茎垂而乳头缩

产后乳汁不行　有二：有气血盛壅闭者；有气血弱枯涸者。虚则补猪蹄、鲫鱼；实则疏通草。乳资于冲脉，与胃经通故也。病在冲任者乳小而色黄，所生儿怯弱多病。无儿欲消乳者，麦芽五钱（炒末），白汤或四物汤血门调服。产后乳自出是虚，服补药。

当归补血汤《保元》　治妇人素禀怯弱，血气虚耗，产后无乳，宜补养之剂。

嫩黄芪蜜水炒，一两　当归身酒洗，五钱　葱白十茎

玉露饮《保元》　治产后乳脉不行，身体壮热，疼痛，头目昏痛，此凉膈压热下乳。

川芎　白芷　桔梗炒，各五钱　人参　白茯苓　甘草各二钱五分
芍药一钱五分　当归一钱三分

临卧温服。如烦热甚，大便结，加大黄一钱二分，金银花。乳脉不行，结成痈肿，疼痛，黄芪（蜜炙）、当归、金银花、甘草各二钱五分，水煎入酒半盅，食后温服。

通乳汤《宝鉴》　治血气不足，乳汁涩少。

猪蹄四只　通草　川芎各一两　穿山甲十四片，炮黄　甘草一钱

上锉，以水五升煎至半，取汁分三服，更以温葱汤频洗乳房。

立效方《宝鉴》　治乳汁不行。

莴苣子　糯米各一合

细研，水一碗搅匀，入甘草末一字煎，频频呷服。

乳痈　因膈间湿热，痰与滞乳相搏，或小儿口气吹嘘，或怒气激滞而成，寒热烦渴，甚则呕吐，毒气上冲也，乳粉托里散痈疽。初起连根葱白捣烂热熨，未溃神效瓜蒌散、内托升麻汤。已溃者，内托十宣散痈疽、八物汤虚劳。治法以青皮疏厥阴，石膏清阳明，甘草节行瘀，瓜蒌子消导肿毒。盖四十前行经者可治，五十后断经者难治。

神效瓜蒌散《宝鉴》　治乳痈及奶岩神效。

黄瓜蒌（大者一个，去皮，焙为末，子多者有力）　甘草（生）当归（酒浸，焙）各五钱　乳香　没药（另研）各二钱五分

上末，好酒三升于银石器内，慢火熬至一升半，去滓分作三服，食后良久服之。如奶岩服此，可杜绝病根；如毒气已成能化脓为黄水，毒未成则即于大小便中通利，病甚则再合服，以差为度。一方酒水各半煎服。

内托升麻汤《宝鉴》　治乳痈未溃，及两乳间黑陷恶疮。

升麻　干葛　连翘各一钱五分　黄芪　当归　甘草炙,各一钱

恶实五分　官桂三分　黄柏二分

水二盏、酒一盏同煎服。

加味芷贝散《宝鉴》　治乳痈肿硬作痛。

白芷　贝母　天花粉　金银花　皂角刺　穿山甲土炒　当归尾

瓜蒌仁　甘草节各一钱

酒水各半,煎服。

结核久成奶岩　妇人忧怒抑郁,时日积累,脾气消,肝气逆,遂成隐核如棋子,不痛不痒,十数年疮黑陷凹不治。若初起使心清神安,庶或治之,急用十六味流气饮、单青皮汤。虚者,清肝解郁汤。中年未溃尚可治,成疮者终不可治。

十六味流气饮《宝鉴》　治奶岩。

紫苏叶一钱五分　人参　黄芪　当归各一钱　川芎　官桂　厚朴　白芷　防风　乌药　槟榔　白芍药　枳壳　木香　甘草各五分桔梗三分

加青皮一钱,煎服。

单煮青皮汤《宝鉴》　治妇人百不如意,久积忧郁,乳房结核。青皮四钱,日三服。

清肝解郁汤《宝鉴》　治肝脏郁火伤血,乳房结核,凡肝胆不和之证,皆治之。

当归　白术各一钱　贝母　赤茯苓　白芍药　熟地黄　山栀子各七分　人参　柴胡　牡丹皮　陈皮　川芎　甘草各五分

乳头破裂　秋露茄子花,或秋前茄花,阴干烧灰水调敷。小儿吹乳,血干裂痛,丁香末津唾调敷。乳栗破,少有生者,大补气血。男女乳疾少异,女损肝胃,男损肝肾,盖怒火房劳过度,

致肝燥肾虚，亦能结核肿痛。

乳悬症 产后瘀血上攻，两乳伸长细小过小腹，切痛。

川芎　当归各一斤

浓煎服，芎归烧烟，熏口鼻、两乳。

腹脐上曰大腹，属太阴；脐下曰小腹，属厥阴；当脐曰脐腹，属少阴

脉法 尺脉弦，腹痛。弦急，小腹痛。心腹痛，脉沉细，宜浮大；弦长，命必殂。

腹痛有六 寒痛绵绵，痛而无增减，脉沉迟，五积散寒门加吴茱萸、葱白理中汤寒门。热痛时痛时止，痛处极热，黄芩芍药汤大便。瘀血痛，因堕扑或妇人经来、产后瘀未尽，其痛有常处而不移动，失笑散妇人。食积痛，泻后痛减，宜温散行气。忌峻利及寒药。平胃散六腑，痰饮痛，腹中引钓。胁下有水声，必尿不利，芎夏汤痰饮。露宿积冷，和剂抽刀散。虫痛见虫门。

厚朴温中汤《宝鉴》 治客寒犯胃，心腹虚冷胀痛。

干姜炮，二钱　厚朴　陈皮各一钱五分　赤茯苓　草豆蔻煨，各七分　木香　甘草炙，各五分　姜三片　枣二枚

姜桂汤《回春》 治寒腹痛。

香附一钱五分　陈皮　枳壳麸炒　厚朴　吴茱萸炒　砂仁各一钱　干姜　官桂　良姜各七分　木香五分，另研　甘草三分　姜一片

活血汤《回春》 治死血痛，并治血结痛。

当归尾　牡丹皮　赤芍药　桃仁　玄胡索　乌药　香附子　枳壳各一钱　川芎七分　红花　木香另研　官桂各五分　甘草二分　姜一片

四合汤《宝鉴》 治痰积气滞腹痛。

陈皮　半夏各一钱五分　厚朴　枳壳　赤茯苓　紫苏叶　香附
郁金各七分　甘草五分　姜五片

和剂抽刀散《宝鉴》　治积冷腹痛。

白姜五两（入巴豆肉二钱二分五厘，同炒黑，去巴豆）　良
姜五两（入斑蝥二十五个，同炒黑，去斑蝥）　石菖蒲五两（不
炒）　糯米六两（炒黄）

上末，每二钱，温酒下。

腹痛有虚实　按痛，为实、为热，大柴胡汤寒门。重按不
痛，为虚、为寒，小建中汤虚劳加远志，或理中汤寒门。有积者，
按之愈痛参看积聚门。

腹痛诸症　呕泄，诸药皆吐，苏感丸大便姜汤下。腹中窄狭
者，肥人湿痰流灌，二陈汤痰饮加香附、苍术；瘦人湿热熏蒸，
二陈汤加黄连、苍术。气血虚者，宜六君子汤痰饮加川芎、当
归、大腹皮。麻痹不仁，多煮葱白吃之。肚皮痛，有肾虚不能行
水也。涌水症，水客大肠，疾行则鸣，濯濯如囊裹水。

黄连汤《宝鉴》　腹痛欲呕吐者，上热下寒也。以阳不得降而
胸热，欲呕，阴不得升而下寒，腹痛，是升降失常也。

黄连二钱　人参一钱五分　半夏一钱二分　干姜　桂枝各一钱
甘草五分　姜三片　枣二枚

葶苈丸《宝鉴》　治涌水病。

葶苈子隔纸炒　泽泻　椒目　桑白皮　杏仁　猪苓各五钱

上末，蜜丸如梧子，葱白汤下三十五丸。

腹痛通治　凡腹痛，郁结阻气不运，宜温散，又多属血涩，
通用芍药甘草汤。杂病腹痛，酒煮当归丸胞门，大抵宜通利。

芍药甘草汤《宝鉴》

白芍药四钱　甘草炙，二钱

稼穑作甘，甘者己也；曲直作酸，酸者甲也；甲己化土，此仲景妙法也。酸以收之，甘以缓之。

四物苦楝汤《宝鉴》　通治腹痛，亦治脐下冷痛，四物汤血门加玄胡索、苦楝子各一钱。

开郁导气汤《宝鉴》　治诸般腹痛，一服立止。

苍术　便香附炒　白芷　川芎　赤茯苓　滑石　栀子炒　神曲炒，各一钱　干姜炮　陈皮各五分　甘草炙，三分

脐命之根，常宜温暖，脐下三寸，即下丹田，乃肾间动气，生气之源。男贮精血，女贮月水，名大海。水肿脐突出者，死；脐下筑痛，肾气动也，理中汤寒门去术加桂

小接命熏脐方《宝鉴》　凡人赖精血成形，其在胞胎，惟有脐带与母气相通，随母呼吸，十月脱胎，渐长成人，七情六欲，内外交侵，丧失真元，损躯丧命，良可惜也。余哀世人，特传良方，壮固根蒂，保护形躯，熏蒸本源，除却百病，其效如神。每年中秋，日熏蒸一次，却病延年。

乳香　没药　猳鼠粪①　青盐　两头尖即川乌也　续断各二钱麝香一分

上末，令人食饱仰卧，用荞麦面水和捏一团，径过寸余，脐大则径二寸内入，药末安脐上，用槐皮一片覆圈药之上，以豆许艾壮灸之。百脉和畅，冷汗如雨，不可令痛，痛则反泄真气，灸

---

① 猳鼠粪：指雄鼠的粪便。

至行年岁数而止。无病者连日灸之，有病则三日一次，灸至腹内作声作痛，大便有涎沫等物出为止。只服米汤，兼食白肉①，黄酒以助药力。若患风气，有郁热在腠理者，加女子红铅②拌药，则汗易出，而疾随愈矣。

温脐种子方 《宝鉴》

五灵脂　白芷　青盐各二钱　麝香一分

上末，用荞麦粉水和成条，圈安于脐上，以前药末实于脐中，用艾灸之，妇人尤宜，但觉脐中温暖即止。过数日再灸，太过则生热也。

腰 肾之府，诸经贯肾，络腰脊，房劳伤肾痛最多，又寒湿多而风热少，不可纯用凉药及纯用参芪补药，久则必用官桂以开之，腹胁皆然

脉法 沉弦而紧者，为寒。沉弦而浮者，为风。沉弦而濡细者，为湿。沉弦而实者，为挫闪。

腰痛有十 肾虚痛，常常疼不已，或悠悠痛不举，脉大，六味地黄丸、八味丸并五脏加归、茸、木瓜、续断。腰软者，肝肾伏热，加防己、黄柏。痰痛，痰流经络，腰背痛，或腰背重，注走串痛，芎夏汤痰饮加南星、苍术、黄柏，二陈汤痰饮加木香、茴香、乳香、玄胡、砂仁、苍术、羌活、酒芩、当归、杜仲。食积痛，醉饱入房，湿热入肾，难以俛仰，四物汤血门合二陈汤加麦芽、神

---

① 白肉：在掌（或跖）与指（或趾）腹（阴）面的肉，与其背（阳）面的肉相对而言。

② 红铅（qiān 铅）：古代以初潮之月经，干燥后取其粉末而入药者，现已不用。

曲、葛花、砂仁、杜仲、黄柏、官桂、枳壳、桔梗。挫闪及瘀血痛，因举重劳伤，或跌扑坠落，皆血瘀也，日轻夜重，五积散<small>寒门</small>去麻黄加茴香、木香、槟榔、桃仁、红花。风痛风伤肾，左右无常，引两足强急者，五积散加防风、全蝎、乌药，顺气散<small>风门</small>加五加皮。热者，败毒散<small>寒门</small>加杜仲、木瓜。寒痛寒伤肾经，不能转侧，连背拘挛者，五积散加吴茱萸、杜仲、桃仁。痛甚，加黑丑头末一钱。湿痛，久处卑湿①，雨露侵淫，腰重如石冰冷者，五积散加吴茱萸、桃仁，或川芎肉桂汤。湿热痛，暑湿相搏，或膏粱湿热遇天阴发者，二炒苍柏散<small>足门</small>。气痛忧思，忿怒气滞，宜调气散加便香附、沉香，或沉香降气汤<small>气门</small>。

青娥丸<small>《宝鉴》</small> 肾虚腰痛。

杜仲<small>姜汁炒</small> 破故纸<small>炒</small>，各四两 胡桃肉三十个

上末，生姜二两五钱取汁，入炼蜜丸如梧子，空心温酒，或盐汤吞下百丸。

加味青娥丸<small>《宝鉴》</small> 治肾腰或风寒血气相搏为痛。

破故纸六两（芝麻同炒，变色去芝麻） 杜仲六两（姜汁浸炒） 胡桃肉 沉香 乳香 没药各三两

上末，以肉苁蓉六两酒浸成膏，和药捣千杵，丸如梧子，温酒或盐汤下五七十丸。

速效散<small>《宝鉴》</small> 治腰痛不可忍。

川楝肉（以巴豆肉五粒同炒赤，去巴豆） 茴香（盐炒）破故纸（炒）各一两

上末，每一钱，空心以热酒调下。

---

① 卑湿：指地势低洼潮湿。

如神汤《宝鉴》 治挫闪腰痛。

玄胡索 当归 桂心 杜仲姜炒，各等分

上末，每二钱，温酒下。

立安散《宝鉴》 治挫闪气滞腰痛。

白牵牛头末半生半炒，二钱 当归 官桂 玄胡索炒 杜仲姜汁炒 茴香炒，各一钱 木香五分

上末，空心，以温酒调下二匙。

川芎肉桂汤《宝鉴》 治瘀血在足太阳、足少阴、足少阳三经以作腰痛。

羌活一钱五分 官桂 川芎 柴胡 当归梢 苍术 甘草炙，各一钱 神曲 独活各五分 酒防己 防风各三分 桃仁五个

酒三盏，煎至一盏，空心服。

七味苍柏散《宝鉴》

苍术 黄柏 杜仲 破故纸 川芎 当归 白术各一钱

空心服。

调气散《宝鉴》 治诸气。

藿香 甘草各八钱 缩砂四钱 白豆蔻 丁香 白檀香 木香各二钱

上末，每二钱，盐汤点服，不拘时。

肾着症 身重，腰冷如坐水，不渴尿自利，善食，腰以下冷，腰重如带五千钱，盖与湿同治。

肾着汤《宝鉴》 白术二钱五分 干姜炮 赤茯苓各一钱五分 甘草炙，五分

煎服。流湿兼用温暖之药以散之。

胁 胁腋属肝胆，肝邪流于两胁，为诸般胁痛。肝苦

急是有余，急食辛以散之，川芎、苍术、青皮

脉法　寸口脉弦者，即胁下拘急而痛，其人啬啬恶寒也；脉双弦者，肝气有余，两胁作痛。

胁痛有七　凡诸胁痛，肝火盛木气实也。气郁痛，大怒及谋虑不决，肝火动，小柴胡汤寒门加黄连、牡蛎、枳壳。性急多怒，时常腹胁痛，小柴胡汤加川芎、芍药、青皮，神保丸气门。死血痛，瘀血留肝，居于胁下，按之痛甚，夜痛或午后发者，小柴胡汤合四物汤血门加桃仁、红花、乳香、没药。痰饮痛，痰流肝经，咳嗽气急，引胁痛，芎夏汤痰饮。痰甚，控涎丹痰饮。食积痛，胁下如杠，梗起一条，痛，枳实煎汤吞神保丸。风寒痛，寒热芎葛汤。干胁痛虚甚成损，胁下常一点痛不止，八物汤虚劳加木香、青皮、桂心，有火去桂加山栀，或吴茱萸水炒黄连。肾邪上搏亦为痛，神保丸。

枳壳煮散《宝鉴》　治悲哀伤肝两胁痛，又治七情伤肝，两腋两胁牵痛。

枳壳二钱　细辛　桔梗　防风　川芎各一钱　葛根七分　甘草五分　姜三片　枣二枚

芎葛汤《宝鉴》　治风寒胁痛。

川芎　干葛　桂枝　细辛　枳壳　人参　芍药　麻黄　防风各一钱　甘草五分　姜三片

芍药散《宝鉴》　治妇人冷证胁痛，诸药不效。

香附子四两，以醋二升，盐一两同煮，干为度　官桂　玄胡索炒　白芍药酒炒，各一两

上末，每二钱，沸汤下。

胁痛虚实 实者，手足烦躁，不得安卧，小柴胡汤_{寒门}加芎、归、白芍药、苍术、青皮、草龙胆，甚则当归龙荟丸_{五脏}；虚者，悠悠痛不止，耳目眩，善恐如人将捕，四物汤_{血门}加柴胡、青皮，或五积散_{寒门}去麻黄加青木香、青皮。左宜枳芎散、小柴胡汤、疏肝饮；右宜推气散、神保丸_{气门}。

枳芎散《宝鉴》 治左胁肋刺痛。

枳实 川芎各五钱 甘草二钱五分

上末，每二钱，姜枣汤下。

推气散《宝鉴》 治右胁痛。

枳壳 桂心 姜黄各五钱 甘草二钱五分

上末，每二钱五分，姜枣汤或酒下。

疏肝饮《保元》 治左胁下痛，肝积属血，或因怒气所伤，或跌扑闪挫所致而为痛。

黄连吴茱萸煎汁炒，三钱 柴胡 当归酒洗，各一钱五分 青皮去穰 桃仁研如泥 枳壳麸炒，各一钱 川芎 白芍药酒炒，各七分 红花五分

水煎，食远服。

腋臭 大蜘蛛盐泥裹煅放冷，取蜘蛛研细，入轻粉一字醋调成膏，夕①敷腋下，必泻臭黑汁，僻处埋之。

皮_{皮毛属肺，麻木见风门}

脉法 斑疹脉阳浮而数，火盛于表；阴实而大，下焦实热。

---

① 夕：经国堂本作"久"。

滑伯仁曰：脉者，血之波澜，发斑者，血散于皮肤，故脉伏。

痒痛 诸痒为虚，血不荣肌，宜养血，四物汤血门加黄芩，煎调浮萍末服。酒后身痒，蝉壳、薄荷等末，每二钱，酒水调服。

斑疹 有色点而无颗粒，曰斑；浮小而有颗粒，曰疹。随没随出，伤寒发斑，谓阳毒，人参白虎汤寒门。春温发斑，谓温毒；夏热发斑，谓热毒；时行发斑，谓时毒。皆火乘肺，红点见皮毛，轻如疹子蚊迹，发手足先红后黄，重如锦纹，发胸腹先红后赤，切忌发汗，又不宜下。斑欲出未出之际，与升麻葛根汤寒门，先透其毒。温热毒狂言，三黄石膏汤寒门。

消斑青黛饮《宝鉴》 治阳毒热毒，发斑如锦纹。

黄连　石膏　知母　柴胡　玄参　生地黄　栀子　犀角　青黛各一钱　人参　甘草各五分　姜一片　枣二枚

苦酒一匙调服。

玄参升麻汤《宝鉴》 治伤寒发斑，烦躁谵语，咽喉闭痛。

玄参　升麻　甘草各三钱

犀角玄参汤《宝鉴》 治发斑。

升麻二钱　黄芩一钱五分　犀角镑　香附子　玄参各一钱　人参五分　甘草三分

加大青一钱，煎服。

栀子大青汤《宝鉴》 治孕妇伤寒，发斑变黑。

栀子　大青　黄芩各一钱五分　升麻一钱　杏仁八分　入葱白三茎。

阴症发斑 斑出胸腹及手足，亦稀少微红，此无根虚火，聚胸熏肺，如蚊蚤咬状，虚甚脉沉，身无大热，理中汤寒门，或加附子、玄参。

调中汤《宝鉴》 治内伤外感为阴证发斑。

苍术一钱五分 陈皮一钱 缩砂 藿香 白芍药 桔梗 半夏 白芷 羌活 枳壳 甘草各七分 川芎五分 麻黄 桂枝各三分 姜三片。

升麻鳖甲汤《宝鉴》 治阴毒发阴斑。

升麻二钱 当归 甘草各一钱二分 鳖甲炙,一钱 雄黄末四分 川椒二十粒

内伤发斑 胃气极虚,一身之火游行于外,或痰热所致,火则补以降之,痰热则微汗以散,切忌下。初起无头疼身热,形如蚊迹疹子,调中益气汤内伤、黄芪建中汤虚劳。

斑疹吉凶 赤者,半生半死,黑者,九死一生。斑疹赤色身暖,自胸腹散四肢者,吉;黑色身凉,自四肢入胸腹者,死。阳毒发斑,红润稀疏,起发五六日自愈。

瘾疹 属脾,隐隐然在皮肤,多痒或不仁,兼风热湿之殊。赤疹,因天热燥气乘之,稍凉则消,川芎茶调散头门、人参羌活散寒门;白疹因天寒冷气折之,稍暖则消,消风散头门、乌药顺气散风门、枳实煎洗。通用升麻葛根汤寒门加恶实、荆、防。

清肌散《宝鉴》 治瘾疹,或赤,或白,瘙痒,荆防败毒散寒门加天麻、薄荷、蝉壳、姜三片。

丹毒 人身忽然赤如涂丹,俗云赤瘤游走,状如云气,是恶毒热血。如热时,以通圣辛凉之剂,寒时,葛根升麻辛温之剂。凡丹从四肢入腹者死,小儿最忌见小儿门。

犀角消毒饮《宝鉴》 治丹毒及斑疹、瘾疹。

鼠粘子四钱 荆芥 防风各二钱 犀角一钱五分,另水磨取汁 甘草一钱

水煎，调犀角汁服之。

脉<small>荣行脉中，卫行脉外。脉者，主荣卫而不可须臾失也</small>

结促代 结脉，缓迟中一止，阴盛阳虚。促脉，数中一止，阳盛阴虚。结促，皆止歇无定数，积聚、胎孕、痛风、痰湿见之无妨，老人及久病见之危。代脉，动而中止，不能自还，停久乃还，止歇有定数，脾衰危亡，然胎孕见之无妨。

炙甘草汤《宝鉴》 治伤寒，脉结代，心动悸。凡见代脉，即宜服之。

甘草炙，二钱 生干地黄酒炒 桂枝 麻仁 麦门冬各一钱五分 人参 阿胶珠各一钱 姜五片 枣三枚

水二分，酒一分，同煎至半，去滓，入阿胶再一沸，温服日三。

手<small>四支属胃，诸阳之本</small>

肩臂病因 心肺有邪气流两肘，手屈不伸病在筋，手伸不屈病在骨。寒痛，五积散<small>寒门</small>；风痛，乌药顺气散<small>风门</small>；湿痛，蠲痹汤<small>风门</small>加苍术、防己。痰饮痛居多，左右转移，脉沉细，麻木或战掉，皆痰饮所作，二陈汤吞青州白丸子<small>并痰饮</small>。

舒经汤《宝鉴》 治气血凝滞于经络，臂痛不举。

姜黄二钱 当归 海桐皮 白术 赤芍药各一钱 羌活 甘草各五分 姜三片

同煎，入沉香磨汁少许服。

白芥子散《宝鉴》 治七情郁结，荣卫凝滞，肩臂背胛牵引作痛，时发时止。

白芥子　木鳖子各一两　没药　木香　桂心各二钱五分

上末，每取一钱，温酒调服。

五灵脂散《宝鉴》　治风寒湿气血壅滞，臂胕疼痛。

五灵脂　荆芥穗　防风　羌活　独活　穿山甲　骨碎补　草乌制　甘草节各五钱　麝香五分

上末，每二钱　温酒调，临睡服。

消痰茯苓丸《宝鉴》　治痰饮流注，臂痛不能举，时复转移，脉沉细。

半夏二两　赤茯苓一两　枳壳五钱　朴硝二钱五分

上末，姜汁糊丸如梧子，姜汤下三五十丸，无朴硝以焰硝代之。

半夏苓术汤《宝鉴》　治痰饮臂痛不能举。

半夏　苍术各一钱五分　片芩酒炒　白术　南星炮　香附子各七分　陈皮　赤茯苓各五钱　威灵仙　甘草各三分　姜五片

代指　指头先肿，焮痛，后甲边脓溃，甚则脱爪甲。雄黄入鸡子内，浸指一宿，又蜈蚣烧烟熏之，蒲公英、苍耳草等末，好醋煎浸，又焰硝煎渍，又乌梅仁末，醋调成膏渍之，猪脂和蚯蚓敷之，又田螺生捣敷之。手足触木恶刺，及狐尿刺肿痛，蒲公英汁多涂。

冬月手足皲裂　生姜汁、红糟、白盐、腊猪脂同研，炒煎擦入皲内。面目手足皲裂出血，猪脑着热酒洗之；兔脑和雀脑生涂；百沸汤洗后，白及末水调涂之。

黄蜡膏《宝鉴》　治冬月手足皲裂作痛。清油五钱，慢火煎沸，入黄蜡一块再煎，候熔，入胡粉、五倍子末各少许，熬令紫色为度，先以热汤洗患处，火上烘干，用药敷上，以纸贴之，其痛立止，入水亦不落。

足

脉法 浮弦，风；濡弱，湿；迟涩，因寒；洪数，热郁。微滑者，虚；牢坚者，实。迟脉虚涩，痿病。脾脉缓甚，痿厥。痿躄，虚则生，紧急疾则死。

脚气治法 外症全类伤寒，但初起脚膝软痹，转筋赤肿为异，先起处隔蒜灸痛疽。有干湿之分，筋缩不肿，名干脚气，宜润血清燥；筋弛肿，名湿脚气，宜利湿疏风，虽有内伤外感之殊，皆湿热也。脚气壅疾，宜疏导大便，毒气得泄而愈，忌补汤淋洗。风，乌药顺气散风门；寒，五积散寒门；湿，不换金正气散寒门加赤茯苓、生干姜。湿热在三阳，败毒散寒门加大黄、苍术；在三阴，疏风顺气丸大便。气血虚，独活寄生汤。病久热甚，二妙苍柏散。脚跟痛血热，四物汤血门加知母、黄柏、牛膝；有痰，五积散加木瓜。脚转筋有血热者，四物汤加酒芩、红花。

神秘左经汤《宝鉴》 治风寒暑湿流注足三阳经，脚膝拘挛肿痛。

麻黄 桂心 黄芩 枳壳 柴胡 赤茯苓 半夏 羌活 防风 厚朴 白姜 小草 防己 麦门冬 干葛 细辛 甘草各五分 姜三片 枣二枚

槟苏散《宝鉴》 治风湿脚气肿痛拘挛，用此疏通气道。

苍术二钱 香附子 紫苏叶 陈皮 木瓜 槟榔 羌活 牛膝各一钱 甘草五分 姜三片 葱白三茎

羌活导滞汤《宝鉴》 治脚气初发，一身尽痛，或肢节肿痛，便尿阻隔，先以此导之，后用当归拈痛汤除之。

大黄酒煨，二钱四分　羌活　独活各一钱二分　防己　当归尾各七分　枳实五分

煎服，微利即止。

当归拈痛汤《宝鉴》　治湿热脚气肿痛。

羌活　茵陈酒炒　黄芩酒炒　甘草炙，各一钱　知母　泽泻　赤茯苓　猪苓　白术　防己各六分　人参　苦参　升麻　干葛　当归　苍术各四分

水二盏，浸药少时，煎至一盏，空心、临卧各一服。

独活寄生汤《宝鉴》　治肝肾虚弱，筋挛骨痛，脚膝偏枯，缓弱冷痹。

独活　当归　白芍药　桑寄生各七分　熟地黄　川芎　人参　白茯苓　牛膝　杜仲　秦艽　细辛　防风　官桂各五分　甘草三分　姜三片

空心服。

二炒苍柏散《宝鉴》　治湿热脚气令足膝痛或赤肿，脚骨间作热痛，虽一点，能令步履艰苦，令人痿躄，百用百效。

苍术泔浸一日夜，盐炒　黄柏酒浸一日夜，焦炒，各四两

上锉五钱，煎服或水丸服亦可，名二妙丸。

脚气危证　入心谵妄、呕吐、脉乱者死，三和散气门加乌药。入肺喘咳，小青龙汤寒门加槟榔。入肝，头眩，喘促，乌药平气汤。入肾，腰脚肿，尿闭，上喘，目额黑，左尺绝者死，八味丸五脏去山药，或四物汤血门加黄柏，外用附子末津唾调敷涌泉穴，艾灸引热下行。

木萸汤《宝鉴》　治脚气入腹，喘闷欲死。

木瓜　槟榔各二钱五分　吴茱萸一钱五分

三将军丸《宝鉴》 治脚气冲心，大便不通。

吴茱萸　木瓜　大黄各等分

上末，米糊丸如梧子，枳壳汤下五七十丸。

乌药平气汤《宝鉴》 治脚气上攻，昏眩喘促。

乌药一钱　茯神　人参　白术　川芎　当归　木瓜　白芷　五味子　紫苏叶各七分　甘草三分　姜五片　枣二枚

痿病治法　痿，谓手足无力以运动，由火乘肺，木乘脾，血液衰少，不能荣养百骸也。总属胃，实则筋骨润而机关利，虚则足痿弱。治法：泻心补肾，淡薄食味，切不可作风治，调和金水，肾气丸五脏。有气痰积，有湿热，有湿热相半，有挟气者兼湿痰，二陈汤痰饮加两术、芩、柏、竹沥、姜汁；热厥，滋肾丸小便，或挟寒，五积散寒门合独活寄生汤；膏粱者，疏风顺气丸大便。

养血壮筋健步丸《宝鉴》 治气血两虚，两脚痿软，不能行动。

熟地黄四两　牛膝酒浸　杜仲姜汁炒　当归酒洗　苍术　黄柏盐水炒，各二两　白芍药酒炒，一两五钱　黄芪盐水炒　山药　五味子　破故纸盐水炒　人参　枸杞子　菟丝子　白术炒　虎胫骨　龟板并酥炙，各一两　防风六钱　防己酒洗，五钱　羌活酒洗，三钱

上末，猪脊髓七条，入炼蜜丸如梧子，盐汤下百丸。

三妙丸《宝鉴》 治湿热下流两脚，麻木痿弱，或如火烙之热。

苍术泔浸，六两　黄柏酒炒，四两　牛膝二两

上末，面糊丸如梧子，姜盐汤下五七十丸。

滋血养筋汤《宝鉴》 治气血两虚，两足痿弱，不能行动。

熟地黄一钱五分　白芍药　当归　麦门冬　黄柏酒炒　牛膝酒浸　杜仲酒炒　苍术　薏苡仁各八分　人参　川芎　防风　知母各五分　羌活　甘草各三分　五味子九粒　姜三片　枣两枚

清燥汤《宝鉴》 治长夏湿热盛，两脚痿厥，瘫痪。

黄芪 白术各一钱五分 苍术一钱 陈皮 泽泻各七分 赤茯苓 人参 升麻各五分 生地黄 当归 猪苓 麦门冬 神曲 甘草各三分 黄连 黄柏 柴胡各二分 五味子九粒

五兽三匮丸《宝鉴》 治肝肾不足，两脚痿软。

鹿茸酥炙 血竭 虎胫骨酥炙 牛膝酒浸 金毛狗脊燎去毛，各一两

为末，即五兽也。另用附子一个，去皮剜去中心，入辰砂细末一两填满，又用木瓜一枚，去皮剜去中心，入附子于内，以附子末盖口，即三匮也。却以三匮正坐于瓷缸内，重汤蒸至极烂取出，和五兽末捣丸如芡实，木瓜酒化下。

鹤膝风 痢后瘀滞经络，两膝肿痛，髀胫枯细，拘挛不能屈伸，风乘足三阴，虚损五积散、五积交加散并寒、独活寄生汤。痢后阴血虚，八味丸五脏加人参、鹿茸、牛膝。

大防风汤《宝鉴》 治鹤膝风。

熟地黄一钱五分 白术 防风 当归 白芍药 杜仲 黄芪各一钱 附子 川芎 牛膝 羌活 人参 甘草各五分 姜五片 枣二枚

煎服，去风顺气，活血脉，壮筋骨。

毛发在头曰发，属心血之余，血盛则润，血热则黄，血衰则白。
颐下曰须，属肾；在颊曰髯；在口上曰髭，眉属肝

须发荣枯黄落 肾精上升，须发润黑，不升则枯白，老人常也。少壮须发落者，血燥风动，肾气丸五脏、防风通圣散风门；肺虚，八物汤虚劳；脉弦气弱，黄芪建中汤虚劳。

前 阴

脉法 疝，皆滑而弦急。寸口弦紧，寒疝。妇人少阴脉滑数，阴疮浮动，阴脱。牢急者生，弱急者死。

疝病之因 始于湿热，在经郁久感寒而痛，诸疝皆言寒。论其标，有睾丸连小腹急痛，或攻刺腰胁，或游走背膂，或不得便尿，或厥冷寒热，或下泄自汗，或积聚作痛，或卵有大小，上下不常，囊肿胀痛，或挟冷，触怒则块物冲心，或有声如蛙，有形如瓜。《局方》① 以为膀胱气、小肠气。肾气者，亦言标也，其实专主肝，疝久成积。

疝症治法 走注痛，流散遍身无形，属气也。痛有常处而有形，乃湿痰、食积、瘀血。古方辛温发之者，治标也。丹溪以为痰饮、食积、死血流注归肝，辛平药豁痰、消积、破血，治本也。大要虽因虚忌骤补，流行疏利为先，诸药借巴豆气，为此也。手按痛为实，不痛为虚。挟虚发者，其痛也轻，惟重坠牵引。人参、白术为君，佐以桃仁、山楂、枳实、栀子、吴茱萸、川楝子、玄胡索、丁香、木香疏导。

疝病有七 寒疝，囊冷硬如石，茎不举或控睾丸痛，得于寒湿，使内过房，五积散_{寒门}加吴茱萸、小茴、食盐。水疝、溃疝类，囊肿如水晶，阴汗或痒，出黄水，或小腹按之有水声，得之饮水、醉酒，使内风寒湿气聚于囊，冰冷卒疝，逐水之剂下之。

---

① 局方：指《太平惠民和剂局方》，为宋代太平惠民合剂局编写。全书10卷，附指南总论3卷。分伤风、伤寒、一切气、痰饮、诸虚等14门，载方788首。所收方剂均系民间常用的有效中药方剂，记述了其主治、配伍及具体修制法，是一部流传较广、影响较大的临床方书。

筋疝，下疳疮类，阴茎肿胀，或溃而为脓，里急筋缩，茎中痛痒，挺纵，白物随尿出，得于房劳邪术，清心莲子饮消渴。血疝，如瓜在小腹两傍，即便毒，得于春夏大暖，劳于使内，血渗入脬囊结痈肿，或值情欲当泄不泄，亦成此疾，和血之剂下之，桃仁承气汤寒门。气疝、狐疝类，上连肾俞，下及阴囊，得于号哭愤怒，气郁而胀，怒罢气散是也，散气之剂下之，蟠葱散妙。小儿此疾名偏坠，灸筑宾穴。狐疝，状如仰瓦，卧入小腹，立则出腹入囊，与气疝大同，逐气流经之剂下之。又寒湿聚囊中为狐疝，属痰，二陈汤痰饮加香附子、青皮、苍术，四炒川楝丸。溃疝，囊大如升斗不痛痒，属湿，五苓散寒门加小茴、韭汁、神保丸气门。在妇人则阴户突出，小儿胎中溃疝不必治。大抵奔豚疝素有肾积，因寒发动冲心，理中汤寒门去白术，加官桂、赤茯苓。

蟠葱散《宝鉴》 治脾胃虚冷，心腹攻刺，连胸胁、膀胱、小肠、肾气作痛。

苍术　甘草各一钱　三棱　蓬术　白茯苓　青皮各七分　缩砂
丁香皮　槟榔各五分　玄胡索　官桂　干姜各三分

上粗末作一贴，葱白一茎，煎服。

当归四逆汤《宝鉴》 治寒疝脐下冷痛。

当归一钱二分　附子　官桂　茴香各一钱　白芍药　柴胡各九分
玄胡索　川楝子　茯苓各七分　泽泻五分

空心服。

羊肉汤《宝鉴》 治寒疝脐腹胀痛，手不敢近。

羊肉一斤　生姜五两　当归三两

上水八升，煮取三升，每服七合，日三服。

龙胆泻肝汤《宝鉴》 治肝脏湿热，男子阴挺肿胀，妇人阴挺疮痒，或阴茎湿痒出脓水，此因酒得之。

龙胆草　柴胡　泽泻各一钱　木通　车前子　赤茯苓　生地黄
当归并酒拌　山栀仁　黄芩　甘草各五分

空心服。

腰子散《宝鉴》　治水疝肿痛。黑丑、白丑等分并炒，取头末。
上末三钱，取猪腰子一部，薄批入川椒五十粒，茴香百粒，以牵
牛末遍糁之，湿纸包裹，以线扎定，煨令香熟，取出，空心温酒
嚼下，取下恶物，便即愈。

神圣代针散《宝鉴》　治血积疝痛及诸疝刺痛，服之神效。

乳香　白芷　没药　当归　川芎　芫青制，各一钱

上末，每服一字，甚者五分，先点好茶一盏，次糁药末在茶
上，不得吹搅，立地细细呷之。

聚香饮子《宝鉴》　治七情所伤，遂成疝气。

乳香　沉香　白檀香　木香　藿香　丁香各八分　玄胡索　姜
黄　乌药　桔梗　桂心　甘草各四分　姜三片　枣二枚

二香丸《宝鉴》　治狐疝上下出入作痛，或疝痛作则腹内块痛
止，疝痛止则腹内块痛复作。

木香　香附子各三两　山楂肉二两　三棱　蓬术并醋煮　神曲
姜黄　南星各一两　黄连与吴茱萸同炒　萝卜子　桃仁　栀子仁　橘
核炒，各五钱

上末，姜汁浸，蒸饼丸如梧子，白汤下五七十丸。

天台乌药散《宝鉴》　治小肠气。

川楝子十个　巴豆十四粒（同麸炒黑色，去豆，麸不用）
乌药　木香　茴香（炒）　良姜　青皮各五钱　槟榔三钱

上细末，每一钱，温酒调下。痛甚，炒姜热酒下。

三疝汤《宝鉴》 治膀胱气肿痛。

车前子二钱四分　茴香一钱六分　葱白一钱二分　沙参八分

橘核丸《宝鉴》 治四种㿗疝，卵核肿胀，偏有大小，或硬如石，或小腹绞痛，甚则囊肿溃烂出黄水。

橘核炒　海藻盐酒炒　昆布盐酒炒　海带盐水洗　桃仁麸炒　川楝子炒，各一两　玄胡索炒　厚朴　枳实　桂心　木香　木通各五钱

上末，酒糊丸如梧子，温酒或盐汤下六七十丸；久不消，加醋煮硇砂二钱。

橘核散《宝鉴》 治四种㿗疝，久者用橘核丸，新者用橘核散。

橘核一钱五分　桃仁十五枚　栀子仁一钱　川乌炮　吴茱萸各五分

上各炒，粗末煎服。橘核单止痛，乌头散寒郁，山栀除湿热，又引乌头速下，不令胃中停留，用之甚捷。

茱萸内消丸《宝鉴》 治阴㿗偏大，肾囊肿胀，或生疮疡，时出黄水。

川楝肉一两五钱　大腹皮　五味子　玄胡索　海藻各一两二钱五分　桔梗　青皮　山茱萸各一两　木香七钱　茴香　桂心　川乌炮　吴茱萸　食茱萸　桃仁各五钱

上末，酒糊丸如梧子，温酒下三五十丸。

橘茴饮新增 治寒疝囊丸肿大牵痛，或丸入小腹。

橘核三钱　茴香盐水炒　木通　官桂各二钱　川楝子　吴茱萸　黄连煎水炒，各一钱五分

木肾阴㿗阴冷 木肾者，阴茎坚硬，顽痹不痛，此心火不降，肾水不温，四炒川楝丸。又有坠伤、惊气与败血交攻，当消

瘀。阴痿者，耗散过度，伤筋所致，乃七伤之疾，固本健阳丹_妇人。或有郁火，甚而阴痿，服知母、黄柏清火坚肾药_{参看虚劳门}。阴冷者，下部阳虚，八味丸_{五脏}。

还少丹《集略》 治下部脉微细，阴痿不起。

熟地黄　枸杞子各一两五钱　山药　远志　牛膝　山茱萸　巴戟　白茯苓　五味子　石菖蒲　肉苁蓉　楮实子　杜仲　茴香各一两

上末，蜜和枣肉丸如梧子，空心温酒或盐汤下三五十丸。亦有郁火甚，而致痿者，非还少丹所能起，当服黄柏、知母清火坚肾之药。

腽肭①补天丸《宝鉴》 治虚损阴痿。

胡桃肉三两　白术二两五钱　白芍药　黄芪　熟地黄　杜仲　牛膝　破故纸　川楝肉　远志各二两　腽肭脐　人参　白茯苓　枸杞子　当归　川芎　茴香各一两五钱　木香　茯神　甘草蜜炙，各一两　沉香五钱

上末，用腽肭制酒，煮面糊丸如梧子，空心温酒或盐汤下五七十丸。

加减内固丸《宝鉴》 治命门火衰，肾寒阴痿，元阳虚惫。

巴戟　肉苁蓉　山茱萸　菟丝子各三两　破故纸二两五钱　石斛　胡芦巴各二两　茴香一两　附子五钱

上末，蜜丸如梧子，温酒或盐汤下五七十丸。

阴囊湿痒 即肾脏风，精血不足，嗜欲内伤，风冷外乘，风湿毒气从虚而入。囊下湿痒，或生疮皮脱，下注则两脚生疮癣，

---

① 腽肭脐：即海狗肾。性味咸，大热。

或耳鸣眼昏，甘草煎洗或蛇床子、吴茱萸、车前子并佳。囊痈，湿热入肝，虽皮脱、丸悬不死，苏叶或荷叶包裹。如燥，香油润之。

活血驱风散《宝鉴》 治肾脏风，囊下湿痒，脚生疮癣。

白蒺藜炒 当归 川芎 白芷 细辛 桃仁 半夏 槐润 白芍药 五灵脂 甘草生各六分 苍术 杜仲 桂皮 薏苡仁 天麻 橘红 厚朴 槟榔 枳壳各三分 姜五片 枣二枚

水煎，入乳香末少许，空心服之。乳香以佐心气，使心肾相交。

诸疝通治 二陈汤痰饮随症加减，五苓散寒门、茱萸内消丸。

四炒川楝丸《宝鉴》 治一切疝气，肿痛缩小，久服断根。

川楝肉一斤（作四份：一份用麸一合，斑蝥四十九枚同炒；一份用麸一合，巴戟一两同炒；一份用麸一合，巴豆四十九枚同炒；一份用盐一两、茴香一合同炒。并以麸黄色为度，拣去同炒药，只取川楝肉），再加木香、破故纸（炒）各一两

为末，酒糊丸如梧子，每五十丸盐汤下，日三服。

乌附通气汤《宝鉴》 治新久疝病，四气七情疝，皆效。

乌药 香附子 当归 白芍药 山楂肉 橘皮各一钱 白术七分 赤茯苓 泽泻各五分 猪苓 木香 甘草各三分

空心服。

十味苍柏散《宝鉴》 通治湿热疝痛。

苍术 黄柏 香附子各一钱 青皮 玄胡索 益智仁 桃仁各七分 茴香炒 附子炮 甘草各五分

空心服。

妇人阴门诸疾 阴户突出如菌，四围肿痛，或阴挺尺许，

名阴癞。肝郁脾虚，先以补中益气汤内伤加山栀、茯苓、车前子、青皮，更以归脾汤神门加山栀、茯苓、川芎，或龙胆泻肝汤，或柴胡四物汤妇人加草龙胆、青皮，外用藜芦末猪脂调涂。阴脱详见妇人门。阴肿痛极、便秘，枳实、橘皮炒绢袋盛，遍身阴户更换热熨，又四物汤血门加柴胡、山栀、牡丹皮、草龙胆。寒热，加味逍遥散妇人加知母、地骨皮、车前子。阴疮，乃七情郁火损伤肝脾，湿热下注，或月后行房，湛浊流阴道，生疳疮，与男子妒精疮①略同。先以荆芥、蛇床子煎洗，黄丹、枯矾、萹蓄、藁本各一两，硫黄、蛇床子、荆芥各五钱，蛇蜕一条，烧灰末，清油调涂。阴中生虫极痒，蚀脏腑死，令人寒热，先以蛇床子煎洗，五倍子五钱，白矾一钱，乳香、铜丝②各五分，轻粉二分五厘，为末糁之；又猪肝一大片，花椒末葱拌猪油煎干待冷，纳阴户，虫入肝换他。湿痒出水痛，乃忧思过伤，归脾汤加柴胡、栀子、牡丹、赤芍。溃烂，加味逍遥散，或猪肝捣烂，入米粉少许作粥，空心服。阴冷，蛇床子或硫黄、白矾煎洗。交接出血作痛，乃房劳有伤肝火动，脾不能摄血，归脾汤、补中益气汤，外用熟艾绵裹入阴中，或乱发、青皮烧末糁之。

---

① 妒精疮：又名疳疮。多因接触或与患此病人性交而传染，好发于男子阴茎、龟头、包皮，女子大小阴唇、阴道等部位。该病初起阴茎痒痛，坚硬紫色疙瘩渐生；或患处出现豆粒大小之硬结，不红不肿不破溃，名为硬性下疳；若初起即似小疮，皮肤流水，肿痛日生，痒麻时发，疼痛明显者，名为软性下疳。《千金要方》曰："夫妒精掩者，男子在阴头节下，妇人在玉门内，并似疳疮，作白齐食之大痛，疳即不痛也。"

② 丝：诸本均为此字，按文义似应作"绿"。存疑。

后　阴

脉法　蜃蚀肛阴，虚小者生，紧急者死。痔脉沉小实易治，浮洪而软弱难愈。

痔病之因　盖筋脉病也，小肠热必痔重也，大肠热便血轻也。痔非外邪，乃脏内湿热风燥合成，其肠头成块者，湿也；坠肿者，湿兼热也；出脓血者，热胜血也；大痛者，火热也；痒者，风热也；便秘者，燥热也；尿涩者，肝湿热也；盖因酒色风气食过度也。

痔病有五　牡痔，肛出肉珠如鼠乳，滴脓血。牝痔，肛生疮肿，突出数枚，脓溃且散，并秦艽苍术汤。脉痔，肠头颗颗发瘟，且痛且痒。肠痔，肛内结核，寒热脱肛，治同脱肛。气痔若当忧恐恚怒，立见肿痛，气散则愈，加味香苏散。又有三痔血痔，同肠风脏毒，瘘痔同痔漏。酒痔，饮酒辄肿痛或下血，干葛汤。毒甚者，大如鸡冠；毒浅者，小如牛乳，种种不同皆三阴虚也。体薄、肝脾肾阴精损者，肾气丸_{五脏}、补中益气汤_{内伤}、十全大补汤_{虚劳}选用。肠澼下血，作一派，远射如箭，湿热也，当归和血散。肠风脏毒_{见血门便血条}。

加味香苏散《宝鉴》　治气痔。

陈皮　枳壳　川芎　槐花各一钱　紫苏茎　槟榔　木香　桃仁　香附子　甘草各五分　姜三片　枣二枚

干葛汤《宝鉴》　治酒痔。

干葛　枳壳　半夏　赤茯苓　生地黄　杏仁各一钱　条芩　甘草各五分　黑豆百粒　姜三片　白梅一个

加味槐角丸《宝鉴》　治诸痔及肠风脏毒。通用槐角、生干地黄各二两，当归、黄芪、黄连、条芩、枳壳、秦艽、防风、连翘、地榆、升麻各一两，阿胶、川芎、白芷各五钱。

上末，酒糊丸如梧子，温酒或米饮下五七十丸，空心。

秦艽苍术汤《宝鉴》 治湿热风燥合而为痔，其肠头成块者，湿与热也。大痛者，风也。大便秘结者，燥也。此药神效。

秦艽 皂角仁烧存性 桃仁泥各一钱 苍术 防风各七分 黄柏酒洗，五分 当归梢酒洗 泽泻 槟榔末各三分 大黄二分

上除槟榔、桃仁、皂角仁外，余药作一贴，水三盏煎至一盏二分，去滓入三味末再煎至一盏，空心热服，以美膳压之，一服即愈。

当归和血散《宝鉴》 治肠风射血，及湿毒下血。

当归 升麻各一钱五分 槐花炒 青皮 荆芥 白术 熟地黄各七分 川芎五分

上末，每二钱 空心米饮调下。

益智和中汤《宝鉴》 治肠澼下血色紫黑，腹痛恶寒，右关脉按之无力，喜热物熨之，内寒明矣。

白芍药一钱五分 当归 黄芪 升麻炙 甘草各一钱 牡丹皮 柴胡 葛根 益智 半夏各五分 桂枝四分 官桂 干姜炮，各二分。

熊冰膏《宝鉴》 治五十年久痔，及一切诸痔、痔漏、脱肛、肿痛，绝胜他药。熊胆二分五厘，片脑五厘，研匀，白雄鸡胆三个取汁调匀，以鸡羽蘸涂痔上，先以药水洗净乃上药，神效。一方熊胆、片脑各少许，井水研调涂痔上，名曰熊胆膏。又方治诸

痔，雄鸡胆、片脑并研匀涂之为佳。

田螺膏《宝鉴》 治痔疮肿痛，坐卧不得。诸药不效，惟此极妙，一点即好。大田螺八九个，针破顶盖，入白矾末少许，置地上，尖底埋土中，其顶盖仰天，经一宿次日取盖上水汁，以鸡羽涂痔上，五七次即消。治痔瘘，田螺一个，挑开厣①，入片脑少许，先以冬瓜煎汤洗后，取药涂之。又蜗牛一个，入片脑、麝香各少许，入瓦器顿②半日，自化成水，取涂痔上。

枯痔方《宝鉴》 治诸痔，消肿。

雄黄　硫黄　明矾各等分

上末，用新盏先铺矾末一半，次铺余药，又以矾末盖上，火煅候矾枯为度，研为末，津唾调敷，干落为度，后用石膏、五倍子末敷收疮口，神效。

痔漏 痔破流脓，即瘘痔，浸淫湿烂，虫蚀极痒痛，或射血如线，得于酒色，痔轻漏重。治法：初宜凉血清热燥湿，久则涩窍杀虫，兼乎温散。或初因风冷，久虚挟湿热，一云先服补气血大剂，外用附子末津和作饼，敷漏上灸微热，干则易，至肉平效。

凉血饮《宝鉴》 治痔漏，因风热燥归于大肠，故凉血为主。

人参　黄芪　黄连　生地黄　当归　川芎　槐角　条芩　枳壳　升麻各一钱

空心煎服或丸服。

秘传神应膏《宝鉴》 治痔漏。

---

① 厣（yǎn眼）：即螺类介壳口圆片状的盖。
② 顿：同"炖"。

片脑　熊胆　血竭　牛黄　乳香　没药各五分

上末，蜗牛取肉捣成稀膏，每夜洗净拭干，将此膏搽上患处，数遍即愈，宜瓷罐收贮，不要干了。

黑地黄丸《宝鉴》　治久痔、痔漏下脓血。

苍术一斤，泔浸　熟地黄一斤　五味子八两　干姜秋冬一两、春七钱、夏五钱

上末，枣肉丸如梧子，空心米饮或温酒下百丸。

取痔虫方《宝鉴》　槐白皮煎汤熏谷道，桃皮叶杵烂，水渍去滓渍之。枣肉入水银，捻如枣核，临卧纳肛内，若痛加甘草末。东向石榴根皮末糁之。

塞漏孔方《宝鉴》　赤石脂、白石脂、枯矾、黄丹、脑子同末塞之，或饭和捻条插入。涩药插窍，童便煅炉甘石、牡蛎粉、龙骨、密陀僧。

脱肛　即肠痔，气虚也。劳倦房欲过度，及产妇用力过多，与小儿叫号努气，并久痢不止，风邪袭虚而作气下陷，补中益气汤内伤加诃子、樗根白皮少许；气热，条芩六两，升麻一两，面糊丸服；血热，四物汤血门加黄柏、升麻；风邪，败毒散寒门；湿热，升阳除湿汤大便；肾虚，六味地黄丸、八味丸并五脏；肛痒，肠中有虫，生艾、苦楝根煎汤熏洗，或槐白皮煎汤熏洗。

参芪汤《宝鉴》　治肛门虚寒脱出。

人参　黄芪蜜炒　当归　白术　生地黄　白芍药酒炒　白茯苓各一钱　升麻　桔梗　陈皮　干姜炒，各五分　甘草炙，三分

猬皮散《宝鉴》　治因泄痢或努力脱肛。

猬皮　鳖甲各一个，烧存性　磁石煅醋淬七次，五钱　桂心三钱

末，每二钱，空心米饮下，仍用草鞋底炙热按入。忌房事。

蚊蛤散《宝鉴》 治脱肛不收。

五倍子末，入白矾、蛇床子煎汤熏洗后，以赤石脂末糁芭蕉叶上托入，或长尺余者，以两床相接中空，以器盛药水满，架起与床平，令病者仰卧浸器中，逐日如此缩尽为度。

七圣丸《宝鉴》 治肛门痛不可忍。《脉诀》曰：积气生于脾脏傍，大肠疼痛阵难当。此药主之。

郁李仁泥一两五钱 羌活一两 大黄煨，八钱 槟榔 桂心 木香 川芎各五钱

上末，蜜丸如梧子，白汤下三五十丸，微利即愈，切不可快利，其痛滋甚。

洗痔熏痔法《宝鉴》 痔肿痒痛，威灵仙、枳壳煎汤熏洗，槐花、荆芥、枳壳、艾叶煎汤入白矾熏洗。痔漏，川椒、艾叶、葱白、五倍子、焰硝、马齿苋、茄子根水煎熏洗。痔痛不可忍，木棉花煎汤入焰硝熏洗，单用焰硝水妙。脱肛，苦参、五倍子、东壁土煎汤熏洗，又热童便和白矾末熏洗，以烘热鞋底搽入。五痔及瘘漏，虫蚀脓血，猬皮三指大，雄黄如枣大，熟艾如鸡子。上粗末入瓦缸火烧，坐上熏之，取烟从口中出为佳，三日将息，更熏三度永差。鳗鲡鱼火烧熏之，虫尽死，鲎鱼亦佳。

霍　乱

脉法 浮洪或微滑者，生；微迟或涩数者，死。脉或伏、或绝、或结、或促、或代，皆不死，脉乱故也。

霍乱形症 人或冷热不调，内伤饮食，外感风寒，不能消化水谷，真邪相干，升降失常，心腹疼痛，吐利寒热，头疼眩晕，虚烦，夏秋为多。邪在上焦，心痛而吐；邪在下焦，腹痛而泻；

邪在中焦，心腹俱痛。吐利俱作，甚则转筋欲死，风盛故也，不急治死。

干湿霍乱治法 干霍乱者，心腹痛不吐利，关格阴阳，烦躁喘胀，多死。禁凉药，急用盐汤或姜盐汤探吐，续以理中汤_{寒门}倍橘红，或藿香正气散_{寒门}加官桂、枳壳、赤茯苓、木瓜，吞苏合香丸_{气门}。绞肠沙者，干霍乱一名也，腹痛不可忍或手足厥冷，乃肠绞缩在腹也。急用盐汤吐之，针尺泽、委中穴，或十指头出血，兼服治中汤_{寒门}或藿香正气散。湿霍乱者，上吐下泻，渴为热，五苓散_{寒门}，不渴为寒，理中汤。寒月虚冷，理中汤、五积散_{寒门}；暑月烦渴，黄连香薷散或茹苓汤_{并暑}；分消上下，更和益元散_{暑门}降火；虚烦，竹叶石膏汤_{寒门}；四时通用藿香正气散或白矾水吐之。吐泻心腹痛，炒盐二碗，纱包顿胸腹，熨斗火熨之，气透则省，又熨背；又法，盐炒吴茱熨脐。吐泻时，切勿与谷食及酒，立死，待吐泻止少与稀粥。大吐泻气欲绝，肢冷面黑，则与脱阳症同，大固阳汤_{救急}。考救急门脱阳条治之

姜盐汤《宝鉴》 治干霍乱欲死。

盐一两　生姜切，五钱

上同炒色变，以童尿二盏同煎至一盏，分二服。

木萸散《宝鉴》 治霍乱吐泻，肢体转筋逆冷。

木瓜　吴茱萸　食盐各五钱

上同炒令焦，瓶盛百沸水三升，入药同煎至二升，冷暖任意服。如无前药，枯白矾末一钱，沸汤调服；如无白矾，只用盐一捻、醋一盏同煎服，或盐梅咸酸等物皆可煮服。

回生散《宝鉴》 治霍乱吐泻过多，但一点胃气存者服之。藿香、陈皮各五钱，水煎温服。

麦门冬汤《宝鉴》 治霍乱后烦渴。

麦门冬二钱 陈皮 半夏 白术 白茯苓各一钱 小麦半合 人参 甘草各五分 姜三片 梅一个

一名九君子汤。

二香黄连散《宝鉴》 治伏暑霍乱，腹痛燥闷，脉沉，手足冷。

藿香 厚朴 半夏 赤茯苓 陈皮 白扁豆 香薷各一钱 黄连 泽泻各八分 甘草三分

水煎，入姜汁一匙温服。

霍乱后转筋 暴吐泻亡津液，不润宗筋，两脚转筋，甚则遍身转筋，厥冷，盐填脐中，艾灸无数，或灸大颠①、中脘、气海，胸若暖立省；木萸散加茴香、甘草、紫苏，理中汤寒门加石膏一两或理中汤去术加生附子。大蒜研涂两脚心。胁痛脉弦，平胃散六腑加木瓜五钱或小建中汤虚劳加柴胡、木瓜。厥冷脉微，加当归、附子。血热，四物汤血门加酒芩、红花、苍术、南星。转筋不止，男子牵阴，女子牵乳两旁。

木瓜汤《宝鉴》 治霍乱转筋。

木瓜四钱 吴茱萸二钱 茴香炒一钱 甘草炙，四分 姜三片 紫苏十叶 盐一撮 梅一个

呕　吐

脉法 寸口数则吐，寸紧尺涩或滑，或寸细而数。数为热，细为寒。脉弦者，胃虚膈噎反胃。浮缓生，沉涩死。

呕吐治法 皆属火。呕者有物有声，气血俱病；吐者有物无

---

① 大颠：经穴别名。即大椎。

声，血病；哕者有声无物，气病。皆因脾虚，或寒客胃，或伤食。呕重吐轻，胃冷厥冷，食久乃吐，二陈汤_{痰饮}加缩砂、丁香、姜、桂，甚加附子；或理中汤_{寒门}去甘草，加陈皮、半夏、赤茯苓、藿香、丁香、缩砂、桂皮。胃热、手足热，食已即吐，二陈汤加芩、连、栀子，甚加木香、槟榔。上焦吐，脉浮洪，食入暴吐，口渴，六君子汤_{痰饮}加木香。中焦吐，脉浮弦，伤食与气，平胃散_{六腑}、二陈汤加青皮、缩砂、白豆蔻、山楂、神曲。下焦吐，脉沉迟，朝食暮吐，暮食朝吐，尿清便秘，附子理中汤_{寒门}。热结，大柴胡汤_{寒门}；痰火呕吐，小调中汤_{痰饮}；瘀血呕吐，腥臊恶心杂涎血，四物汤_{血门}加赤茯苓、牡丹皮；虚者，八物汤_{虚劳}加陈皮。

保中汤《宝鉴》 因痰火致呕吐，不下饮食。

白术_{土炒}，二钱 黄芩 黄连_{并土炒} 藿香 栀子_{姜汁炒，各一钱}
半夏 陈皮 赤茯苓_{各八分} 缩砂_{三分} 甘草_{二分} 姜_{三片}

以长流水和黄泥，澄清取水煎之，稍冷频服。

清热二陈汤《宝鉴》 治痰火呕吐出涎。

半夏 陈皮 赤茯苓 甘草 人参 白术 竹茹 砂仁 栀
子 麦门冬_{各一钱} 姜_{三片} 枣_{二枚} 梅_{一个}

葛根竹茹汤《宝鉴》 治胃热呕吐。

葛根_{三钱} 半夏_{切，姜汁、浆水同煮，焙干，二钱} 甘草_{一钱} 姜
_{三片} 枣_{二枚} 竹茹_{一弹子大}

比和饮《宝鉴》 治胃虚呕吐，不纳水谷，闻食即呕，闻药亦呕。

人参 白术 白茯苓 神曲_{炒，各一钱} 藿香 陈皮 缩砂
甘草_{各五分} 陈仓米_{一合}

上作一贴，先以顺流水三升，泡伏龙肝末，澄清取一升五合，

入药及姜三片，枣二枚同煎至七分，去滓稍冷服，日二三，遂纳而不吐，别以陈仓米煎汤，时时啜之。

恶心干呕 恶心者，无声物，但兀兀欲吐，不吐见食便恶心，二陈汤_{痰饮}加白豆蔻、香附子、缩砂。干呕者，只有声，或厥冷吐涎，生姜、橘皮煎服。胃虚寒，理中汤_{寒门}加陈皮、半夏，或六君子汤_{痰饮}加缩砂。胃热痰火烦渴，二陈汤加姜炒芩、连。

生姜半夏汤《宝鉴》 治胸中似喘不喘，似呕不呕，似哕不哕，彻心中，愦愦然无奈者。

半夏五钱，水一盏半，煎至半盏，入姜汁半盏，和匀缓缓服。

栀子竹茹汤《宝鉴》 治胃热恶心，干呕不止。

栀子炒，三钱　陈皮二钱　青竹茹一钱五分

水煎，和姜汁服。

食痹吐食 食痹者，食已心痛，阴阴然不可名，不可忍，吐出痛止，乃胃气逆不下行，寒也。风客胃，翻翻不定全不食，不换金正气散_{寒门}。

茯苓半夏汤《宝鉴》 治风痰羁绊于脾胃之间，恶心欲吐，宜实脾土。

麦芽炒，一钱五分　白术　白茯苓　半夏　神曲炒，各一钱三分
橘红　天麻各一钱

上粗末，姜五片，煎服。

噎膈反胃治法 噎膈反胃者，三阳热结，血液俱耗，脉洪数有力，便尿闭塞，反而上行，噎食不下，纵下复出。大率血虚，四物汤_{血门}；气虚，四君子汤_{气门}；痰，二陈汤_{痰饮}；实火，解毒汤_{寒门}；便秘，通幽汤_{大便}；气血俱虚，八物汤_{虚劳}，俱加姜汁、童便、竹沥、韭汁。食积，枳术丸_{内伤}加黄连、陈皮、半夏，或保

和丸内伤。七情，分心气饮气门。盖噎病属血干，血静则火不起，宜养金水生津液，肾气丸五脏，且多饮牛羊乳，盖人乳有火不可用。禁香燥药，宜薄滋味。酒客加砂糖、驴尿以防虫生。

五膈宽中散《宝鉴》 治五膈①食不下。

厚朴 香附子各一钱五分 甘草五分 青皮 陈皮 丁香 缩砂各四分 木香三分 白豆蔻二分

上粗末，姜三片，盐少许，煎服。

生津补血汤《宝鉴》 治年少人噎膈，乃胃脘血燥不润，故便闭塞而食不下。

当归 白芍药 生地黄 熟地黄 白茯苓各一钱 枳实 陈皮 黄连炒 苏子 贝母各七分 缩砂 沉香水磨取汁，各五分 姜一片 枣二枚

水煎，入沉香汁服。

顺气和中汤《宝鉴》 治呕吐反胃，嘈杂吞酸，噎膈吐痰水，心腹刺痛。

陈皮盐水炒 香附子醋炒 栀子姜汁炒黑，各一钱 白术土炒，八分 白茯苓七分 半夏 神曲 黄连姜汁浸，洒，干猪胆汁拌炒，各六分 枳实五分 缩砂三分 甘草炙，二分 姜三片

长流水入黄土泥搅，澄清水煎，入竹沥、童便、姜汁温服。

呕吐、噎膈、反胃宜通大便 呕吐忌利药，言其常，若便尿热结不通，呕吐膈食，不用利药呕吐何止？三一承气汤寒门。虚冷，苏感丸大便；热结，猪胆导等法大便。

紫沉丸《宝鉴》 治中焦吐食，由食积与寒气相格，故吐而疼，

---

① 五膈：证名。为忧膈、恚膈、气膈、寒膈、热膈的总称。

卷之四

一九一

此主之。

陈皮五钱　半夏曲　代赭石　缩砂　乌梅肉各三钱　丁香　槟
榔各二钱　沉香　木香　杏仁　白术各一钱　白豆蔻　巴豆霜各五分

上末，醋糊丸如黍米，每五十丸姜汤下。一法，橘皮一个，
去白，生姜一块煨熟，煎汤，下紫沉丸百丸，一日二服后，大便
通，不吐则止。

人参利膈丸《宝鉴》　治噎膈，大便燥结，喘满壅塞，治膈气
之圣药也。

人参　当归　藿香　枳壳　大黄　厚朴　甘草各一两　木香
槟榔各七钱五分

上末，水丸如梧子，白汤下五七十丸。

咳　　嗽

脉法　寸微，为咳；弦紧，为寒。浮风、细湿、数热。沉为
留饮，胃濡伤食，洪滑多痰，弦涩血小。浮大易治，沉小难治。
喘脉浮滑，生；涩数，死。大抵宜浮迟，不宜急数。脉结或促或
微可治，代者危。

咳嗽病因　咳，无痰有声，肺气伤；嗽，无声有痰，脾湿
动；咳嗽，有声有痰也。形寒饮冷则伤肺咳嗽，秋伤湿冬必咳嗽，
咳非独肺也，脏腑皆有。春宜润肺抑肝，夏清金降火，秋清热泻
湿，冬解表行痰。晨嗽，食积火流肺，泻白散五脏加知母。午前多
胃火，石膏煅醋糊丸服。便闭喘咳痰稠者，瓜蒌枳实汤痰饮、败毒
散寒门。午后多阴虚，四物汤血门合二陈汤痰饮加知母、黄柏、麦
门冬。黄昏多肺火，不宜用凉药，五味子、五倍子敛而降之。咳
之为病有二：咳即出痰者，脾湿胜，宜南星、半夏、皂角灰燥其

脾，连咳十数不出痰者，肺燥胜，宜枳壳、紫苏、杏仁利其肺。咳而胁痛，宜青皮疏肝，兼用白芥子。

二母散《宝鉴》 治诸般咳嗽，兼治痰喘。

知母 贝母各一两 巴豆十粒，作霜

上末，每服一字，与姜三片，临卧细嚼，白汤下，便合口睡，其嗽即定，亦治久嗽不愈。

风嗽、寒嗽 风乘肺，脉浮，鼻塞声重，寒热自汗恶风，口干喉痒，语未竟而咳，参苏饮寒门加桑白皮、杏仁。寒伤肺，脉紧，寒热无汗恶寒，烦躁不渴，胸紧声哑，遇寒而咳，二陈汤痰饮加麻黄、杏仁、桔梗，或理中汤寒门加赤茯苓、半夏、陈皮、细辛、五味子。风寒郁热夜咳，三拗汤加知母、黄芩。天行嗽，参苏饮。

金沸草散《宝鉴》 治肺感风寒，咳嗽声重，痰涎黄浊壅盛。

荆芥穗二钱 旋覆花 前胡各一钱五分 麻黄 赤茯苓等各一钱 半夏七分五里 细辛 甘草各三分 姜三片 枣二枚 梅一个

水煎，绵滤去滓服。

三拗汤《宝鉴》 治感风寒，咳嗽，鼻塞声重，失音。

麻黄不去根节 杏仁不去皮尖 甘草不炙不去皮，各一钱五分 姜五片

华盖散《宝鉴》 治肺感寒邪，咳嗽上气，鼻塞声重。

麻黄二钱 赤茯苓 苏子 陈皮 桑白皮 杏仁各一钱 甘草炙，五分 姜三片 枣二枚

半夏温肺汤《宝鉴》 治虚寒咳嗽，中脘有痰水冷气，心下汪洋，嘈杂，多唾清水，脉沉弦细迟，此胃虚冷也。

半夏 细辛 桂心 旋覆花 陈皮 人参 桔梗 白芍药

甘草各一钱　赤茯苓六分　姜五①片

桔梗汤《宝鉴》　除痰止咳嗽，又治心咳。

桔梗　半夏制　陈皮去白，各一两　枳实三钱

上为粗末，每三钱，姜五片，煎服。

饴姜丸《宝鉴》　治冷嗽。

黑糖一斤　干姜细末，四两

上先熔糖，次下姜末，和匀待凝，作片，常常嚼下。

人参饮子《宝鉴》　治天行咳嗽，痰盛，寒热。

人参　桔梗　五味子　赤茯苓　半夏各一钱五分　枳壳　甘草
各七分　姜五片

热嗽、湿嗽　暑伤肺，脉数，烦渴，声嘶，吐沫咯血，辰
砂六一散暑门，痰小，调中汤痰饮。湿伤肺，脉细，骨节烦疼，洒
淅身重，有汗，尿不利，五苓散、不换金正气散并寒。

参术调中汤《宝鉴》　除热补气，止嗽定喘，和胃进食。

桑白皮一钱　黄芪八分　人参　白术　白茯苓　甘草各六分
地骨皮　麦门冬　陈皮各四分　青皮二分　五味子二十粒

四汁膏《宝鉴》　止咳嗽，消痰，降火。

雪梨汁　藕汁　生萝卜汁　生薄荷汁

上等分，入砂糖屑和匀，慢火熬成膏，以匙抄服。

千金麦门冬汤《正传》　治火热乘肺，咳唾血，胸胁胀，上气
喘急，赢瘦，五心烦热而渴。

麦门冬　桑白皮　生地黄各七分　紫菀茸　半夏　桔梗　竹叶
麻黄各五分　五味子　甘草各三分　姜三片

---

① 五：经国堂本、秋水书屋本皆作"三"。

煎服，若病后火热乘肺，渴而烦闷，去半夏代贝母，去麻黄代天门冬尤妙。

郁嗽、干嗽、火嗽 郁嗽者，火甚，干咳无痰，乃水枯火炎于肺，泻白散五脏加桔梗，虚者肾气丸五脏。干嗽者，肺无津液，有声无痰，火郁之症久成劳，上用桔梗开之，下用补阴降火，四物汤血门加竹沥、黄柏，或琼玉膏身形，或生地黄二斤，杏仁二两，生姜、白蜜各四两，捣如泥，盛器，饭蒸五六度，五更咽三匙。火嗽者，有声痰，少面赤，或烦渴，脉洪数，二母宁嗽汤，久不愈，宜玄霜雪梨膏血门。

清金降火汤《宝鉴》 治热嗽，能泻肺胃之火。

陈皮　杏仁各一钱五分　赤茯苓　半夏　桔梗　贝母　前胡　瓜蒌仁　黄芩　石膏各一钱　枳壳八分　甘草三分　姜三片

水煎，食后服。

二母清顺汤《保元》 治上气喘逆，咽喉不利，痰滞咳嗽，口舌干渴。

知母　贝母各二钱　天门冬　麦门冬　当归身　枯芩　山栀子　天花粉　玄参　桔梗各一钱　薄荷七分　人参五分　甘草三分

劳嗽夜嗽 劳嗽，虚劳，盗汗，痰多，寒热，或吐血，四物汤血门、加减六味地黄丸五脏、琼玉膏身形。夜嗽，阴虚，六味地黄丸加知母、黄柏、橘皮、贝母、天门冬，勿用生姜散气并参看火门阴虚火动条。

人参清肺汤《宝鉴》 治久嗽劳嗽，及肺痿唾血腥臭。

人参　桑白皮　地骨皮　知母　阿胶珠　罂粟壳蜜炒　杏仁　桔梗　甘草各一钱

入大枣、乌梅各一枚，水煎去滓，入蜜一匙搅匀，澄清吸服。

食积嗽、痰嗽 食积嗽，因食生痰，胸满噫酸，二陈汤痰饮加厚朴、山楂、麦芽。痰嗽，痰出嗽止，多胸满，二陈汤加枳壳、桔梗、瓜蒌仁、黄芩、贝母。

二母宁嗽汤《宝鉴》 治伤饮食，胃火上炎，冲逼肺气，痰嗽久不愈。

石膏二钱 贝母 知母各一钱五分 栀子 黄芩各一钱二分 桑白皮 赤茯苓 瓜蒌仁 陈皮各一钱 枳实七分 生甘草二分 五味子十粒 姜三片

气嗽血嗽 气嗽者，七情痰结成咳，或如败絮梅核，咯咽不得，妇人多有，苏子降气汤气门、加味四七汤神门。血嗽者，因打扑，喉有腥气，唾血，四物汤血门加大黄、苏木末，酒调服。

三子养亲汤《宝鉴》 治咳嗽气急，养脾进食。

紫苏子 萝卜子 白芥子各一钱

纸上微炒研，煮汤饮，勿煎太过。

酒嗽、久嗽 酒嗽，伤酒饮冷，冷热凝胃成湿痰。

瓜蒌仁、杏仁、黄连等末，竹沥、姜汁糊丸服。久嗽痰胶，气不升降而作，蜂姜丸。肺胃寒食少，只理脾咳止，然肾纳气，久咳动引百骸，脐下气逆，乃气不归元，三味安肾丸虚劳。阴虚，肾气丸五脏；阳虚，黑锡丹寒门。

蜂姜丸《宝鉴》 治酒痰嗽，及积痰久嗽留肺脘，黏滞如胶，气不升降。

便香附 白僵蚕炒 海蛤粉 瓜蒌仁 蜂房 杏仁 神曲各等分

上末，以姜汁竹沥入，蜜丸如樱桃，含化咽下。一方无便香附，有茜根。

清肺汤《宝鉴》 治久嗽，及痰嗽、肺胀嗽。

黄芩一钱五分 桔梗 赤茯苓 桑白皮 陈皮 贝母各一钱
当归 天门冬 杏仁 栀子 麦门冬各七分 五味子七粒 甘草三
分 姜三片 枣二枚

风寒喘 呼吸急促谓喘，风寒内郁，肺胀气逆。风喘，金沸
草散；寒喘，三拗汤加陈皮、桂皮、五味子，或藿香正气散寒门加
五味子、杏仁，或小青龙汤寒门；冷喘，下虚，气不归元，八味丸
五脏、黑锡丹寒门。

参苏温肺汤《宝鉴》 治形寒饮冷则伤肺，喘喝烦心，胸满
短气。

人参 紫苏叶 官桂 木香 五味子 陈皮 半夏 桑白皮
白术 白茯苓各一钱 甘草五分 姜三片

痰喘、气喘 痰喘有痰声。风痰，千缗导痰汤；食积湿痰，
二母散、神保丸气门；气喘，七情所伤，气急无痰声，四七汤、苏
子降气汤并气；气实人，服黄芪喘，三拗汤泻气。

千缗汤《宝鉴》 治痰喘，数服即安。

半夏七枚，炮，四破 皂角炙 甘草炙，各一寸 南星炮，一钱
姜五片

加陈皮、赤茯苓、枳壳各一钱，名千缗导痰汤，治同。

定喘化痰汤《宝鉴》 治咳嗽痰喘。

陈皮 杏仁各二钱 半夏 南星并制，各一钱五分 五味子 甘
草各八分 款冬花 人参各七分 姜五片

苏子导痰降气汤《宝鉴》 治痰喘上气。

苏子二钱 半夏 当归各一钱五分 南星 陈皮各一钱 前胡
厚朴 枳实 赤茯苓各七分 甘草五分 姜三片 枣二枚

四磨汤《宝鉴》 治七情郁结，上气喘急。

人参 槟榔 沉香 乌药

上各等分，浓磨水取七分盏，煎三五沸，微温服，不拘时。加木香、枳壳等分，制法服法同上，名六磨汤，治同上。

火喘、阴虚喘 火喘，火炎肺胃，乍进乍退，得食则减，食已则喘，白虎汤寒门加瓜蒌仁、枳壳、黄芩，导痰汤痰饮加芩、连、栀子、瓜蒌仁、杏仁，滋阴降火汤火门。阴虚喘，阳无所依附而上奔，四物汤血门倍芍药，加人参、五味子，或四物汤合二陈汤痰饮加枳壳、黄芩、知母、黄柏。

泻火清肺汤《宝鉴》 治火喘。

片芩一钱 栀子 枳实 桑白皮 陈皮 杏仁 赤茯苓 苏子 麦门冬 贝母各八分 沉香五分，水磨取汁 朱砂五分，水飞

水煎，入沉香汁、朱砂末、竹沥调服。

水喘、胃虚喘、久喘 水喘，饮水多漉漉有声，怔忡喘满，小青龙汤寒门。胃虚喘，虚极气逆，抬肩撷肚，生脉散暑门加杏仁、陈皮、白术，或理中汤寒门加胡椒。久喘，气短不能接续，似喘非喘，单人参汤气门。

平肺汤《宝鉴》 肺与肾皆以至阴积水，喘急咳嗽，盖水乘之也。

葶苈子炒，二钱 桑白皮炒 桔梗 枳壳 半夏 紫苏叶各一钱 麻黄七分五厘 甘草五分 姜五片

定喘汤《宝鉴》 治肺虚久喘。歌曰：和剂须投定喘汤，阿胶半夏及麻黄，人参四两同甘草，四两桑皮五味强。罂粟二钱须蜜炙，三钱煎服用生姜，多年气喘从今愈，始信良医有妙方。

喘嗽劫药 诸嗽不止，椒目末一二钱，姜汤调服，虚者勿

用。又萝卜子（蒸熟）一两，皂角（烧灰）三钱，姜汁和蜜丸服。又五味子五钱，甘草二钱五分，五倍子、芒硝各一钱，蜜丸噙化。

哮证　哮，肺窍有痰，喘甚作响，宜吐痰，吐药入醋，忌凉药，此寒包热，须带表散之。水哮，水积肺为痰，金沸草散、小青龙汤_{寒门}。风痰哮，千缗导痰汤。欲断根，定喘汤。与厚味发者，清金丸。

定喘汤《宝鉴》　歌曰：诸病原来有药方，惟愁齁喘最难当，麻黄桑杏寻苏子，白果冬花更又良。甘草黄芩同半夏，水煮百沸不须姜，病人遇此仙丹药，服后方知定喘汤。治哮喘神方。

麻黄三钱　杏仁一钱五分　片芩　半夏　桑白皮　苏子　款冬花　甘草各一钱　白果（即银杏）二十一个，去壳，碎炒黄色
煎服，不拘时。

清金丸《宝鉴》　治哮喘遇厚味发者。

萝卜子淘洗，蒸熟晒干，末，一两　皂角烧存性，末，三钱
上末，姜汁浸，蒸饼丸如萝卜子，每取三四十丸，淡姜汤下。

解表二陈汤《宝鉴》　治哮吼，二陈汤_{痰饮}加紫苏叶、麻黄、杏仁、桑白皮、紫菀、贝母、桔梗各五分，姜三片。

肺胀、肺痿　肺胀咳而上气烦躁者，欲作风水发汗即愈；喘而脉浮，心下有水气，小青龙汤_{寒门}加石膏。肺胀而嗽不眠，痰挟瘀血，碍气，动则喘急，四物汤_{血门}加桃仁、诃子、青皮、竹沥、姜汁。若虚胀喘，单人参膏_{气门}。肺痿，尺数咳唾血，寒热自汗涎多，盖热在上焦，因咳而得，或汗出，或呕吐，或消渴，小便利数，或便难，或被快药下利亡津而得。

门冬清肺饮《宝鉴》　治肺胃虚弱，气促气喘，或吐唾血，将成肺痿证。

紫菀茸二钱　黄芩　白芍药　甘草各一钱五分　人参　麦门冬各一钱　当归身六分　五味子十五粒

噙化仙方《宝鉴》　治痰盛咳嗽，吐脓血，名肺痿。

甜梨汁　生萝卜汁　生姜汁　白砂糖　款冬花　桔梗　紫菀各二两　五味子一两

上共熬，去滓成膏，入人参末一两，丸如弹子，临卧噙化一丸。

人参平肺散《宝鉴》　治心火刑肺，传为肺痿，咳嗽喘呕，痰涎壅盛，寒热盗汗。

桑白皮二钱　知母　人参　地骨皮　甘草炙，各一钱　天门冬赤茯苓各八分　陈皮　青皮各五分　五味子二十粒　姜三片

咳逆治法　咳逆者，哕、饐①、饿②之总名，乃气上冲作声，其发有三五声，或七八声而止，纸捻刺鼻得嚏。阴症，胃寒，脉细，或吐下虚极，理中汤寒门倍人参，丁香柿蒂散。阳症，胸满，脉数，发热口苦，小柴胡汤寒门加橘皮、竹茹。痢后胃气不足，不能接续，补中益气汤内伤加竹茹、生姜、附子。气从脐下逆上，夜甚，四物汤血门加知母、黄柏、竹茹、陈皮、生姜。食塞，二陈汤痰饮加枳角、缩砂、紫苏。痰闭上，火动下，二陈汤加芩、连、桔梗、栀子，或人参芦煎服吐之。挟痰气虚，六君子汤痰饮。胃虚饮水多结胸，小青龙汤寒门去麻黄加附子，或五苓散寒门。七情气郁，木香匀气散气门，萝卜煎汤下，或苏子降气汤气门。

咳逆顺逆　哕声频密相连，为实，可治；若半时哕一声，为

---

① 饐（yē 喔）：《集韵》："食不下也。"《正字通》："饐字之伪字。"《灵枢经》："饐不得息"。

② 饿：（è 厄）：《玉篇》："如饥貌。"喻咳逆状。

虚，难治；咳逆至七八声相连，收气不回，难治，或病久脾败而发，额汗，连声不止，最恶。

丁香柿蒂散《宝鉴》 治大病后胃中虚寒，咳逆。

丁香　柿蒂　人参　白茯苓　橘皮　良姜　半夏制，各五钱
甘草二钱五分　生姜七钱五分

上粗末，每三钱煎，乘热服，或调苏合香丸气门服之为妙。一方七味各一钱，甘草五分，煎服亦佳。

橘皮竹茹汤《宝鉴》 治胃虚膈热而咳逆。

青竹茹四钱　橘皮三钱　人参二钱　甘草一钱　姜五片　枣二枚
煎服。加白术枳壳尤妙。一名陈皮竹茹汤。

半夏生姜汤《宝鉴》 治哕欲死。

半夏（制）五钱，生姜（切）一两，入青竹茹鸡子大。

卷之五

积　聚

脉法　郁，脉沉伏，或结促代涩，癥瘕积聚皆弦紧。心肺积，脉皆喘数；肝积，弦长；脾肾积，皆大。沉伏细而附骨者，积也；沉结者，聚也。有积不见脉，难治，见一脉相应，易治。坚强急生，虚弱死。

郁为积聚癥瘕痃癖之本　郁者，病结不散，气郁生湿，湿郁成热，热郁成痰，痰郁血不行，血郁食不消，遂成痞块。此六者相因为病，至升降不得。顺气为先，降火、化痰、消积，分多少治，苍术、芜芎总解诸郁。凡病当寻六郁与痰火，木郁吐之，火郁汗之，土郁下之，金郁渗泄解表，水郁抑制冲逆。

六郁汤《宝鉴》　通治六郁。

香附子二钱　川芎　苍术各一钱五分　陈皮　半夏制，各一钱
赤茯苓　栀子仁各七钱　缩砂　甘草各五分　姜三片

气郁加木香、槟榔、乌药、紫苏叶；湿郁加白术、羌活、防己；热郁加黄连、连翘；痰郁加南星、瓜蒌仁、海粉；血郁加桃仁、牡丹皮、韭汁；食郁加山楂子、神曲、麦芽。

越鞠丸《宝鉴》　解诸郁。

苍术　便香附　川芎　神曲炒　栀子炒，各等分
上末，水丸如绿豆，温水下七九十丸。

六郁　气郁，胸满胁痛，脉沉涩，二陈汤痰饮下交感丹气门。

湿郁，周身关节走痛，首如物蒙，足重，遇阴寒便发，脉沉濡，渗湿汤湿门。热郁，目蒙，口干舌燥，小便赤浊，脉沉数，升阳散火汤火门。痰郁，胸满，动则喘急，起卧怠惰，尺脉沉滑。血郁，四肢无力，能食，小便淋，大便红，脉沉芤涩。食郁，噫酸恶食，黄疸鼓胀痞块，气口紧盛。不言风寒者，郁则为热，故也。

解郁调胃汤《宝鉴》　治气分之火壅遏于中，时作刺痛，由怒忧思虑所致。

栀子盐水炒　当归酒洗，各一钱二分　白术　陈皮　白茯苓各一钱　赤芍药酒浸　干地黄酒洗，姜汁炒　香附米各八分　神曲炒　麦芽炒，各七分　川芎六分　桃仁　甘草各四分　姜三片

升发二陈汤《宝鉴》　治痰郁。

半夏二钱　陈皮　芫芎　赤茯苓各一钱五分　柴胡　防风　升麻　甘草各一钱　姜三片

当归活血汤《宝鉴》　治血郁。

当归　赤芍药　川芎　桃仁各一钱　牡丹皮　香附子　乌药　枳壳　青皮各八分　红花五分　桂皮　干姜炮　甘草各三分　姜三片

香砂平胃散《宝鉴》　治食郁。

苍术　厚朴　陈皮　便香附各一钱　山楂肉　缩砂　枳壳　麦芽　神曲　干姜　木香各五分　甘草炙，三分

入姜三片，萝卜子炒研，一撮。

积聚　积属五脏，阴也，有形，脉沉伏，发痛有常处。肝积，在左胁，名肥气、胁痛、痎疟。心积，起脐上，名伏梁，心烦。脾积，在胃脘稍右，名痞气，黄疸倦怠，饮食不为肌肤。肺积，在右胁名息贲，咳喘肺痈。肾积，起小腹上至心，名奔豚，喘逆骨痿，最难治。诸积禁吐下，徒损真气。聚属六腑，阳也，

无形，脉沉结，发痛无常处。痞与痃癖，胸膈间病，积聚肚腹，内疾多见男子；癥瘕独见脐下，妇人常得，皆因痰饮食积死血而成，其实一也。在右食积，在左血积，在中痰积。凡妇人有块多属死血。

加味柴平汤《宝鉴》 治积块有热。

柴胡 黄芩 半夏 苍术 厚朴 陈皮 山楂肉 青皮 枳壳 神曲 三棱 蓬术各七分 甘草五分 姜三片 枣二枚

越鞠保和丸《宝鉴》 开郁行气，消积散热。

白术三两 山楂肉二两 苍术 川芎 神曲炒 便香附 陈皮 半夏 白茯苓 枳实 黄连酒炒 当归酒洗，各一两 栀子炒 连翘 萝卜子炒 木香各五钱

上末，姜汁泡，蒸饼丸如梧子，姜汤下五十丸。

消积正元散《宝鉴》 治痰饮，气血郁结，食积气不升降，积聚胀痛。

白术一钱五分 神曲 香附 枳实 玄胡索 海粉各一钱 赤茯苓 陈皮 青皮 缩砂 麦芽炒 山楂肉 甘草各七分 姜三片

一名开郁正元散，无枳实，有桔梗。

散聚汤《宝鉴》 治六聚及癥瘕，随气上下，心腹刺痛，二便不利。

厚朴 吴茱萸 枳壳各一钱五分 陈皮 杏仁 桂心 赤茯苓各一钱 川芎 附子炮 甘草炙，各五分 半夏 槟榔 当归各四分 姜三片

溃坚汤《宝鉴》 治五积六聚，诸般痞块。

当归 白术 半夏 陈皮 枳实 山楂肉 香附子 厚朴 缩砂各一钱 木香五分

水磨，取汁调服。

《回春》云：左胁有块加川芎，右胁加青皮。肉食成块，加姜炒黄连。粉面食积，加神曲。血块，加桃仁、红花、官桂，去半夏、山楂。痰块，加海石、瓜蒌、枳实，去山楂。饱胀，加萝卜子、槟榔，去白术。健壮人加蓬术，瘦人加人参少许。

《保元》有红花、桃仁、白茯苓、蓬术、甘草，加减法与《回春》同。

大七气汤《宝鉴》 治五积六聚，心腹痛胀，二便不利。

三棱 蓬术 青皮 陈皮 桔梗 藿香 益智仁 香附子 官桂 甘草各一钱 姜三片 枣二枚

一方加大黄、槟榔各一钱，治诸般痞积，面色痿黄，四肢无力，皆缘内有虫积，或好食生米、或壁土、或茶炭咸辣等物，只一服除根。水煎，露一宿空心温服，不得些少饮食，不然则药力减而虫积不行矣。服后心腹痛，当下恶物如鱼冻虫鳖，至日午下积尽，方用温粥止之。

真人化铁汤《宝鉴》 治五积六聚，痃癖癥瘕。

三棱 蓬术 青皮 陈皮 山楂肉 神曲 香附子 枳实 厚朴 黄连 当归 川芎 桃仁 槟榔各五分 红花 木香 甘草各三分 姜三片 枣一枚

养正积自除 真气实，胃气强，积自消，断厚味，节色欲，戒暴怒，正思虑。积聚气虚不食，四肢沉困，补中益气汤内伤合大七气汤。凡攻击药，有病病受之，无病胃气受伤，虽参芪性偏，况攻击者乎。

诸物伤成积 食积，平胃散六腑加砂仁、香附子、神曲、麦芽、紫苏、生姜。酒积，面黄黑，腹胀时呕痰水，对金饮子内伤加葛根、赤茯苓、缩砂、神曲。面积，阿魏丸，萝卜子煎汤下。肉积，阿魏丸。鱼蟹积，香苏散_{寒门}多加生姜、木香。果菜积，用平胃散加丁香、麝香为末盐汤服。茶积，川椒末面糊丸如梧子，茶清下。水积，胸胁引痛，沥沥有声，十枣汤_{寒门}、芎夏汤_{痰饮}。血积，打扑瘀蓄，面黄粪黑，桃仁承气汤_{寒门}。虫积，食积变成虫，妙应丸_{虫门}、紫金丹_{解毒}。

阿魏丸《宝鉴》 食面、食生果过多成积，腹痛呕恶，亦治肉积。

阿魏酒浸化 桂皮 蓬术 麦芽炒 神曲炒 萝卜子 青皮 白术 干姜各五钱 百草霜三钱 巴豆三七粒，去皮油

上末，薄糊丸如绿豆，姜汤下二三十丸，面伤用面汤下，生果菜伤，麝香汤下。

阿魏丸《宝鉴》 治肉积及食积成块。

阿魏一两，醋煮软 山楂肉 萝卜子 神曲 麦芽 陈皮 青皮 香附子各二两

上末，炊饼和丸服。一方阿魏、山楂各一两，黄连六钱五分，连翘五钱，上末，醋糊和丸服，名曰小阿魏丸。

桂香丸《宝鉴》 治多食杂瓜果子，成积腹胀气急。

桂心一两 麝香一钱

上末，饭丸如绿豆，白汤下十五丸。

积聚癥瘕、痃癖痞块通治法 阳虚有积，易治，阴虚难以峻补。痞积，忌滞药。偏热燥血，偏寒伤脾，不可过用，衰其大半而止，但平补之剂善消融化。

宽中丸《宝鉴》 治七癥、八瘕、五积、六聚、痃癖、气块，胸腹胀痛，面黄肌瘦。

苍术炒 乌药 香附子各二两 三棱 蓬术并醋煮，焙 青皮

陈皮　干姜炮　良姜炮　茴香炒　神曲炒　麦芽炒，各一两

上末，醋糊丸如梧子，姜汤下五十丸。

熨癥法《宝鉴》　吴茱萸三升碎之，酒和煮热，布裹熨癥上，冷更炒熨，移走则逐而熨之。

浮肿诸湿肿满，皆属脾土。脾肺寒，结气化为水，阴阳气塞，
不得渗利，水溢皮肤为肿。目下肿，鼻头微黑，水之兆。
水病，上喘下肿，标本俱病

脉法　脉沉当责有水。浮大洪大可治，微细沉细不可治。阳水，沉数；阴水，沉迟。沉伏相搏，阳虚阴实，必为水。实者生，虚者死。

水肿治法　阳水，多外因涉水冒雨，或感风寒暑湿，先肿上体，热渴，二便闭，八正散小便，或败毒散寒门加麻黄、防风、黄芩、山栀。阴水，多内因茶酒饥饱，劳役房劳，先肿下体，身凉，大便利，胃苓汤大便、复元丹。气肿，皮厚按之不成凹，三和散、分心气饮并气；湿肿，按之凹不即起，血肿，皮间有赤缕血痕，四物汤血门加桃仁；妇人经闭，败血肿者，肾气丸五脏加红花。他病久则皆能变水，因雨湿肿，平胃散六腑加白术、赤茯苓、草豆蔻；饮水过多，加减胃苓汤。久喘后宜分气饮，久疟后退黄丸黄疸，久痢后宜加味肾气丸、补中益气汤内伤加炮附子。肿后水泡疮，脾土崩坏，平胃散末油调敷。气陷者，升提则阳举，阴自降。新增萝卜尾浓煎服，全体亦可。即□□□□□①

越婢汤《宝鉴》　治腰上浮肿，咳喘。

---

① □：原为韩文字。

麻黄三钱　苍术二钱　石膏　甘草各一钱　姜五片　枣二枚

复元丹《宝鉴》　夫心肾真火能生脾肺真土，今真火既亏，不能滋养真土，故土不制水，水液妄行。三焦不泻，枢机不运，肿胀满溢喘急，股冷舌干，不能正偃，小便不通。

泽泻二两五钱　附子炮，二两　木香　茴香炒　川椒　独活　厚朴　白术略炒　橘皮　吴茱萸　桂心各一两　肉豆蔻煨　槟榔各五钱

上末，糊丸如梧子，紫苏汤下五十丸，一日三服，禁欲、绝咸半年。

分气饮《宝鉴》　治肿胀，喘急。

桔梗　赤茯苓　陈皮　桑白皮　大腹皮　枳壳　半夏曲　苏子炒　苏叶各一钱　草果　甘草各五分　姜三片　枣二枚

加味肾气丸《宝鉴》　治肾虚不能行水，以致浮肿。

附子炮，二两　白茯苓　泽泻　官桂　牛膝　车前子炒　山药　山茱萸　牡丹皮各一两　熟地黄五钱

上末，蜜丸如梧子，空心米饮下七十丸或百丸。

黄米丸《宝鉴》　治水蛊结内，腹大有声，欲饮皮粗，名水蛊。

干丝瓜一棒去皮剪碎，和巴豆肉十四粒同炒，以巴豆色黄为度，去巴豆，入陈仓米如丝瓜之多少同炒，米黄色去瓜取米为末，水丸如梧子，每汤下百丸，数服即愈。

赤小豆汤《宝鉴》　治年少气血俱热，生疮疥，变为肿满。

赤小豆　猪苓　桑白皮　防己　连翘　泽泻　当归　商陆　赤芍药各一钱　姜五片

结阳　肿四肢也。气湿热争，故肿也。邪气盛，阳气衰，致邪代正气不宣通，四维发肿，诸阳受气于四肢也。

犀角汤《宝鉴》　治结阳症，四肢肿闭。

犀角　玄参各一钱　升麻　木通各八分　连翘　柴胡各六分　沉香　射干　甘草各五分　芒硝　麦门冬各四分

气分证、血分症　气为饮隔，痞满，腹鸣，骨痛冷痹，则曰气分，亦曰水分。经脉不行，血化为水，四肢红肿，则曰血分，皆水气所作也。

桂术汤《宝鉴》　治气分。

桂皮一钱五分　白术　麻黄　细辛　甘草各一钱　枳壳①　干姜各七分五厘　姜五片

桂苓汤《宝鉴》　治血分。

桂皮　赤茯苓　当归　川芎　赤芍药　蓬术　三棱　桑白皮　槟榔　苍术　大腹皮　瞿麦　青皮　陈皮　甘草各五分　葶苈　大黄煨，各二分五厘　姜五片

浮肿通治　朝宽暮急，血虚；暮宽朝急，气虚；朝暮急，气血虚，开鬼门发汗，洁净府利小便，所谓上下分消其湿。男从脚下肿，女从头上肿起，皆逆。先起腹，后散四肢，生；先起四肢，后入腹，死。唇黑耳焦，缺盆平，脐突背平，手足掌平，肉硬，不治。禁盐及甘药，忌针。

补中治湿汤《宝鉴》　通治水病，补中行湿。

人参　白术各一钱　苍术　陈皮　赤茯苓　麦门冬　木通　当归各七分　黄芩五分　厚朴　升麻各三分

加减胃苓汤《宝鉴》　治浮肿。

苍术一钱五分　陈皮　泽泻　白术　赤茯苓　木瓜各一钱　厚朴　猪苓　神曲　槟榔各八分　山楂肉　缩砂各七分　香附子姜炒

---

① 枳壳：原作"只角"，据《东医宝鉴》杂病篇卷之六改。

大腹皮各六分　甘草炙，三分　姜三片　灯心一团

四苓五皮汤《宝鉴》　治浮肿。

桑白皮　陈皮　地骨皮　茯苓皮　生姜皮　大腹皮　苍术
白术　泽泻　猪苓　青皮　车前子炒，各一钱

行湿补气养血汤《回春》　治气血虚弱，单腹鼓胀，浮肿。

人参　白术　茯苓　当归　川芎　白芍药各一钱　苏梗　陈皮
厚朴　大腹皮　萝卜子　海金沙　木通各八分　木香　甘草各三分
姜三片　枣一枚

气虚倍人参、白术、茯苓；血虚倍川芎、当归、白芍药；尿
涩加猪苓、泽泻、滑石；服后肿胀俱退，惟面足不消，此阳明气
虚，倍白术、茯苓。

消河饼《宝鉴》　治水肿膨胀。

大蒜五个　大田螺四个　车前子末三钱

上研，成饼贴脐中，以帕缚之，少时尿出如注即愈。

导水茯苓汤《回春》　通身肿光，按陷举起，喘满尿涩。

赤茯苓　麦门冬　泽泻　白术各三两　桑白皮　紫苏叶　槟榔
木瓜各一两　大腹皮　砂仁　陈皮　木香各七钱五分

每五钱，入灯心二十五根，水二盏，煎至八分，空心服。

沉香琥珀丸《宝鉴》　治水肿尿涩。

葶苈子炒　郁李仁　沉香各一两五钱　琥珀　杏仁　苏子　赤
茯苓　泽泻各五钱

上末，蜜丸如梧子，麝香为衣，每三十丸至五十丸，以萝卜
子煎汤下。

壮原汤《赤水》①　治下焦虚寒，中满肿胀，小便不利，上气喘急，阴囊两腿肿，或面浮。

人参　白术各二钱　赤茯苓　破故纸各一钱　陈皮七分　桂心　附子　干姜　砂仁各五分

煎，食远服。

有痰，加半夏；咳嗽痰盛，加桑白皮；脚跌面肿，加薏苡仁二钱；中气不运，不知饥，加木香、厚朴；气郁，加沉香、乌药；虚甚，加人参三钱、附子一钱；汗多，加桂枝五分、白芍药（酒炒）八分；夏月喘乏，无力汗多，加麦门冬一钱、五味子十一粒；两胁气硬，加白芥子八分或加苏子五分；不能转侧，加苍术一钱、泽泻七分；湿盛，加赤小豆、桑白皮；夜梦不安，加远志一钱。

胀满诸腹胀大，皆属热。中空外坚，故名鼓胀，
若虫侵食之义，故又名蛊胀

脉法　大坚涩，或盛紧，或迟滑。关脉虚，内胀。脉弦，肝制脾。浮为虚满，紧则中实。浮大，可疗；虚小，难保。

胀满　由脾虚之极，乃真脏病也。脐腹四肢悉肿，为水，但腹胀，四肢不甚肿，为鼓。虚胀，阴寒为邪，吐利不食，时胀时减，按则陷而软；实胀，阳热为邪，身热咽干，常胀内痛，按之不陷而硬，盖寒胀多，热胀少。浊气在上，则生䐜胀，浊气，寒气也；寒在上焦，水谷精微不能运化，郁结为胀，木香顺气汤。

木香顺气汤《宝鉴》　治浊气在上生䐜胀，宜先灸中脘，后服

---

①　赤水：书名，指《赤水玄珠》。明朝孙一奎撰，共30卷，分76门，论述内外妇儿各科病症。

此药。

厚朴　白茯苓　泽泻　半夏各一钱　苍术八分　青皮　陈皮各六分　草豆蔻　人参　当归各五分　木香　干生姜　升麻　柴胡　甘草各四分　益智仁　吴茱萸各三分　姜三片

胀满有七　谷胀失饥伤饱，痞闷停酸，朝能食，暮不食。水胀，水渍肠胃，溢于皮肤，漉漉有声，怔忡喘息，防己椒苈丸。气胀，七情郁结，气道壅塞，升降不得，体肿肢瘦，分心气饮气门。血胀，烦呕漱水，迷忘惊狂，尿多便黑，妇人多有。寒胀，腹满，濡时减，吐利厥冷。热胀饮食如故。蛊胀见上。

大异香散《宝鉴》　治谷胀，及气胀。

三棱　蓬术　青皮　陈皮　藿香　半夏曲　桔梗　益智仁　香附子　枳壳各一钱　甘草二分五厘　姜五片　枣二枚

防己椒苈丸《宝鉴》　治水胀。凡胀病，腹满，口舌干燥，此肠胃间有水气。

防己　椒目　葶苈子炒　大黄各一两

上末，蜜丸如梧子，白汤下十丸，日三。

三和汤《宝鉴》　治气胀，大小便不利。

白术　陈皮　厚朴各一钱　槟榔　紫苏叶各七分五厘　木通　大腹皮　白茯苓　枳壳　海金沙　甘草各五分　姜三片

金蟾散《宝鉴》　治气鼓如神。

大虾蟆一个，以缩砂推入其口，使吞入腹，以满为度，用泥罐封固，火煅通红，烟尽取出，候冷去泥，细末，为一服，陈皮煎汤或酒调下，撒屁多乃效。

人参芎归汤《宝鉴》　治血胀，是瘀血凝成胀。

川芎二钱　当归　半夏各一钱五分　蓬术　木香　缩砂　乌药

甘草各一钱　人参　桂皮　五灵脂各五分　姜五片　枣二枚　紫苏
四片

去乌药，加芍药，名散血消肿汤，治血胀、烦躁，漱口。

中满分消汤《宝鉴》　治中满寒胀，二便不通。

益智仁　半夏　木香　赤茯苓　升麻各七分五厘　川芎　人参
青皮　当归　柴胡　生姜　干姜　荜澄茄　黄连　黄芪　吴茱萸
草豆蔻　厚朴各五分

顺气木香散《宝鉴》　治寒胀，心腹痛，面黄瘦，或泄泻。

缩砂　丁香皮　良姜　干姜炮　官桂　陈皮　厚朴　桔梗　茴
香炒　苍术炒，各一钱　甘草炙，五分　姜三片　枣二枚

七物厚朴汤《宝鉴》　治热胀。

厚朴三钱　枳实一钱五分　大黄　甘草各一钱　桂心五分　姜五
片　枣二枚

消胀饮子《宝鉴》　治蛊胀，单腹胀。

猪苓　泽泻　人参　白术　赤茯苓　半夏　陈皮　青皮　厚
朴　紫苏叶　香附子　砂仁　木香　槟榔　大腹皮　木通　萝卜
子　甘草各五分　姜五片　枣二枚

**　胀满通治**　凡胀初，是气胀，行气疏导，久成水胀，行湿利
水，比肿更难。盖水肿，饮食如常，鼓胀，饮食不及常，病根深
固，必三五年后成。治肿惟补中行湿；治胀必更兼消积，断盐酱、
音乐、妄想，不责速效。单腹肿大，四肢极瘦，名蜘蛛蛊，不治。
喜行利药，虽暂宽，其胀愈甚，真气伤，病邪甚。通治，木香槟
榔丸六腑。胀久，忽泄数升不止，服药不验，乃气脱，最难救，益
智仁浓煎服。

广术溃坚汤《宝鉴》　治腹胀有积，二便涩。

半夏—钱五分　黄连　厚朴　黄芩　益智仁　草豆蔻　当归各七分　陈皮　青皮　神曲　泽泻　柴胡　甘草各五分　蓬术　升麻　吴茱萸各三分　红花二分　姜三片

四炒枳壳丸《宝鉴》　治气血滞，成鼓胀，积聚。

枳壳（米泔浸制，四两，分作四份。一份苍术一两，同水煮干，炒黄去术；一份萝卜子一两，同水煮干，炒黄去卜子；一分茴香一两，同水煮干，炒黄去茴；一份干漆一两，同水煮干，炒黄去漆），香附子（醋浸炒）二两，三棱、蓬术各二两（童便并浸一宿，次日用），去壳巴豆三十粒（同水煮干，炒黄色去巴不用）

上末，用前同炒苍术、萝卜子、茴香、干漆同煮取汁，好醋一碗，打面糊丸如梧子，米饮下七九十丸。

补中行湿汤《入门》　治鼓胀。

厚朴　泽泻　麦门冬　黄芩　大腹皮　半夏　陈皮　白术　白茯苓　人参

肥人，合平胃散六腑；瘦人，加便香附、黄连。（方见分类注）

消渴胃主血，大肠主津，俱热结，则喜消水谷，皆津液不足之致

脉法　心脉滑，为渴，滑者，阳气胜也；心脉微小，为消瘅，数大或紧实者生；沉小或涩微，虚者死。

消渴有三　上消，烦躁，舌裂，大渴，尿数，能食，人参白虎汤寒门，不能食，钱氏白术散小儿加柴胡、枳壳、五味子。中消，善食而瘦，自汗，便硬，尿赤数，不甚渴，调胃承气汤寒门。食㑊症善食而瘦，治同消中。下消，烦躁，引饮，面黑耳焦，尿如膏，腿膝枯，六味地黄丸、八味丸并五脏去附子加五味子；命门火衰，八味丸加五味子。强中症，因耽色，或服丹石，真气既脱，邪热

独盛，善食肌削，尿如膏，阳强不交精泄，难治。酒渴，积热，嗜冷。虫渴，单苦楝煎汤，入麝香少许。

清心莲子饮《宝鉴》 治心火上炎，口干烦渴，小便赤涩。

莲子二钱　赤茯苓　人参　黄芪各一钱　黄芩　车前子炒　麦门冬　地骨皮　甘草各七分

藕汁膏《宝鉴》 治胃热，消中。

藕汁（白藕尤佳），生地黄汁，牛乳汁和黄连、天花粉末，入姜汁、白蜜为膏，以匙抄留上，白汤送下，日三四次。

加减肾气丸《宝鉴》 治肾消，口燥烦渴，两脚枯①瘦。

熟地黄二两　牡丹皮　白茯苓　山茱萸　五味子　泽泻　鹿茸　山药各一两　官桂　沉香各五钱

上末，蜜丸如梧子，空心盐汤下七八十丸。

生津养血汤《宝鉴》 治上消。

当归　白芍药　生地黄　麦门冬各一钱　川芎　黄连各八分　天花粉七分　知母　黄柏并蜜炒　莲肉　乌梅　薄荷　甘草各五分

黄连猪肚丸《宝鉴》 治消渴、消中，及强中症。

雄猪肚一个　黄连五两　麦门冬　知母　瓜蒌根各四两

并末，入猪肚内，以线封口，置甑中蒸烂，石臼中捣烂，入蜜少许，丸如梧子，米饮下百丸。

五豆汤《宝鉴》 解酒毒，止消渴。

干葛　甘草各一斤，锉　贯众八两　黑豆　黄豆　绿豆　青豆　赤小豆各一两

上水五斗五升，腊月初八日，大锅熬至熟，滤去滓，盛瓷器

---

① 枯：原作"黄"，据经国堂本改。

封口，春夏开用，随意饮，大人渴后生疮妙，酒后渴尤好。

消渴传变 不能食者，未传，中满鼓胀，由寒药太急，所谓上热未除，中寒复生。能食者，火邪胜也，未传，痈疽，黄芪六一汤痈疽、益元散暑门。盖传变胀满、痈疽、强中，皆不治。

忍冬丸《宝鉴》 渴疾，须预防发痈疽。忍冬草，不以多少，根茎花叶并锉，酒浸，糠火煨一宿，晒干，入甘草少许，捣末以所沉，酒糊丸如梧子，酒饮任下一百丸。

消渴通治 渴，必小便甜。三消，多属血虚亡津，四物为主。上加人参、麦门冬、五味子、天花粉、牛乳、生地黄汁、藕汁；酒客，生葛根汁；中加知母、石膏、寒水石、滑石；下加知母、黄柏、熟地黄、五味子。肺消，饮一溲二者死。禁酒色，忌咸及面。

活血润燥生津饮《宝鉴》 通治消渴。

天门冬 麦门冬 五味子 瓜蒌仁 麻子仁 当归 熟地黄 生地黄 天花粉 甘草各一钱

玉泉散《宝鉴》 治消渴圣药。

天花粉二钱 粉葛 麦门冬 生地黄 五味子 甘草各一钱 糯米一合

杞元膏俗方 治阴虚火动发渴。

龙眼肉 枸杞子各一斤 黑豆一升 黑豆水三斗

沉，文武火浓煎，取汁一斗三升，入药再煎至七升；余去滓，入炼蜜一升，熬成膏，至四升半即滴水成珠矣，瓷器盛，白沸汤或淡姜茶化下。

黄　疸

脉法　洪数者实热，微涩者虚弱。缓大者顺，弦急坚者逆。

黄疸　盦①曲，盖湿热蒸郁，血热，土色上行面目，延及爪甲，身体俱黄，以十八日为期。凡病当汗不汗，当利小便而不利，及时行感冒，伏暑未解，宿食未消，皆发黄。时行瘟疫，发黄杀人，瘴疸丸。干黄，热胜，色黄而明，便燥。湿黄，湿胜，色黄而晦，便利。

内局**茵陈丸**《宝鉴》　一名瘴疸丸。治天行病急黄，及瘴疟发黄。

茵陈　栀子　大黄　芒硝各一两　杏仁六钱　常山　鳖甲　巴豆霜各四钱　豆豉二钱

上末，蒸饼丸如梧子，每三丸或五丸温水下，以吐利为效。

黄疸有五　黄疸，小便、面目、牙齿、肢体如金，食已善饥，安卧懒动，茵陈五苓散；无汗为表实，发汗或吐之，麻黄醇酒汤。酒疸，心胸懊忾，欲吐不食，足心热，面发赤斑，鼻痈最重，茵陈一物酒煎服酒蒸黄连丸暑门。谷疸，食已头眩，腹胀，谷疸丸。女劳疸又名黑疸，额黑，微汗，手足心热，膀胱急，小便利，过房寒热，脾肾俱病，难治，滋肾丸小便。黄汗，身肿发热，汗出染衣，得于汗时水浴，芪陈汤、桂枝黄芪汤。

茵陈五苓散《宝鉴》　治湿热黄疸。

茵陈一两　五苓散寒门，五钱

上末，每二钱，米饮调下。

---

① 盦（yǎn 奄）：谓器之盖也。有覆盖之意。

麻黄醇酒汤《宝鉴》 治黄疸。麻黄一两，好酒一升半，煮至半，顿服。冬用酒，春夏用水。

谷疸丸《宝鉴》 治冒暑瘀热，食不消，热郁发黄。

苦参三两 草龙胆一两 人参七钱五分 栀子仁五钱

上末，牛胆汁（一方用猪胆汁）丸如梧子，以麦粥饮下五七十丸，日二。

肾疸汤《宝鉴》 治肾疸，目黄尿赤。

苍术一钱 升麻 羌活 防风 藁本 独活 柴胡 葛根 白术各五分 猪苓四分 泽泻 神曲 人参 甘草各三分 黄芩 黄柏各二分

茵陈汤《宝鉴》 治黄汗。

石膏二钱 黄芪 赤芍药 茵陈 麦门冬 豆豉各一钱 甘草五分 姜五片

桂枝黄芪汤《宝鉴》 治黄汗。

黄芪二钱五分 桂枝 芍药各一钱五分 甘草一钱

好酒三合，水一盏半，煎服。

阴黄 身面俱黄，体重背寒，身冷自汗，心下痞，小便利，脉紧细空虚，此寒凉过度，变阳为阴，茵陈一物汤。量加干姜、附子、吴茱萸，理中汤寒门加茵陈、茯苓。

黄疸通治 诸黄皆尿不利，唯瘀血黄尿利。疸因食积下之，其余利小便为先。疸癖，爱吃土、炭、生米、茶叶，四宝丹。

茯苓渗湿汤《宝鉴》 治湿热黄疸。

茵陈二钱 赤茯苓 泽泻 猪苓各一钱 黄连 黄芩 栀子 防己 白术、苍术 陈皮 青皮 枳实各五分

退黄散《宝鉴》 治黄疸，身面如金，小便如黄柏汁。

柴胡　升麻　草龙胆　茵陈　黄连　黄芩　栀子　黄柏　木
通　滑石各一钱　甘草五分　灯心一握

一清饮《宝鉴》　治黄疸。

柴胡三钱　赤茯苓二钱　川芎　桑白皮各一钱　甘草五分　姜三
片　枣二枚

退黄丸《宝鉴》　治黄疸，肿胀溏泄。青矾二两，锅内熔化，
入陈黄米四升，用醋拌匀，慢火炒令烟尽，入平胃散六腑六两同
炒，少顷去火毒为末，醋糊丸如梧子，每七十丸，空心临卧米饮
下，忌糯米、油、面、生冷硬物。

四宝丹《宝鉴》　治黄病，吃生米、茶叶、黄土、黑炭等物。食
米者，麦芽一斤，使君子肉二两，槟榔、南星（姜制）各一两；食
茶叶者，茶叶一斤，使君子肉二两，槟榔、南星（姜制）各一两；
食黄土者，壁土一斤，使君子肉二两，槟榔、南星（姜制）各一两；
食黑炭者，黑炭一斤，使君子肉二两，槟榔、南星（姜制）各一两

上末，蜜丸如梧子，早晨砂糖水下五十丸。

痎疟如凌虐状。夏伤于暑，秋必痎疟。夏暑汗不出，
秋成风疟。无痰不成疟，疟者少阳也

脉法　疟脉自弦，弦数热，弦迟寒，弦滑痰，弦短伤食。弦
小紧宜下，弦紧汗，浮大吐。病久则虚，微中见弦而无力。代散
死，迟缓愈。

疟源　暑舍荣卫，得秋之风寒而发，或非暑因风寒而得，在
气发早，在血发晏①。荣卫行到病所，不通则作寒战；中外皆寒，

---

①　晏：即迟、晚之意。

此邪气入内；寒已，内外皆热，此邪气发外。阳为腑，昼发，外感邪气，升也；发在春秋，邪浅，与荣卫并行；一日一发，其间阳为风暑有汗，阴为寒湿无汗。阴为脏，夜发，内伤正气虚，降也，发在秋冬，邪深，横连募原，不能与正气并行，间日蓄积乃发，或三四日一发，久必有疟母，其间阳为气虚，阴为血虚。二日连发住一日，及日夜各一发者，气血俱病。卫虚先寒，荣虚先热；表邪多寒多，里邪多热多，表里相半，寒热相等。从卯至午发，邪在外；从午至酉发，邪在内；从酉至子发，邪在血分。

六经疟 太阳，寒多热少，汗出难已，柴胡加桂汤；单寒无汗，五积散寒门、果附汤。阳明，热多寒少，烦渴尿赤，柴苓汤；单热而渴，白虎加参汤并寒。少阳，寒热相等，柴胡桂枝汤；风盛，筋搐，乌药顺气散风门加柴胡、黄芩。身疼，败毒散；咳嗽，参苏饮并寒。以上三阳气分受病，发在处暑前，俱谓暴疟，乃伤之浅者。太阴，辰戌丑未日发，轻者，异功散六腑，重者，理中汤寒门。少阴，子午卯酉日发，轻者，小柴胡汤寒门倍半夏，重者，合四物汤血门。厥阴，寅申巳亥日发，轻者，小建中汤虚劳，重者，四物汤量加玄胡索、金铃子、附子。以上三阴血分受病，发在处暑后者，俱谓温疟，乃感冬温气，藏于肾与骨髓，至夏秋重感新邪触发，自脏达腑，乃伤之重者。新增大法：疟初先泻后补，以柴苓等药清热发散，若用参附必久而不愈，间或有老人虚极之症，虽用参剂不可以为例也。

桂枝羌活汤《宝鉴》 治太阳疟，自汗，头项痛，腰脊强。

桂枝、羌活、防风、甘草各一钱五分，去桂，加麻黄，名麻黄羌活汤，治太阳疟无汗。

柴胡桂枝汤《宝鉴》 治少阳疟，寒热乍往乍来。

柴胡二钱　桂枝　黄芩　人参　芍药　半夏各一钱　甘草五分
姜三片　枣二枚

去参、芍，名柴胡加桂汤。

桂枝芍药汤《宝鉴》　治疟，寒热大作，此太阳、阳明合病也。寒热作则必战动，发热则必汗。《经》曰：汗出不愈，知为热也，不治则恐久而传入阴经。宜用此：

赤芍药　知母　石膏　黄芩各二钱　桂枝一钱

桂枝黄芩汤《宝鉴》　服桂枝芍药汤后，寒热转甚者，知太阳、阳明、少阳合病，宜用此和之。

柴胡二钱　石膏　知母各一钱五分　黄芩　人参　半夏　甘草各一钱二分　桂枝一钱

白虎桂枝汤《宝鉴》　温疟者，其脉如平，身无寒但热，骨节烦疼，时便难，朝发暮解，暮发朝解，此药主之。

石膏四钱　知母二钱　桂枝　甘草各一钱　粳米一合

一名加减桂枝汤。

诸疟　风疟，感风而得，先热后寒，无汗，散邪汤，有汗，正气汤。寒疟，感寒而得，又名牝疟，寒多热少，人参养胃汤_{寒门}、交解饮、果附汤。热疟，因暑热而得，一名瘅疟，又名暑疟，龙虎汤。湿疟，因冒雨汗出，澡浴得之，寒热相半，小便不利，五苓散_{寒门}加苍术、川芎、羌活。痰疟，呕吐昏倒，柴陈汤加草果，二陈汤_{痰饮}倍加白豆蔻，或四兽饮。久不止，露姜饮截之。食疟，一名胃疟，寒已后热，热已后寒，清脾饮。劳疟即久疟，寒热微微，寒中有热，热中有寒，难治，小劳复来，养胃汤_{寒门}合露姜饮。气虚，六君子汤_{痰饮}；劳倦，补中益气汤_{内伤}加黄芩、半夏；血虚，柴胡四物汤_{妇人}加知母、黄柏、升麻、红花；气血俱虚，十全大补汤虚劳加黄芩；阳虚，去柴胡、黄芩，加附子，吞黑锡丹寒门；有痞，橘皮煎丸虚劳；鬼疟，因尸疰①客忤，寒热恐怖，梦寐不祥，辟邪丹；疫疟，一方长幼相似，须参运气而用药，不换金正气散、交加散并寒、瘅疸丸黄疸；瘅疟，迷困发狂，或哑，乍寒乍热，双解饮子、瘅疸丸；痎疟者，老疟，三日一发，即阴经疟，最重。新增凡疟初，用连翘败毒散痈疽加黄芩一钱，热甚加石膏、知母。

散邪汤《宝鉴》 治风疟初起。

川芎 白芷 麻黄 白芍药 防风 荆芥 紫苏 羌活各一钱 甘草五分 姜三片 葱白三茎

煎，露一宿，早晨温服。

正气汤《宝鉴》 治同上。

柴胡 前胡 川芎 白芷 半夏 麦门冬 槟榔 草果 青皮 赤茯苓各一钱 桂枝 甘草各五分 姜三片 枣二枚

果附汤《宝鉴》 治脾寒疟疾，面青振寒。

草果 附子炮，各二钱五分 姜七片 枣二枚

龙虎汤《宝鉴》 治热疟火盛，舌卷唇焦，鼻如烟熏，六脉洪紧。

石膏二钱五分 柴胡 黄连各一钱五分 黄芩 知母 黄柏各一钱 栀子八分 半夏七分 粳米百粒 姜三片 枣二枚

柴陈汤《宝鉴》 治痰疟。

柴胡 半夏各二钱 人参 黄芩 陈皮 赤茯苓各一钱 甘草

① 尸疰：病名。九注之一。为寒热淋漓，沉沉默默，腹痛胀满，喘息不得，上热下寒的病证。见《诸病源候论·尸注候》。

五分　姜三片　枣二枚

四兽饮《宝鉴》　治七情俱痰，五脏气虚，疟久不已。

人参　白术　白茯苓　陈皮　半夏　草果　甘草　乌梅　生姜　大枣各一钱

上拌盐少许，腌食顷，以皮纸包裹，水浸湿慢火煨香熟，取出煎服，未发前连进数贴。

露姜饮《宝鉴》　治痰疟。生姜四两连皮捣烂，止取自然汁，约明日当发，隔夜安排，将纱片盖，露一宿，五更初澄者一上饮之，或有痰吐任之即安。

清脾饮《宝鉴》　治食疟。

柴胡　半夏　黄芩　草果　白术　赤茯苓　厚朴　青皮各一钱　甘草五分　姜三片　枣二枚

此方乃小柴胡、平胃、二陈合而为一也。一方加常山二钱，煎之露服，五更截疟，令人不吐为妙，一名清脾汤。

辟邪丹《宝鉴》　治岚瘴鬼疟。

绿豆　雄黑豆各四十九粒　信砒五分，另研　朱砂二钱　黄丹一钱

上末，滴水和匀，分作三十粒，每一粒，取东南桃枝七枚研汁，和井华水，早晨日出时面东吞之。虚人慎用。

双解饮子《宝鉴》　治瘴疟及寒疟神效。

肉豆蔻　草豆蔻各二个（一个煨一个生）　厚朴二寸（一寸姜汁浸炙，一寸生用）　甘草大者二两（一半炙一半生）　生姜二块（一煨一生）

上各锉，合分二贴，枣二枚，梅一个，空心温服。一名交解饮，又名生熟饮。

观音丸《宝鉴》　治瘴疟。

半夏　生乌梅肉　母丁香　巴豆肉各十枚

晒，上末，姜汁糊丸如麻子，每五丸，临卧冷水下。有人于海角遇白衣人授之，因名焉。

老疟丸《宝鉴》　治痎疟久不差，腹痛有母。

常山　草果各二两　缩砂　槟榔　三棱　蓬术　青皮　陈皮
乌梅　半夏各一两

上先将常山、草果酒醋各一碗，浸一宿，后入八味同浸至晚，炭火煮干，末，酒醋各半打糊，丸如梧子，白汤下三四十丸，日二服，服至八两，即除根。

消癖丸《宝鉴》　治痎疟弥年，经汗吐下气血虚，邪伏胁间成癥癖，腹胁坚痛，名疟母。

芫花炒　朱砂各等分

上末，蜜丸如小豆，每十丸枣汤下。去癖须用芫花、大戟破水之剂。

鳖甲饮子《宝鉴》　治老疟，腹中结癥瘕，名曰疟母。

鳖甲二钱　白术　黄芩　草果　槟榔　川芎　陈皮　厚朴　白芍药各一钱　甘草五分　姜三片　枣二枚　梅一个

参归鳖甲饮《宝鉴》　治老疟，腹胁有块，成疟母。

鳖甲醋煮，一钱三分　黄芪蜜水炒　青皮　当归　白茯苓　白术
厚朴　川芎　香附子各八分　人参　缩砂　山楂肉　枳实各五分
甘草三分　姜三片　枣二枚　梅一个

空心服。

疟疾治法　暑风、伤食及痰三症，祛暑消痰①为要。疟得于

---

① 痰：经国堂本、秋水书屋本皆作"疾"。

暑及感冒与风，皆当汗解。寒疟非草果、厚朴不散；热疟非柴胡、黄芩不清。阳疟无汗，柴胡、苍术、葛根；阴疟无汗，柴胡、升麻、川芎；汗多，白术、乌梅。风暑当发汗。治此病，春夏易，秋冬难，谓汗之难易。如发寅卯而退于未申，或发未申而退于子丑，皆谓阴阳不分。用药趱①早，或移时分定阴阳，然后阳疟截住，阴疟升散。老疟系风暑之邪在阴分，宜用血药引出阳分而散。老疟必有痰水瘀血结成痞块，乃疟母也，虽虚，非常山、槟榔不除，但制熟不损胃。药必半生半熟，所以分阴阳解寒热。截疟早则邪闭，迟则气衰。不可带热饮食，恐成痞块。遇发日，食饱病剧。服药当于未发前两时，否则药病交争为害。久疟，虚浮，不食，死，忌猪牛肉。

柴平汤《宝鉴》 治诸疟。

柴胡　苍术各二钱　厚朴　陈皮　半夏　黄芩各一钱　人参甘草各五分　姜三片　枣二枚　梅一个

一名平胡饮子。

加减清脾汤《宝鉴》 治诸疟。即小柴胡汤与人参养胃汤并寒合和也。寒多热少，多用养胃汤，热多寒少，多用小柴胡汤，寒热匀则平用。每贴入桃柳枝各三寸，姜五片，枣二枚，空心温服。

人参截疟饮《宝鉴》 虚人截疟宜用，一切疟并可截。

人参　白术　白茯苓　当归　青皮　厚朴　柴胡　黄芩　知母　常山酒浸　草果　鳖甲醋炙，各八分　桂枝　甘草各三分　姜三片　枣二枚　梅一个　桃仁七个

煎，露一宿。临发日五更空心服，渣再煎，朝时服糖拌乌梅

---

① 趱（zǎn攒）：加紧。

下。药忌鸡鱼、豆腐、面食、热物。

不二饮《宝鉴》 治诸疟疾，一剂截住，神效。

鸡心槟榔要一雌一雄，若重二钱，则余药各二钱，常山、知母、贝母各等分

酒一盅，煎至八分，不可过熟，熟则不效，露一宿，临发日五更温服，勿令妇人煎药。

内局**脾寒丹**《医林》 治诸疟。黄丹不拘多少，火上炒紫色，煨独头蒜，和匀，五月五日午时丸如梧子，每服七八丸。当发日早晨，长流水面东吞下，合药时不令阴人、鸡犬见之，或四更东桃柳枝煎汤下四丸。

断疟如圣丸《宝鉴》 信砒二钱 大蜘蛛三个 雄黑豆四十九粒

上末，滴水丸如芡实，如来日发，今夜北斗下先献过，次早以绵裹一丸，于男左女右耳内塞之立愈。一丸可救二人。

瘟疫冬伤于寒，春必病瘟。春应暖而反寒，夏热反凉，秋凉反热，
冬寒反温，病无少长，大率相似，谓之时行瘟疫

脉法 未汗时，强急生，虚软死。热病汗后，脉静者生，躁疾烦热者死。新增《入门》云："疫气不拘于诊。"陶节庵云："勿药无妨，至哉。"斯言大抵脉和缓无力者生，躁急涩者死。

瘟疫形症 感四时不正之气，使人痰涎壅盛，烦热，头疼身痛，憎寒壮热，项强，睛疼，或饮食如常，起居依旧，甚至声哑，或眼赤口疮，大小腮肿，喉痹，咳嗽，稠痰，喷嚏。

瘟疫治法 切不可作伤寒正治而大汗大下，但当从乎中治。少阳，小柴胡汤寒门；阳明，升麻葛根汤寒门加减。初得疑似间，人参败毒散寒门加干葛以试之，或人多风痰、脚气痿弱者，尤佳。

表症，荆防败毒散_{寒门}；半表半里，小柴胡汤；里症，大柴胡汤_寒门；发狂或大便泄，柴苓汤_{寒门}去桂，代黄连，加干葛一钱。

圣散子《宝鉴》 治疫疠流行，不问阴阳表里，连服取瘥。又治风温、湿温等症。

草豆蔻_煨 猪苓 石菖蒲 赤茯苓 良姜 独活 赤芍药 附子 麻黄 厚朴 藁本 枳壳 柴胡 泽泻 细辛 防风 白术 藿香 半夏 吴茱萸 苍术 甘草_{各五分} 姜_{三片} 枣_{二枚}

平朝煮一釜，老幼各饮一杯，则时气不入。

十神汤《宝鉴》 治时令不正，瘟疫妄行。

葛根_{二钱} 赤芍药 升麻 白芷 川芎 陈皮 麻黄 紫苏叶 香附子 甘草_{各一钱} 姜_{五片} 葱白_{三茎}

瘟疫预防 常以鸡鸣时，净心诵四海神名三遍，则辟百鬼、瘟疫、火灾。东海神阿明，西海神巨乘，南海神祝融，北海神禺强。大豆或赤小豆新布袋盛，纳井中，大豆一宿，小豆三宿，大豆吞七粒，小豆举家服，男十女二十。清酒一瓶，浸苏合香丸_{气门}九丸，时时饮之，又绛囊①盛三丸，当心带之妙。

屠苏饮《宝鉴》 辟瘟气。

白术_{一两八钱} 大黄 桔梗 川椒 桂心_{各一两五钱} 虎杖根_{一两二钱} 川乌_{六钱}

上锉，盛绛囊，十二月晦日中沉井中，正月朔日早晓出，药入二瓶清酒中煎数沸，东向饮，从少至老饮一杯，其滓还沉井中，取水饮之。

_{内局}**神圣辟瘟丹**《宝鉴》 歌曰：神圣辟瘟丹，留传在世间，正

---

① 绛囊：深红色的布袋。绛，深红色。

元焚一炷，四季保平安。

苍术二两　羌活　独活　白芷　香附子　大黄　甘松　三乃子　赤箭　雄黄各一两

上末，面糊丸如弹子，黄丹为衣，晒干，正朝早晨焚一炷。内局加虎头骨。

不传染法《宝鉴》　香油涂鼻端，纸捻嚏之。雄黄、朱砂末，涂耳鼻内。门户并开，水二斗置堂中心，煎苏合香丸气门二十丸，其香能散疫气，医者诊视不染。凡入疫家从容自左而入，男病医坐于足，女病坐于头，既出纸捻喷嚏。

大头瘟　即头痛肿大如斗也，甚则溃裂，又染他人，俗呼狸头瘟。从耳前后肿起，名虾蟆瘟。从颐颔肿起，名鸬鹚瘟。十死八九，推运气治之。

普济消毒饮子《宝鉴》　治天行大头瘟。

黄芩　黄连并酒炒，各五钱　人参三钱　陈皮　桔梗　玄参　柴胡　甘草各二钱　鼠粘子　马勃　板蓝根无则用青黛　连翘各一钱　升麻　白僵蚕各五分

上末，取一半白汤调，时时呷之，留一半蜜丸如弹子，每一丸细嚼，熟水下；或加防风、薄荷、川芎、当归各一两，水煎，分二三次服。肿甚，宜砭刺出血。

鸬鹚瘟方《赤水》　治颊腮红肿，呕恶发热，下午烦躁，口苦，夜不能睡，脉洪大，此少阳阳明二经症。

柴胡　贯众各二钱　干葛　竹茹　半夏曲各一钱　黄连　枳壳各七分　甘草四分

一贴而愈半，再服肿快消。

一方《医林》　东向柏叶干末，白汤或酒一杯调服。桃树虫屎

末，水调服方寸匕①。

邪 祟

脉法 脉来迟伏，或如雀啄，乃邪脉也。欲知祟害，心脉虚散，肝脉洪盛，或浮沉、长短、大小无定，或错杂不伦，乍大乍小，乍长乍短，此皆邪脉。神志昏乱，乍疏乍数，乍大乍小，或结促，皆邪脉也。

邪祟形症 能言平生未见闻事，见五色鬼。见青鬼，肝虚；赤鬼，心虚；黄鬼，脾虚；白鬼，肺虚；黑鬼，肾虚。此乃气血虚极，神光不足，或挟痰火也。神气衰乏，邪因而入，理或有之。若夫气血两虚，痰滞心胸，升降不得，以致十二官失职，视听言动皆妄，非真有鬼祟也，以邪治之必杀人。

十疰五尸 皆挟鬼邪之气流注身体，令人寒热淋漓，精神错乱，积年累月，渐至顿滞，以至于死，死后复易傍人，乃至灭门，故号谓尸疰。一曰飞尸，二曰遁尸，三曰沉尸，四曰风尸，五曰伏尸。

验尸疰法 《宝鉴》 以纸覆痛处，烧病者头发，令病人以簌纸上，若尸疰则发黏着纸，此疰气引之，非疰则不着纸。

禳法 《宝鉴》 苏合香丸浸酒服之，又盛于蜡纸，当心佩之。女人感邪交通，取雄黄末一两、松脂二两，熔化，以虎爪搅丸如弹子，焚之用，焙笼，令女坐其上，以被盖之，只留头耳，不过

---

① 方寸匕：是古尺正方一寸左右的量器，形状如刀匕。一方寸匕容积约等于现代的2.7毫升；按重量计算，一方寸匕的金石药末约为2克，草木药末约为1克。

三丸神效。

还魂汤《医林》 治痓忤中恶，干霍乱卒死。若口噤折齿下汤，汤入口不下，分病人发，左右捉踏肩引之，药下复增，取尽二升立苏。

麻黄去根节，洗，一两五钱 甘草 桂皮各一两 杏仁去皮尖，一百五十枚

上每服四大钱，水一盏半，煎服，不拘时。《正传》云：麻黄三两，桂枝二钱，杏仁十二粒，水煎灌，即醒，名还魂丹。

苏合香丸《宝鉴》 治痓忤鬼气，一切邪祟，及鬼魅狐狸等病方见气门，蜡纸裹一丸如弹子，当心带之，一切邪神不敢近。又取二七丸，浸一瓶清酒中，时时温服，令微醺，邪气自绝。

太乙紫金丹《宝鉴》 治感鬼邪成鬼胎。温酒化下半锭至一锭方见解毒。一女子为邪魅所交，腹中作痞，服此药随下恶物，其邪仍至，又服半锭，更烧三锭，药气满屋，邪不复至。

桃奴丸《宝鉴》 治邪祟尸痓客忤，魇梦不祥，言语错乱，恍惚失常。

桃奴七个（另研），玳瑁（镑，细末）、安息香（去滓）各一两，上三味同入银石器中，熬成膏，辰砂、犀角各五钱，琥珀、雄黄各三钱，龙脑、麝香、牛黄各二钱，桃仁十四个（麸炒）。

上末，入安息香膏丸如芡实，阴干密封固，置静室，人参汤下一丸。

一方《保元》《丹溪》 治妇人如痫，不省人事，一日略省，诊

视间忽闻香气又不省，此气血虚，邪从入，以秦承祖灸鬼法①灸之，病者哀告曰："我自去!"遂愈。灸鬼法：《正传》以病者两手大拇指，用细麻绳扎缚，以大艾炷置于其中，两个甲及两指角肉，四处着火，一处不着即无效，灸七壮神验。

一方《保元》 凡感臭秽瘴毒暴绝，曰中恶，不治即死。烧炭火以醋沃之，令病人鼻受醋气则复省，藿香正气散寒门服之。

一方《保元》 初到馆驿，久废冷房，睡中为鬼物所魇，但闻吃吃声，傍人叫唤如不省，用牛黄、雄黄各一钱，朱砂五分。

上末，每一钱床下烧，一钱酒灌下。又苏合香丸气门酒调服。

一方《保元》 有人得病之初，谵语发狂，六部无脉，寸口上有动脉，此为鬼脉，乃邪祟也。不用药，宜符咒，或从俗送鬼亦可。

一方《保元》 男子被鬼打，有青痕作痛者，金银花煎服。

一方《正传》 一妇人，年二十七，美貌，忽如醉如痴，颊赤面青，潮热不嗜食，脉乍疏乍数而虚，每夜白衣少年与睡，医与八物汤虚劳不效，召予治。见病家白犬枕户阈，予曰：此犬作怪，杀犬取心血、胆汁，丸远志、菖蒲、当归、黄连、茯神、朱砂、侧柏叶、草龙胆等安神药，以八物汤吞下而愈。

一方《正传》 治魇死不还。半夏末不拘多少吹入鼻中即苏。《医林》云：令病人仰卧，以物塞两耳及二阴，以竹筒纳鼻中，使两人痛吹之，塞口傍，无令气出，半日病人即噎噎，则勿吹。

---

① 秦承祖灸鬼法：秦承祖，南北朝刘宋时医家，精方药，尤擅长针灸，医术高明，被誉为"上手"，曾任太医令。灸鬼法：取鬼哭穴（少商外侧），一名手鬼眼，一名足鬼眼，法以二拇指并缚一处，须甲肉四处着火，艾灸七壮。

狐狸精迷人《保元》　不问男女被他媱惑，直传至死，其狐狸精来，先用口、阴户一展即昏迷不省；或男子来，阳物上一展即昏迷，用真桐油抹在阴户、阳物上，其狐狸即大呕而去，神效。

痈　疽

脉法　数脉不时，生恶疮也。浮洪滑为阳微；沉缓涩为阴。脉数，身无热，内有脓也。

痈疽　寒热头疼，恶心，筋挛，烦闷。阴滞于阳，发痈，大而高起，属六腑，阳也，易治；阳滞于阴，发疽，平而内发，属五脏，阴也，难治。未破时，毒攻脏腑，切禁热药，已破，脏腑既亏，切禁冷药。未溃痛，泻之；既溃痛，补之。秽气所触，和解；风冷所逼，温散。小按痛，病浅；大按痛，病深。男左重，女右重。肿高软者，发血脉；肿下坚者，发筋肉；色不变者，发骨髓。又有半阴半阳、似肿似痛、似赤似溃，脉数无力，用药托里变阳者，生；内托不起，死。有热生，无热死，小疖无热，不妨。肿痛、热渴、便闭，邪在内，宜疏通；焮痛、寒热、头疼，在表，宜发散；焮肿，痛甚，邪在经络，宜和解。微肿微痛不脓，气血虚，宜补托；漫肿不痛不脓，或脓成不溃，虚甚，宜峻补。色黯，微肿痛，或脓成不出，或腐肉不溃，虚寒，温补。未溃前，虽例用败毒，过则损脾，慎之。

痈疽辨脓浅深　手掩肿，热软而即复者，有脓；不热强而不复者，无脓；按之坚硬者，未脓；半软半硬者，已脓也。小按即痛，脓浅；重按乃痛，脓深。脓稠，实；脓稀，虚。

痈疽五善九恶　溃后动息自宁，饮食知味，一善；便尿调匀，二善；神彩精明声清，三善；脓清肿消，色鲜不臭，四善；

气和，五善也。眼白睛黑紧小，一恶；不能饮食，不知味，服药呕，二恶；腹痛渴甚，三恶；肩背不平，四肢沉重，四恶；声嘶色脱，唇鼻青黑，面目四肢浮肿，五恶；烦躁时嗽，泄利尿淋，六恶；脓血大泄，色败臭，焮痛甚，七恶；喘粗短气，恍惚嗜卧，八恶；未溃黑陷，面青唇黑，便污，九恶也。盖五善见三，吉；九恶见六，危。

痈疽五发　脑、鬓、眉、颐、背，五处发至险，颐尤险。背后五脏腧分生最重。因风则痒，气则痛，食则寒，热药毒则坚硬，劳损则瘦弱，风气食易治，药毒劳损难治。

替针丸《宝鉴》　治痈疽脓成未破，或脓出不快。白丁香二十粒，硇砂、没药、陈仓米各一字，研匀，米饭丸如粟米，贴疮上即溃脓。蛾茧壳烧存性，好酒调下一时许，便出疮口，服一枚出一口，服二枚出二口，名透脓散，治诸痛及附骨疽，不溃能代针。

痈疽治法　初起寒热，连翘败毒散、加味不换金正气散。虚而寒战，乳香末一钱，熟水调下。隔蒜灸法治痈疽肿毒麻木，及瘰疬，先覆湿纸，看先干处，独头蒜切片如三文钱厚，安其上，蒜上艾灸五炷，换蒜；若疮大，蒜捣烂摊患处，铺艾灸，若痛灸至不痛，不痛灸至痛，毒随火散，大有回生之功，若疮白不脓，不问日期多灸。葱灸法治虚怯人患肿，或痛或不痛，或风袭经络肢体，疼痛流注，或跌扑损伤，棒打刺痛，及妇人吹乳阴症，腹痛，手足厥冷，葱头杵烂，炒热敷之，冷则易之。溃后排脓，生肌内托，补中益气汤_{内伤}。诸托里药选用。洗药频频洗之，糯米饭糁雄黄末敷之，脓去后，敷诸生肌膏。

连翘败毒散《宝鉴》　治痈疽初，憎寒壮热甚，似伤寒头疼拘急。

羌活　独活　柴胡　前胡　桔梗　川芎　赤茯苓　金银花
枳壳　连翘　防风　荆芥　薄荷　甘草各七分　姜三片

加味不换金正气散《宝鉴》　治痈疽寒热，或挟风邪，或内气
虚馁。

苍术　橘红　半夏曲　藿香　厚朴各一钱二分五厘　甘草炙，一
钱　白茯苓　川芎各七分五厘　木香五分　姜五片　枣二枚

仙方活命饮《宝鉴》　治一切痈疽毒肿，未成内消，已成即溃，
排脓止痛，消毒。

大黄五钱　金银花三钱　当归尾　皂角刺　陈皮各一钱五分　乳
香　贝母　天花粉　白芷　赤芍药　甘草节各一钱　防风七分　没
药五分　穿山甲三片，烧另研

用好酒入瓦罐封口，煎熟，随疮上下饮之，服后再饮酒二三
杯侧卧睡。忌酸物、铁器。在背皂角刺为君，在腹白芷为君，在
四肢金银花为君。

十宣散《宝鉴》　治一切痈疽疮疖，已成速溃，未成速散，败
脓自出，消恶肉，止痛生肌。

人参　黄芪盐水浸，蒸焙　当归酒洗　厚朴姜制　桔梗　官桂
川芎　防风　白芷　甘草各等分

为末，每三钱温酒调服，不饮者，木香汤调下。

托里消毒散《宝鉴》　治痈疽，未成即消，已成即溃，能壮气
血，使毒气不致内攻。

金银花　陈皮各三钱　黄芪盐水炒　天花粉各二钱　防风　当归
川芎　白芷　桔梗　厚朴　穿山甲炒焦　皂角刺炒，各一钱

分作二贴，每一贴，酒水相半煎服，病在下，只用水煎。

托里和中汤《宝鉴》　治痈疽溃后气虚，饮食少思，或呕吐泄

泻，久不收敛。

人参　白术各一钱五分　黄芪　白茯苓　干姜炮　陈皮　半夏各一钱　甘草炙　木香各五分　姜三片　枣二枚

托里消毒饮《宝鉴》　治痈疽溃后气虚不敛，及阴疽不溃发。

人参　黄芪　白芍药　当归　白术　白茯苓　陈皮　连翘金银花各一钱　白芷　甘草各五分

托里散《宝鉴》　治痈疽溃后久未收敛。

人参　黄芪各二钱　白术　陈皮　当归　熟地黄　白茯苓　白芍药各一钱五分　甘草一钱

托里温中汤《宝鉴》　治痈疽阳气下陷，腹痛泄泻，咳逆昏愦。

附子炮，二钱　干姜　羌活各一钱二分五厘　甘草炙，一钱　益智仁　丁香　沉香　木香　茴香　陈皮各五分　姜五片。

托里益气汤《宝鉴》　治痈疽肉色不变，或溃不敛。

白术二钱　人参　白茯苓　贝母　陈皮　香附子　白芍药　熟地黄　当归各一钱　桔梗　甘草各五分

洗药《宝鉴》　桑灰淋水。盐汤。苦参、防风、露蜂房、甘草煎水。疮久不合，肉白脓少，虚冷，陈艾煎洗。

雄黄散《宝鉴》　去诸疮恶肉。

雄黄末一钱，巴豆一个不去皮研，入乳香、没药各少许再研，敷恶肉即消。俗用田螺捣敷疮口，能去恶生新。

神异膏《宝鉴》　治发背痈疽，及诸恶毒疮疖，敷之神效，膏药虽多，效不及比方见杂方。

云母膏《宝鉴》　治痈疽、恶疮、肿毒、折伤、瘰疬、骨疽、内疽、乳痈、肺痈、肠痈，并外贴内服方见杂方。五发及发背，以败蒲煎水洗贴，又取一两，丸如梧子，温酒下三十丸。瘰疬、骨疽亦如之。肠痈，甘草汤吞下，下脓即愈，忌食羊血。

糯米膏《宝鉴》 净糯米三升入瓷盆内，于端午前四十九日，以冷水沉之，一日再换水，勿令米碎，至端午日取出，用绢袋盛之，风干。每取少许炒黑为末，冷水调成膏，量疮大小贴之，绢帛包定，候疮愈为度。干则换，常令湿。

牛粪熨法俗方 治一切痈疽毒肿。多取牛粪，瓦器炒热，作片涂油，乘热敷疮，冷则换热，不计其数无间断，而直至疮根自消，疮口突起为度。

秋麦熨法俗方 治四时成肿，或痰结隐痛，将成阴肿，敷之。秋牟①净捣，以盐汤做饭，乘热敷之，冷则换热，无有间断，则能散结核而肿自消矣。

脏腑痈 肺痈，中府隐隐痛，上肉微起，胠满喘，咳唾脓，寒热，能食，实者参苏饮，虚者小青龙汤并寒门。心痈，巨阙隐隐痛，上肉微起。肝痈，期门隐隐痛，上肉微起，胁满，卧则惊，尿涩，小柴胡汤寒门随症加减。肾痈，京门隐隐痛，上肉微起，胠下至小腹满，八味丸五脏，或托里散加减。胃脘痈，中脘隐隐痛，寒热，身皮甲错，咳呕唾脓，云母膏杂方作丸，桔梗、甘草煎汤下。肠痈，关元、天枢、丹田隐痛，上肉微起，小腹肿，按痛，尿淋，寒热，身皮甲错，腹皮急如肿，或绕脐生疮脓出，或脐中脓出，若便脓者，自愈；虚者，十宣散加茯苓；热者，桃仁承气汤寒门、云母膏作丸，牛膝煎汤下。腹痈，生于肚腹皮里膜外，治同肠痈。

桔梗汤《宝鉴》 治肺痈。

---

① 秋牟：大麦。

一三六

桔梗　贝母各一钱二分　当归　瓜蒌　薏苡仁各一钱　枳壳　桑白皮　防风　黄芪各七分　杏仁　百合　甘草节各五分　姜五片

凉血饮《宝鉴》　治心痈，退潮、止渴、解热，能内消。

木通　瞿麦　荆芥　薄荷　白芷　天花粉　赤芍药　麦门冬　生干地黄　栀子　车前子　连翘　甘草各八分

入灯心、竹叶煎服。

十六味流气饮《宝鉴》　治痈疽、无名恶肿等疾，乃表里气血药也。

人参　当归　黄芪　桔梗　防风　木香　枳壳　川芎　官桂　白芍药　槟榔　白芷　厚朴　紫苏叶　乌药　甘草各六分

牡丹散《宝鉴》　治肠痈冷证，腹软而痛，时下脓血。

牡丹皮　人参　天麻　白茯苓　黄芪　薏苡仁　桃仁　白芷　当归　川芎各一钱　官桂　甘草各五分　木香三分

诸痈　臀痈，阴中之阴，道远气不到，中年后难治。初起葱熨、托里消毒饮。悬痈生两阴间，初如松子甚痒，数十日赤肿如桃，即破便尿从中出，难治。首尾服国老膏，切禁凉药。便痈便毒同血疝，生山药、砂糖捣敷，复元通气散气门。囊痈见前阴门。

国老膏《宝鉴》　治悬痈。横纹大甘草带节一两四寸切，以山涧长流水一碗，文武火，慢慢蘸水炙，自早至午，干则投前水，再炙，直待水尽，看甘草中心润透为度。细锉，好酒二升，煎取一升，空心随量饮之，三日一服，二三服可保无虞。此药虽不即消，过二十日后必尽消。

附骨疽　因露卧、浴水，寒湿袭深，与痛风相类，初起痛不能转，寒热无汗，筋骨痛如刺，外无赤肿，菀久热而脓，用火针使毒不得内溃，甚则腐溃，碎骨出而愈。流注骨疽，因痰火或感风寒而发，痰饮流注不论上下，结块肿硬，或痛或不痛，按无血潮，淡红不热，破之出清水或薄血，通顺散合二陈汤_{痰饮}。

青草苍柏汤《宝鉴》 治附骨疽始作，宜预防。

苍术 黄柏各三钱 青皮一钱五分 甘草节五分

水煎，调姜汁三匙，空心饮，冬加桂枝，夏加条芩，体虚加牛膝。

通顺散《宝鉴》 专治痰肿及痈疽发背一切痰患。

赤芍药 木通 白芷 何首乌 枳角 茴香 乌药 当归
甘草各一钱

酒水各半，煎服。宜于十宣散相间用之，并加忍冬藤，能顺气均血，治流注肿毒等症。虚加炮附子；实加大黄；痰盛加南星、半夏；肿硬不穿加川芎、麻黄、葱白、全蝎、穿山甲；流注加独活。此药治流注痈疽发背，至于救坏病、活死肌，弭①患于未萌之前，拔根于即愈之后。一名荣卫返魂汤。

蟾蜍膏《宝鉴》 治附骨疽久不差，脓汁败坏，或骨从疮孔出。桑白皮、乌豆煎汤淋洗，拭干却贴之。

大虾蟆一个 乱发一握 猪脂四两

上以猪脂煎，去滓，凝如膏，贴之。

疔疽 因膏粱酒色，热毒而发，形如疔盖，黄疱中或紫黑，先寒后热，先痒后痛，头痛心惊眼花，重则呕逆，难治。针刺知痛出血为好，如不痛无血，火针烙疮焦黑，取痛为效。

红丝疔 一条红丝直上，急用针刺红丝所至处，出毒血，外敷萍草根，又蟾酥、乳香和涂疮口，若入心腹及咽喉，必至危殆。

---

① 弭（mǐ 米）：平息，停止，消除。

拔疔法《宝鉴》 苍耳茎叶烧灰，和雄黄、醋调涂，干换根出。斑蝥捻破，针刺疔，封之。马齿苋和梳垢，封疔。白狗粪烧灰和酒服，又涂疔上。紫金丹解毒淡酒和下，又涂疔。新增经验南瓜花擂，敷疔自拔，痘疔敷之亦神效。

痈疽杂症 烦渴，八物汤虚劳加黄芪、麦门冬、山茱萸、五味子。呕逆，溃前毒气上攻也；溃后六君子汤痰饮加木香、砂仁，独参汤气门。痰盛，通顺散加南星、半夏，六君子汤；寒热，加味不换金正气散；泄泻，乳粉托里散，木香、白茯苓煎汤调服，加味不换金正气散，六君子汤加炮附子。

乳粉托里散《宝鉴》 治痈疮毒气攻心，迷闷呕吐。喉舌疮初起，服此返出毒气，不致内陷。

绿豆粉四钱　乳香一钱

末，每二钱，甘草汤调，时时呷下，或新水调服，或加朱砂二分，名乳香护心散，治同。

忍冬酒《宝鉴》 治痈疽恶疮，背痈乳痈，不问发在何处，初发当服。忍冬藤生取一把，以叶入砂盆研烂，入酒少许，涂敷四围，中心留一口，又取五两槌碎，甘草一两，锉，入砂瓶，水二碗，文武火煎至一碗，入好酒一大碗，煎数三沸，分三服。

忍冬丸《宝鉴》 治一切痈疽诸疮，消渴后发疽尤宜。忍冬草不以多少，根茎花叶并用，入瓶内，好酒浸，以糠火煨一宿，晒干，入甘草少许捣末，以所浸酒打面糊丸如梧子，每服百丸酒饮任下。

灸疽法《宝鉴》 大蒜烂捣成膏，涂疮四围，留疮顶，以艾炷灸之，以爆为度，不爆难愈，灸百壮，无不愈。

三仁膏俗方 痈疽初发神效。

蓖麻子_{去壳，取仁}　麻子_{去壳，取仁}　杏仁_{留皮尖}

上各细研，白清搅匀调敷。

食疫死牛马禽兽肉生疔　十患十死，急取紫金丹_{解毒}，淡酒化下，吐利神效。白颈蚯蚓擂烂，和酒滤去滓饮之，滓涂疔四围，留头出毒。大蜘蛛放疔上自咂其毒，连易三五个，其毒自败。

诸　疮

大风疮　脉风成癞，荣卫热腐，遍身癞疹。初起白屑紫云，或皮落鼻坏，色败毛落眉脱，俗谓龙病，防风通圣散_{风门}。

白花蛇酒《宝鉴》　治大风癞疮。白花蛇一条先蒸，糯米二斗，缸底先安酒曲，次将蛇以绢袋盛之，顿于曲上，后以糯饭顿于蛇上，以纸封缸口，候三七日，开取酒，将蛇去皮、骨，焙干末，每温酒一盏，调蛇末一匙服之，仍以酒脚并糟，做饼食之。乌蛇酿酒法亦同。

瘰疬　颈前项侧，核如银杏梅李也，生胸胁腋下，坚硬如石，形如马刀蛤，曰马刀疮也。盖因味厚气郁，与风热毒蕴积而成。肝胆主筋，病则筋累累如贯珠，寒热燉痛，孔窍相穿流汁，气血虚而痰热相乘，非断欲绝虑淡食不治，妇人多有之。

栀子清肝汤《宝鉴》　治肝胆火盛，耳后颈项胸乳等处，结核肿痛寒热。

柴胡_{二钱}　栀子_{酒炒}　牡丹皮_{各一钱三分}　赤茯苓　川芎　赤芍药　当归　牛蒡子_{各一钱}　青皮　甘草_{炙，各五分}

海藻散坚丸《宝鉴》　治瘰疬马刀，坚硬，形瘦，潮热，及瘿气。

神曲_{四钱}　海藻　昆布　草龙胆　蛤粉　通草　贝母　白矾_枯真松萝_{各三钱}　半夏_{二钱}

上末，蜜丸如绿豆，葱白汤下三十丸，或取末二钱温酒调服。

益气养荣汤《宝鉴》　治怀抱抑郁，瘰疬流注，日晡发热，或溃而不敛。

黄芪一钱五分　人参　白术各一钱　当归酒洗　川芎　白芍药酒炒　生地黄　陈皮　香附子　贝母各七分　柴胡　桔梗　地骨皮　甘草炙，各五分

煎服，日二次。

夏枯草散《宝鉴》　治瘰疬，散结气，有补养厥阴血脉之功。

夏枯草末，六钱，甘草末，一钱，

和匀，每二钱　茶清调下；又取一两，水煎服，虚者多服。兼服十全大补汤虚劳加香附子、远志、贝母。治瘰疬马刀，退寒热之圣药。

柴胡通经汤《宝鉴》　治少阳经分项侧，有坚核不溃，名马刀疮。

桔梗二钱　柴胡　连翘　当归尾　黄芩　黄连并酒炒　鼠粘子　三棱　甘草生各一钱　红花一分

外治法《宝鉴》　瘰疬日久成脓，若肿高消软，面色痿黄，皮肤壮热上蒸脓已成，针决核中，追毒药绽纤①之，用膏贴之，夏枯草熬膏贴之。隔蒜灸痈疽尤妙。

蟾酥膏《宝鉴》

蟾酥如大豆许　白丁香十五枚　巴豆肉五粒　寒水石　寒食面各少许

上各研，合和再研，蜜丸如绿豆，每一丸或二丸三丸入针窍

---

① 绽纤：缝合。

中，如脓未尽再纳数丸，以脓尽为度。

瘰疬膏《回春》 真香油四两，象皮三钱，熬熟去滓，入官粉一两五钱，黄蜡三钱，离火烧温，入孩儿茶一两，乳香、没药各三钱，龙骨一钱五分，血竭一钱，搅匀，以瓷器收贮，任意贴之。

奇效膏《回春》 贴瘰疬，未破内消，已破则合。真香油一斤二两，大黄六两入油，煨烊①滤去滓，慢火，下净黄丹半斤，慢火再熬，滴水成珠，下古石灰（炒过）五钱，乳香、没药各四钱，黄蜡二两，成膏，用油单纸摊贴。

琥珀膏《医林》 治瘰疬，及腋下初如梅子，渐若连珠不溃，或穿穴流脓不绝，经久成漏。

琥珀一两，别研　丁香　木香各七钱五分　木通　桂心　当归　白芷　防风　松脂　朱砂　木鳖子去壳，各五钱　麻油二斤

上用琥珀、丁香、桂心、朱砂、木香为末，其余并锉，以油浸一宿，于铛中慢火煎，候白芷焦黄漉出；次下松脂末，滤去滓再澄，安铛中慢熬，下黄丹一斤，以柳木篦不住手搅，令黑色，入水中成珠不散，看硬软得所，入琥珀等末搅匀，瓷器盛，纸上匀摊，贴之。

绿云膏《宝鉴》 治瘰疬。

黄连、大黄、黄芩、玄参、黄柏、木鳖子（去壳）各一钱，细切，用香油一两，同煎，焦色去滓，入松脂五两，再熬成膏，滤入水中扯拨如金色，再熬，放温入猪胆汁三个、铜绿三钱，醋浸一宿，去滓搅匀摊贴，如疮口不干，加乳香、没药、轻粉尤妙。又法：夏枯草、地榆各一两，甘草三钱，蜜丸如绿豆，米饮下。

---

① 烊（páo 庖）："烊"通"庖"。此处的意思指加热。

糁贴药《宝鉴》 白胶香、海螵蛸、降真香等分，末糁患处，外以水纸掩之，一夕而退。未破者，蜜蜂二十一个，蛇蜕七分五厘，蜈蚣二条，端午前收者。上用香油四两熬成，入光粉二两，以桑枝七条急搅，候冷，出火气，七日收贮，摊纸上，贴患处。

洗傅方《宝鉴》 治瘰疬。白芷、荆芥煎汤温洗，拭干，贴膏药，脓汁出尽后，半夏、南星、血竭各一钱，轻粉少许末，唾调傅之。

一方《宝鉴》 治瘰疬。

乌鸡卵一枚，穿顶，纳斑蝥一个，纸封其窍，蒸熟去蝥，日一服，煎五积散寒门下四五枚即效。

治瘰疬方新增 大蜘蛛四五个，浸香油三四合，过六七日后，和人中白末，涂纸捻纳疮孔。

生肌膏新增 治瘰疬及诸疮。

油发 松脂 黄蜡 黄犷油 枯矾 乳香 没药 血竭 香油

上先以香油煎发，溶化后去滓，和诸药末，瓷器收贮，涂旧蓝贴疮。

毒腐散新增 治连珠瘰疬。

砒霜 蟾酥各一钱 巴豆去油 白丁香 轻粉各五分 麝香 大蜘蛛 蛇含草 石雄黄各四分 糯米三钱 青黛水浸

上黄蜡、松脂、香油调敷。

一方新增 治同上。

巴豆去油 大黄 人中白各一钱 石雄黄 乳香 没药 砒霜 轻粉各五分 白丁香三分 大蜘蛛一个。

为末，糯米糊和敷。一方，连珠久不合，以人吐蛔虫，干为末糁之。

瘿瘤　气血凝滞，结为五瘿六瘤，决不可破，破则杀人，有脂瘤，决去脂则愈。瘿，因忧恚伤心肺，多颈项肩；瘤，因劳欲邪气乘经虚，随处有之。初起，十六味流气饮_{痈疽}。

痔瘘　多项腋及阴僻肛门间，失治生寒热，凡痈疽有宿脓朽骨，停蓄为漏。治法：急宜温散风冷，收水次之，生肌又次之。隔蒜灸法_{痈疽}佳。

蜂房散《宝鉴》　治久年漏疮。

露蜂房炙黄，七钱五分　穿山甲焦　龙骨各二钱五分　麝香少许

上末，腊猪脂调敷。

雄黄膏《宝鉴》　治积年冷瘘，黄水不止。

头发灰　黄腊各五钱　雄黄　硫黄研细，各二钱五分

和匀，用香油二两，熬成膏贴之。

六精膏《医林》　治漏疮久不愈，浓汁淋漓成血，不合，杀虫妙。

真油二两　童子乱发　明松脂各一钱五分　蛇蜕皮四寸　黄蜡四钱　白清三钱

上先将清油、乱发、蛇皮用瓷器盛，熬乱发色黄为度，次下三物，以柳枝不住手搅，凝如清蜜，瓷器贮，纸捻涂塞。

熏洗方《宝鉴》　艾叶、五倍子、白胶香、苦楝根等分锉，于桶内烧，坐其上熏之。白芷、露蜂房或大腹皮、苦参煎汤熏洗，拭干，取东向石榴根皮末干糁，杀淫虫。凡漏疮，多秽恶，常洗净，忌洗生水。

取朽骨方《宝鉴》　久疽，及痔漏中有朽骨，宜取去之。乌骨鸡胫骨，砒霜实之，盐泥固济，火煅通红，取出去泥研为末，饭丸如粟米，以纸捻入窍内，外用膏药封之，其骨自出。

取漏虫法《宝鉴》 取活鳝鱼数条，令盘屈，以竹签串定，香油涂上下，覆疮上，以布巾系定，良久痒痛不可忍，取鳝入水中，有虫如线出焉，未尽再覆，虫尽后以艾汤入白矾洗净，黄连、槟榔末掺敷，治臁疮①。

治心漏方《宝鉴》 胸前有孔，常出血水，人多不知。

鹿茸酥炙 附子炮 盐花

等末，枣肉丸如梧子，空心酒下三十丸。

疥癣 干疥，皮枯屑起；湿疥，焮肿痛，流汁，易于传染。干癣，搔生白屑；湿癣，状如虫行，搔之汁出。盖血分热燥，致风毒克皮，浮浅为疥，深沉为癣，疥多挟热，癣多挟湿。凡疥痛，加寒水石，痒加贯众，微痒加蛇床子，有虫加雄黄，喜热加硫黄。久不愈，防风通圣散风门。何首乌、陈艾等分煎洗。冬瓜藤煎洗。温泉浴之妙。湿癣，牛粪烧存性，真油调涂。

一上散《宝鉴》 治疥癣痛痒。

蛇床子炒 黑狗脊即贯众 白胶香 寒水石各一两 枯白矾
黄连各五钱 雄黄三钱五分 硫黄 吴茱萸各三钱 斑蝥十四个，去翅足

上末，腊猪脂或香油调，先以苍耳煎汤洗去痂后，掌中擦药令热，鼻中嗅二三次，却擦疮上，一擦即愈。

一扫光《回春》 治疥疮。

枯矾一两 硫黄七钱 五倍子 花椒各五钱 砒霜二分

香油煎鸡子令熟，去鸡子，只油调药末敷之。

秦矾散新增 治疥疮。

---

① 臁疮：多指下肢末端静脉炎引起的红肿、疼痛、溃烂疾病。

秦艽　蓝漆各一钱五分　羌活　黄丹各一钱　胆矾　水银各五分

上末，香油调涂。

解毒散_{新增}　治湿癣。

黄丹三钱　枯矾　石雄黄　乳香　没药　白芷　王不留行　人中白　轻粉各一钱　胆矾　辰砂各五分

上末掺。

癞头疮　头上生疮如癞，盐汤温洗，服防风通圣散_{风门}。

酒归饮《宝鉴》　治头疮。

酒当归　白术各一钱五分　酒芩　酒芍药　川芎　陈皮各一钱酒天麻　苍术　苍耳各七分五厘　酒黄柏　酒甘草各四分　防风三分

水煎，日三服。服后，稳睡片时。

阴蚀疮　湿阴疮，肾虚风湿乘之，成疮汁出。妒精疮，壮年久旷欲动，败精流茎生疮。阴蚀疮，又名下疳疮，热结下焦经络涩滞，或妇人有宿精，或月水时交合，房劳后不洗，茎罥肿痛，尿如淋，久蚀溃脓，属肝经，龙胆泻肝汤_{前阴}、八正散_{小便}。溃后，八物汤_{虚劳}加柴胡、栀子、知母。

消疳败毒散《宝鉴》　专治下疳疮。

柴胡一钱五分　黄柏　赤芍药　赤茯苓　木通　草龙胆各九分连翘　荆芥　黄连　苍术　知母各七分　防风　独活各六分　甘草三分　灯心一团

洗疳汤《宝鉴》　治下疳疮。

川楝子　黄连　瓦松　川椒　葱根　艾叶等分

煎水，以青布蘸洗立效。

黄柏以瓷锋刮取末　蛤粉

上等末掺上，名柏蛤散，治下疳湿疮。

七宝槟榔散《医林》 治玉茎上生疮，渐至蚀透。

槟榔　石雄黄　轻粉　黄柏　密陀僧　黄连　朴硝

上细末和匀，先以葱白浆水洗净，软帛拭干，如疮湿干糁，疮干少油调傅。

麝香轻粉散《医林》 治疳蚀疮。

乳香　白矾各一两　轻粉五钱　麝香五分

上末，每用一钱，干涂之。一方轻粉、麝香各五分，又有没药一两。

铜绿散《宝鉴》 治男女阴湿疮、虫蚀疮。

五倍子五钱　白矾一钱　乳香　铜绿各五分　轻粉二分五厘

上末，洗后糁之。

臁疮　生于两脚，肿烂臭秽，三阴虚也，八物汤_{虚劳}。先取虫，后贴膏。生臁骨上，肉少皮薄，故为重。风热湿毒，盐汤或葱白汤洗之，次敷黄蜡膏，或连翘败毒散_{痈疽}。

马齿膏《宝鉴》 治臁疮。马齿苋煎，取汁一釜，入黄蜡五两，再熬成膏涂之。

黄蜡膏《宝鉴》 治内外臁疮。

香油一两，入油发如梅大，熬消化入白胶香三钱，黄蜡一两，熔化入龙骨、赤石脂、血竭（末）各三钱，搅匀，候冷盛瓷器。每用捏作薄片贴疮上，绢帛缚定，三日后翻过贴之。

洗药《宝鉴》 治臁疮。

以海桐皮、石榴皮煎汤洗后，牛蒡子五钱，末，烧熏之，无海桐代地骨皮。又槐枝葱白川椒汤淋洗，乃贴膏药。蠡鱼肠以五味火上炙贴，虫出即去之。

冻疮　冬月冻伤成疮，流水。耳烂，贝母末干糁。足烂，黄丹猪脂调敷。足根疮溃，川椒汤洗，刮去腐肉，针刺出血，马勃调牛髓敷之。五倍子煎洗、兔雀脑生敷、生附子末面水调敷。凡冻疮皮烂不可忍，大黄末井水调敷立效。

腊享膏《宝鉴》 治冻疮。

松脂 黄蜡各三两七钱五分 猪脂 獭油各二两五钱 香油二合半 海松子油一合

上，各炼去滓，和合成膏，先以药水洗，后涂之。

汤火疮 汤烧伤，即急向火炙，强忍一时，不痛，忌冷物冷水；热毒不出，侧柏叶捣敷、生胡麻捣敷、柴灰白蜜调敷。火烧疮，好酒洗之，敷盐。热酒伤，糯米粉炒黑酒，调敷。皮脱者，阿胶酒熬敷之。汤火、热油伤，白蜜涂，竹膜敷之，醋泥或酱汁敷之，无痕；水中青苔敷之。黄柏煎洗。又末油调敷、黑大豆煎服、西瓜灰香油调敷、水沟泥敷之。新增经验冬柏油涂之神效，陶器细末香油调敷，针刺刺疮边红晕。

漆疮 生蟹黄敷之、石蟹汁涂之、芒硝汤冷洗、井中苔捣敷、生姜汁敷之、鸡子黄敷之、韭叶研敷、紫苏叶捣擦、人乳涂之、柳枝叶煎洗、芥子吃之。

月蚀疮 小儿多有，生耳后，随月盛衰。

胡粉炒黄 枯矾 黄丹 黄连 轻粉各二钱 干胭脂一钱 麝香少许

为末，香油调涂。黄连、枯白矾末敷之。

内疳疮 生口上腭，初如莲花，根小而垂大，以刀决其根，铁烙止血，雄黄、轻粉、粉霜、白芷、白蔹等末敷之。

诸般恶疮 诸般遍身疮，及恶疮出脓血，痛痒，升麻葛根汤合人参败毒散并寒，加天麻、蝉壳、生地黄、麦门冬。

祛毒汤《回春》 治一切无名肿毒初起。

大黄三钱，半生半炒 贝母 穿山甲土炒成珠 僵蚕各二钱

水煎，用好酒一盏搅匀，空心服，渣滓再煎服，以利为度。

三白散《回春》 治一切肿毒，诸疮疼痛。

白及 白蔹各一两 白矾五钱

上末，入水碗中即沉底，外用桑皮纸拖水搭于患处，热则再易，直待肿处冰冷，将药敷上立消。

追毒膏《回春》 治诸般恶疮，及无名肿毒。

芙蓉叶 白及各四两 孩儿茶二钱 青木香 没药各一钱 唐木香 乳香各五分 血竭一分

上末和匀，临用时，看疮大小，以生蜜调涂患处，以绵纸敷之，不过三五次即消。

磨风膏《医林》 治头面五发疮肿、疥癣、汤火破伤，磨风膏止痛灭瘢痕。

大瓜蒌二两 瓜蒌根一两 白附子 白芍药 白茯苓 零陵香 白及 白蔹 白芷 白檀 升麻 细辛 藿香 黄芪 甘草 杏仁去皮尖，各五钱 脑子二钱五分 黄蜡六两 芝麻油一斤

上先药十四味锉，油内浸百日，于腊日熳火木炭上银石器内，煎至白芷微焦黄，离火，入瓜蒌二味着内，煮百沸，重绵滤去滓，再慢火上炼，油香下黄蜡熔开为度，倾在瓷器内收，上糁脑子密封，旋用涂之。

乳香蜡油膏《医林》 治㿔疮①久不差。

---

① 㿔（guō 锅）疮：病名。出《肘后方》。由风湿热客于肌肤所致。据证分湿㿔疮、燥㿔疮、久㿔疮三种。

杏仁去皮　乳香各三钱　硫黄　轻粉各一钱五分　黄蜡五钱　麻油一合

上细末，先熬油沸入蜡熔尽，次入诸药，煎搅成膏，冷地出火毒，瓷器收用。

大黄膏《宝鉴》　治肿初结。

大黄　当归　黄柏等分

上末，地黄汁和涂之。

紫草膏《宝鉴》　治热毒疮。

紫草茸　黄连　黄柏　漏芦各五钱　赤小豆末　绿豆粉各一合

上末，猪脂或清油调，日三敷之。

一扫光《宝鉴》　治小儿头疮及多虮子，瘙痒成疮，脓水不止。

牙皂　川椒各二钱，研细　细茶　水银各一钱

上末，油调擦上。

黄蜡膏《宝鉴》　治诸疮，能生肌。

香油　黄蜡　松脂各等分

上熔化，待凝贴之，加油发灰尤妙。

洗药方《宝鉴》　治诸般恶疮。

黄柏、茵陈、荆芥、葱白、藿香，煎水淋洗妙。洗诸般恶疮毒，艾叶、细茶、葱白、柳枝、桃枝、川椒浓煎汤，入盐频洗。

杀虫方《宝鉴》　治恶疮有虫。

龙骨　虎骨　白矾　露蜂房各二钱五分　硇砂　雄黄　土蜂房各二钱　胆矾　轻粉　乳香各一钱　麝香五分　片脑一字

上末，药水洗后敷之神效。

诸疮杀虫

槟榔五钱　黄连二钱五分　穿山甲五片，烧灰　麝香一字

上末，茶清调涂。诸恶疮有虫，须用斑蝥、藜芦。

生肌散《宝鉴》 治一切疮，敛口大效。

寒水石煅 滑石各一两 乌贼骨 龙骨各五钱 密陀僧 枯白矾 干胭脂 定粉各二钱五分

上末，干糁疮中妙。

天疱疮方新增 紫金丹解毒五锭，水银五钱，朱砂、雄黄各一钱，龙脑三分

上末，枣肉丸如绿豆，每十一丸空心熟水吞下，五日。

一方新增 治新旧天疱疮。

槐花三钱，轻粉二钱，朱砂、川芎、当归（炒）、白芷各一钱，血竭、乳香、没药、皂角刺、孩儿茶、石雄黄各五分，丁香四分、牛黄二分，龙脑一分，麝香少许，观其病轻重加减。

上末，枣肉米粉打糊丸如绿豆，土茯苓煎汤下。

一方新增 治年久漏疮，及天疱疮。

白蜡一钱五分，作薄片入 水银碎作粉，一钱 无名石 铜绿 石雄黄各等分 百草霜倍入

卷药末作纸捻三四个，真油灯引火，口含冷水熏鼻孔。

青云生肌膏新增 去恶疮。

水银 桂皮烧存性，各一钱 朱砂三分 黄蜡 松香各一两 真油一合半

上同，煎成膏。

黄云出毒膏新增 治同上。

蟾酥 砒霜 龙脑 黄丹 轻粉 巴豆各等分 乳香倍入

上末，真油调用。

神圣散新增 治诸般恶疮，及无名肿毒，及天疱等疮。

枯白矾　石硫黄各一钱五分　黄丹一钱三分　朱砂一钱　胡桐泪三分　轻粉　唐麝香各一分五厘

上末，白及糊作锭纳于疮孔，能生肌合疮。

灸疮方_{新增}　灸疮不合。人粪烧存性，真油调涂。

齿距疮方_{新增}　一妇人口内龈交穴生赘肉，长寸余，妨碍饮食，房劳则痛不可堪，百药无效，烙亦复出，得燕京医方神验。其方：芫花煎汤浸线一宿，取线系其赘根勿紧，待二三日则赘色青黑，更紧扎之，自落，试于他赘亦神效。

煮线方_{新增}　治瘿瘤，及痔根细者。芫花五钱，勿犯铁，壁钱二钱，同细白线三钱并入小瓷罐内，水一碗慢火煮至汤干，取线阴干，双扣活系使易解，扎于病根蒂，两头留线，日日渐紧扎，以病处紫黑冰冷为度。轻者七日，重者十五日自然枯，落后用珍珠、轻粉、韶粉、冰片为散，收疮口为妙。一人股间有肉刺，用此线扎之自落。

诸疮中风水发肿痛　鲤鱼目及诸鱼目烧灰研敷，汁出即愈。川椒一升和面作饼，灰火煨熟封疮上，冷则易，敷出水瘥。桑灰水渍之、葱白连须煎洗或煨研敷之，又韭白捣烂热敷，以帛扎定，冷则易，敷出水瘥。

诸　伤

金疮止血生肌合疮药　白胶香、老松皮、白芷、血竭为末敷之，或血竭末敷之。又黄丹、白矾末敷之，又黄丹、滑石末敷之。

救急方《宝鉴》　金疮，及诸伤重，痛闷欲死。取牛一只，割腹纳其人可省。又热尿多灌即省，童尿尤好。

箭镞金刃中脉不出　镞及针入肉，象牙屑和水涂上，鼠脑涂之，蝼蛄汁频涂，磁石着上。

撷扑堕落压倒伤　如气绝，急擘开口灌热小便，以袖掩口鼻，后开眼，苏合香丸气门五丸，热汤或童便下。

杖疮　即服童便、好酒各一盏，合而温服，免血攻心。实者，鸡鸣散下之，虚者，当归须散。外治捣葱热敷。片豆腐盐水煮热敷，豆腐色紫换之，至色淡为度。凤仙花连根叶捣敷，萝卜捣敷。

马驴骡咬踢伤　独颗栗或栗嚼敷，又烧灰贴敷、艾灸伤处、鸡冠热血涂或浸之，取其尿洗疮、以粪涂之，又饮粪汁。

犬伤　人尿洗净，胡桃壳半边填满人屎，掩疮上，着艾灸之，壳焦屎干易之，连日至三五百壮。杏仁嚼敷。狂犬伤，蚯蚓粪封之。虎牙及头颈骨末，酒调服。狂犬咬人，发狂如犬叫，虾蟆脍食之。

猫鼠咬伤　猫伤，薄荷叶嚼敷。虎骨及毛烧末涂之。鼠伤，取猫毛烧灰入麝香少许津调敷，或单麝香涂之。

蛇咬伤　雄黄末敷之，莴苣汁和敷，白矾火熔滴疮，苍耳叶汁酒和服渣敷。人尿洗后，人唾及齿垽涂之。人屎敷之。

蜈蚣咬伤　取蜘蛛置咬处自吸其毒，乌鸡血及屎涂之。人头垢涂之，盐汤渍之，蜗牛汁敷之。

蜘蛛咬伤　羊乳饮之，饮酒大醉、鸡冠血涂之，韭白捣敷，蔓菁子研油调敷。

蚯蚓伤　盐汤饮又洗之、石灰水浸之、鸡屎敷之。

蠼螋伤　乌鸡翎烧灰，鸡子清调敷。猪脂苦酒和敷，盐汤洗之，犀角磨汁敷之。

蜂叮伤　捣芋茎敷之、嚼青蒿敷之、雄黄醋磨敷之、酱敷之、蜂房末猪脂和敷。

壁镜伤 壁镜咬，毒人必死，桑灰淋浓汁，调白矾末敷之。雄黄末醋和敷之。

夏月杂色毛虫伤 豉一碗，清油半盏，同捣厚敷，经一宿埋地弃之。白芷汤洗后，乌贼骨末敷之。伏龙肝醋和作团，搓转伤处，其毛皆出。麝香敷之、蒲公英汁敷之、马齿苋捣敷。

签刺伤 鹿角烧末和水涂之、栗楔生嚼敷之、人头垢敷之、羊屎烧灰和猪脂敷之、乌雄鸡捣敷。鱼骨在肉中不出，嚼吴茱萸封之，又海獭皮煮服。铁棘竹木刺，鼠脑厚敷。

人咬伤 成疮，龟板或鳖甲烧灰，油调敷。

鸡鸣散《宝鉴》 治金刃伤、打扑伤，血瘀凝积，烦闷欲绝。

大黄酒蒸，五钱　当归尾三钱　桃仁二七粒，研

酒煎，鸡鸣时服，次日下瘀血即愈，治折伤妙。

花蕊石散 治一切瘀血，内服外掺效。

花蕊石四两　硫黄一两

上末，入瓦罐内，盐泥固济，安砖上火煅，经宿候冷，研细，每一大匙，童便入酒煎热调服之。

当归须散《宝鉴》 治打扑损伤，致气凝血结，胸腹胁痛。

当归尾一钱五分　赤芍药　乌药　香附子　苏木各一钱　红花八分　桃仁七分　桂皮六分　甘草五分

酒水相半，煎服。

二生膏《宝鉴》 治折伤手足。

生地黄一斤　生姜四两

上捣烂，入酒糟一斤，炒热，布裹罨伤处熨之，伤筋损骨神效。伤损臂臼，脱出肿痛，生地黄捣烂摊油纸上，次掺木香末一层，又摊生地黄贴患处。治折伤，断筋损骨，生地黄捣取汁，好

酒服，日二三次，又捣烂蒸热，封伤处，一月筋骨连续。

化瘀散《宝鉴》 治杖打重，血上攻心，烦闷。

苏木　当归尾各三钱　大黄　红花各二钱

上末，每三钱，温酒、童便调服。

军中一捻金《回春》 治金疮，伤破出血，并狗咬。要端午日石灰，不拘多少炒研，生韭菜连根同捣作饼，阴干为末糁上，止血生肌，千年古石灰尤妙。

郁金膏《回春》 治一切肿毒杖疮。

郁金四两，生地黄，入猪油一斤内煎枯去渣，入黄蜡八两化开，入韶脑一两，瓷礶收贮，每用一两，加官粉二钱，熔化搅匀，摊油单纸上，贴之神效。

解　毒

诸中毒不省 多灌香油，以羽探吐。芒硝煎，甘草汤调服，利之。甘豆汤，并解百毒神效。

蛊毒 门户屋梁无尘洁净，必蓄蛊家也，食其家，收一匙在手后食之。紫金丹解蛊毒。

砒霜毒 饭中得易治，酒中得难治。毒在膈上，瓜蒂末吐之；在腹，紫金丹下之，腊猪胆水和服。生绿豆汁服之、人粪汁灌之、猪狗羊鸡鸭血饮之、蓝根汁和水调砂糖服之、稻秆灰和水作淋饮之。

菌毒 夜有光者、煮不熟者、煮讫照人无影者，皆有毒。盖夏秋有毒，冬春无毒。地浆①饮之、人屎汁饮、人头垢和水服吐之。吐泻不止，雀舌末井水调服。荷叶汁及末和水服。鳌头煮汁饮之。多饮香油。枫菌食之，笑不止而死，地浆人屎为妙。六畜及鹅鸭热血饮之。

河豚毒 卵尤毒，必死，芦苇根汁，或人屎汁，或香油多灌吐出。白矾末白汤下。白扁豆末积水服，羊蹄叶捣汁饮之。

川椒毒 戟喉气欲绝，吃大枣三枚。闭口椒尤毒，下白沫，身冷痹，饮井水一二升，桂皮煎饮，地浆、黑豆汁、人尿多饮。

巴豆毒 大吐泻，烦渴，发热，黄连、黄柏煎服。黑豆煮汁饮之，寒水石磨水服，菖蒲或葛根捣汁饮之。冷水浸手足，蓝根砂糖捣烂和水服。忌食热物。

附子、天雄、川乌、草乌毒 中附子、天雄、川乌毒，心烦闷，头岑岑然②，遍身皆黑，必死，绿豆、黑豆汁冷服，甘豆汤煎服，枣肉、饴糖食之，多饮井水，令吐泻。中草乌毒，麻痹晕闷，甘豆汤饮之，又生姜汁饮之，童便饮之，黄连煎服。

踯躅、半夏、芫花、甘遂毒 踯躅毒，栀子煎服。半夏毒，生姜汁、干姜汁饮之。芫花毒，桂皮煎服，又甘草、防风煎饮。甘遂毒，黑豆汁饮之。

海菜毒 多食伤人，腹痛发气，吐白沫，饮热醋即安。凡海菜伤，皆同此法。

马毒 开剥死牛马中毒，遍身生紫疱俱溃，服紫金丹。凡

---

① 地浆：掘黄土地作坎，深约二尺许，灌水，搅混，俟其沉淀，取上面清液，即为地浆水。

② 岑岑然：头脑胀痛。

疮，马汗、马毛、马气皆害。马汗入疮，毒气攻心，烧粟秆灰淋汁蘸疮，白沫出即瘥。生马血，入人肉中害人。马汗毒引入如红线，以针刺疮口出血，乌梅和核研烂和醋敷之。马汗及毛入疮，冷水浸疮，饮好酒。驴涎、马汗成疮，乌头末敷之。马毒，月经涂之。

诸兽肉毒　六畜肉毒，犀角磨汁一碗，饮之。食马兽六畜毒，黄柏（末）二三钱，水调服。食自死鸟兽肝毒，人头垢一钱，热汤和服。食猪肉毒，生韭汁饮之，烧猪骨末和水服，又犬屎烧灰，酒和服。凡肉盛密器，盖之隔宿，名郁肉，又茅屋漏水沾湿脯，名漏脯，皆有毒，多饮人乳，又烧犬屎，或烧人屎和酒服。食牛马肉及肝中毒，先锉头发令寸长，拌好土作溏泥二升，合和饮之，须臾发皆贯所食物出。中马肉毒，杏仁三两，香豉二两，和蒸一炊，久熟杵服，又多饮清酒即解。食狗肉不消，心下痞胀，口干发热妄语，煮芦根汁饮之，又杏仁一升，去皮研，水三升煎，去滓，分三服，下血片为效。中牛羊肉毒，煮甘草汁，服一二升。中生肉毒，地浆饮之。

诸禽肉毒　食鹅鸭肉毒，糯米泔或温酒饮之，秫米水研汁饮之。中雉肉毒，吐下，犀角末和水服，又水磨服。食中毒箭死鸟兽肉，及野鸟肉中毒，狸骨烧灰和水服，又黑豆汁、蓝叶汁饮之。

鱼蟹毒　食鱼中毒，煮鱼脑饮之，冬瓜汁饮之，海獭皮煮汁饮之，鲛鱼皮烧灰，和水服。蟹毒，藕汁、冬瓜汁、煮蒜汁饮之，紫苏煎饮。鲈鱼鮴鮂毒，芦根煎服。鳝毒食蟹。食鲙不消，饮姜汁，服瓜蒂末探吐。久成癥瘕，取水中石子数十烧赤，投五升水中七次，热饮。鱼肉不消成积，狗屎烧存性，末和酒服，日三。服天门冬后，食鲤鱼中毒，浮萍草服而解之。

瓜果毒　过食瓜果，腹胀气急，桂心（末）五钱，麝香少许，饭丸如绿豆水下。百果毒，多饮香油吐之，又地浆、蓝汁、甘草汁饮之。瓜毒，石首鱼煮汁服之。桃毒，桃枭烧末和水服。

烧酒毒 过饮，面青口噤不省，甚则腐肠穿胁。初觉，脱衣推身，转之无数，吐之即省①，又以温汤淋洗一身，长令温暖，若灌冷水即死。生瓜及蔓取汁，开口灌之不住，又碎冰纳口中及肛门，又葛根汁灌口则愈。

豆腐毒 过食，腹胀气塞，井水多饮，若饮酒即死。毒甚生疮，噫气，遗精白浊，萝卜煎饮，杏仁水研饮之，米泔水饮之。

面毒 热面毒，萝卜汁饮之，无则取子水研饮之，又地骨皮煮汁饮之，又赤小豆末和水服。

误吞水蛭鼠涎《回春》 误吞水蛭，宜食蜜，又田泥丸如樱桃，每一丸白水下，蛭抱泥同下。一男子误吞鼠涎，低头向暗处藏身不言，问亦不答，饮食俱背人，窃食，以为中邪，用三牲祭之，其物经宿，其妻食之病亦如之，皆中鼠涎毒也。以吴茱萸塞猫口取猫涎，将吴萸令夫妻服之即愈。

烟熏毒 烟熏人，迷闷不省，生萝卜汁饮之。炭熏头疼，萝卜汁饮之，子水研饮亦可。

石药毒 中石药毒，人参煎服，又雁肪服之，又白鸭屎末和水服。

艾毒 艾叶久服，毒发，热气上冲，狂躁不禁，攻眼有疮，甘豆汤冷服，蓝叶汁、绿豆汁饮之。

菜蔬毒 诸菜毒发，狂或吐下，葛根煎服，生汁尤佳。乌鸡屎烧末和水服，香油多饮，甘草汤煎服。菜蔬鱼肉毒，苦参三两，苦酒一升，煎服，吐出即愈。

---

① 省：经国堂本、秋水书屋本皆作"醒"。

杏仁毒 误食双仁必死，蓝叶汁饮之，又蓝实水研取汁饮之，又地浆香油多灌。

误吞金银铜铁铅针钱木屑《回春》 误吞金银铜铁等物不化，砂仁浓煎服，其物自下。误吞铜钱铜物，多食胡桃肉或荸荠，其铜自烂。误吞针，蚕豆煮熟同韭菜吃下，针从大便出。误吞木屑，抢喉不下欲死，铁斧磨水灌下。一妇人将烧酒贮锡壶，经旬服中铅毒，陈土水入甘草汤服愈。

盐卤毒《景岳》① 凡妇人服盐卤垂危者，急取活鸭或鸡斩头，将塞口中，以热血灌之可解，若饮卤多，必数只方尽收其毒。

甘豆汤《宝鉴》 解百药百物毒。

甘草、黑豆各五钱

水煎取汁，温冷任意服之。或加竹叶，或加荠苨尤佳。

内局**太乙紫金丹**《宝鉴》 一名万病解毒丹。治蛊毒、草木诸肉毒、山岚瘴气、诸药金石毒、鸟兽百虫一切毒。

文蛤去虫土，三两　山茨菰去皮焙，二两　大戟洗焙，一两五钱
续随子去皮油，一两　麝香三钱

上末，糯米粥和匀，捣作四十锭，每服半锭，重者一锭，并薄荷汤下。自缢、落水、鬼迷、惊死，心头温者，并冷水磨灌即醒。蛇犬诸恶、虫伤，以酒化服，又水磨涂伤处。加石雄黄一两，朱砂五钱，名玉枢丹，治同。

---

① 景岳：指《景岳全书》，为明代张景岳所著。全书共 64 卷，100 多万字，包括脉神章、伤寒典、杂证谟、妇人规、小儿则、本草正、外科钤和古方八阵等部分。书中更首创"补、和、攻、散、寒、热、固、因"的方药八阵分类新法。是一本记录张景岳毕生治病经验和中医学术成果的综合性著作。

救急 危病有十：一霍乱、二缠喉风、三吐下、四中砒霜毒、五尸厥、六中恶客忤、七脱阳、八鬼魇鬼打、九孕妇横逆产、十胎衣不下

脉法 中恶之脉，紧细易治，浮大难痊，脉至如喘，名曰暴厥。

中恶 中恶客忤，凡人暮夜登厕，或出郊，或游空冷室，忽见鬼物，口鼻吸着，蓦然倒地，厥冷握拳，口鼻出血；或心腹绞痛，胀满气冲，与尸厥同，但腹不鸣，心腹暖，切勿移尸，即令众人围绕，打鼓烧火，或烧麝香、安息香，候醒方移。先用铜器或瓦器盛热汤，用厚衣衬腹上熨之，冷则易，苏合香丸 气门 姜汤或温酒，或童便下三丸，且用备急丸。急取半夏、皂角末吹鼻，心头温可活，又麝香一钱，研，和醋服；又生姜汁、醇酒各半盏，同煎，百沸服；又韭汁灌口鼻，又菖蒲汁灌之，又灸脐中百壮。

尸厥 即中恶之类，凡吊死问疾，或入墓登冢，卒中邪恶，与脏气相忤，忽然逆冷，头面青黑，牙关紧急，昏倒如尸，但气不绝，脉无伦，或乍大乍小，或微细不见，心胸暖是也。竹管吹两耳即苏，急取苏合香丸 气门，温酒或姜汤调下。又还魂汤煎灌，又菖蒲汁灌之，又附子（炮）一枚，末，酒煎，分二服，或姜汁半盏、酒一盏，煎百沸灌之。

还魂汤《宝鉴》 一名追魂汤，主中恶尸厥暴死，客忤鬼击飞尸，奄忽口噤气绝。

麻黄三钱　杏仁二十五粒　桂心　甘草各一钱

煎服，口噤者，斡开口灌之，药下立苏。凡尸厥、郁冒、卒死、卒中之类，皆当发表。

鬼魇 鬼魇，鬼打之症，人到客舍馆驿，及久无人居冷房，

睡中为鬼所魇，吃吃作声而不醒，令人叫唤，不急救即死。痛咬其足根及大拇指甲边，并多唾其面即活，仍用笔管吹两耳，又取半夏或皂角末吹鼻，若原有灯不可吹灭，如无灯切不可用灯照。梦中被刺，或被打诸般不祥，忽然吐衄下血，甚者九窍出血，升麻、独活、续断、地黄各五钱，桂皮一钱，为末，每二钱，白汤调下。

雄朱散《宝鉴》 治鬼魇。

牛黄　雄黄各一钱　朱砂五分

上末，每挑一钱，于床下烧之，次挑一钱，以酒调灌之。

郁冒卒死　郁冒者，亦名血厥，妇人多有，平居无疾，忽如死人，身不动，不知人，目闭口哑，或但如眩冒，移时方瘥。此由汗多血少，气并于血，阳上气壅，藜芦、瓜蒂、雄黄、白矾等末少许吹鼻。卒死者，乘年之衰，逢月之空，失时之和，因贼风所伤，是为三虚暴病卒死，或火气入脏，则卒死。凡卒死者，口张目开，手散遗尿，为虚，宜补气；目闭口噤，手拳为实，宜发表。赤色出两颧，病虽愈，卒死；黑色出额，虽不病，卒死。暴亡者，心腹温，鼻微温，目中神彩不转，口中无涎，舌与阴卵不缩，可活。雄鸡冠血频涂其面，或滴鼻中，又牛黄清心丸风门、苏合香丸气门，姜汁或温酒、童便调灌。又半夏，或皂角末吹鼻，又牛黄或麝香一钱，温酒调灌。惊怖卒死，温酒灌之甚佳。

白薇汤《宝鉴》 治郁冒。

白薇　当归各一两　人参五钱　甘草二钱五分

上粗末，每五钱，煎服。

内局**备急丸**《宝鉴》 主诸卒死暴疾百病，及中恶客忤，鬼打面青，口噤气绝。

大黄　干姜　巴豆霜各一两

为末，蜜丸如小豆，三丸热酒下。口噤，以酒化下即活，或温水下亦得。

脱阳 凡大吐泻后，元气不接，四肢逆冷，面黑气喘，冷汗出，外肾缩，不省人事，须臾不救。与伤寒、阴阳易同症。桂枝二两，好酒煎服，又莲须、葱白、三七茎，酒煎服；又生姜一两，研，酒煎服；又葱盐烂捣，炒热熨脐下气海。

大固阳汤《宝鉴》 治脱阳不省。

大附子一枚，炮，切作八片　白术　干姜炮，各五钱　木香二钱五分

水煎，去滓，放冷灌服，须臾又进一服，神效。

救冻死 四肢强直，口噤，只有微气者，用炒灰囊盛熨心上，冷则易，口开气出后，温粥或温酒姜汤灌之，若不先温其心，便将火灸，则冷气与争，必死矣。又用毡或蒿荐①裹之，以索系定放平稳处，两人对面轻轻衮转，四肢温和即活也。

救饿死 若累日不得食，饥困将死者，顿吃饭及肉死，先以稀粥清稍稍咽下，令咽肠润过一日，频与稀粥，过数日乃与软饭。

绞肠沙见霍乱

入井冢卒死 凡入枯井、古冢，先以鸡鸭毛投之，直下则无毒，若徘徊不下则有毒，当以酒洒其中，久乃入。夏月淘井多至杀人，古冢及深井中皆有伏气，若入则令人冒闷奄忽而死，即取井水噀面，又调雄黄末一二钱服之。转筋入腹痛欲死者，使四人捉住手足，灸脐左二寸十四壮；又生姜一两，酒五盏，浓煎频服；又醋煮衣絮，裹转筋处；又浓煎盐汤，浸手足，洗胸胁，即省。

---

① 蒿荐：蒿草。荐，草。

蛇入七窍 蛇入耳鼻口中挽不出，急以刀伤蛇尾，纳川椒或胡椒二三粒裹着，即出。又以艾，灸蛇尾即出。后用雄黄末调人参汤服，制蛇毒。人卒为蛇绕不解，以热汤淋之，无汤令人尿之，即解。

杂　方

内局**芙蓉香**《宝鉴》　沉香①、白檀香各二两，零陵香、甘松香、茅香各一两，丁香、三乃子、八角香各七钱，小脑五钱，白及四两或五两，上末，水和捻作条，阴干烧之。内局芙蓉香每一封，入白檀香、沉香各一两六钱，丁香五钱，八角香、三乃子各四钱二分五厘，小脑、草草各二钱三分五厘，零陵香、甘松香各一两二分，白及八钱，作炷用。

内局**衣香**《宝鉴》　茅香蜜（炒）一两，白芷五钱，沉香、白檀香、零陵香、甘松香、八角香、丁香、三乃子各二钱，并粗末，入小脑二钱作一贴，加龙脑尤好，置衣箱中。内局衣香每一封，入白檀香、沉香、丁香各九两，零陵香、甘松香、三乃子、八角香、小脑、草草各七两六钱，龙脑一钱作封用。

内局**六香膏**《宝鉴》　治冬寒冻伤皲瘃。

白檀香　沉香　丁香　零陵香　甘松香　八角香各一两

为末，入三升蜜中浸之，封口，经七日或十日取出，微温下筛去滓，入三乃子五钱，小脑三钱，冬瓜仁七两或十两，搅匀再下筛，贮器中用，其滓作团，火烧甚佳，此谓江梅香。内局白清一

---

①　香：经国堂本、秋水书屋等诸本皆作"束"，按文义应作"香"，今改，下同。

斗，以柳木篦不住手搅，入冬瓜仁末八两六钱，三乃子末二两，小脑末一两，龙脑末一钱，和匀用。

内局**神仙太乙膏**《宝鉴》 玄参 白芷 当归 官桂 赤芍药 大黄 生地黄各一两

浸麻油二斤，春五、夏三、秋七、冬十日，慢火煎令白芷焦黄色，去滓，下黄丹一斤，极搅匀，滴水成珠，候凝作片听用。

内局**万病无忧膏**《回春》 治风寒湿气所伤，跌扑伤损，皆贴效，及治一切无名肿毒，便贴即消，已成能止痛，长肉生肌。

川乌 草乌 大黄各六钱 当归 赤芍药 白芷 连翘 白蔹 白及 木鳖子 乌药 官桂各八分 桃 柳 桑 槐 枣枝各四钱 加苦参、皂角各五钱。

上锉，用真香油二斤，浸药一宿，用火熬至药焦色，以生绢滤去滓不用，将油再熬一滚，入飞过黄丹十二两，炒过，陆续下，槐柳棍搅不住手，滴水成珠为度，离火；次入乳香、没药末各四钱，搅匀，收贮退火毒听用。一方加苏合香二钱，尤妙。

内局**神异膏**《宝鉴》

露蜂房 杏仁各一两 黄芪七钱五分 蛇蜕盐水洗净 玄参各五钱 乱发鸡子大 香油十两 黄丹五两

上先将油及发铫中熬，候发烊尽入杏仁，候杏仁黑色绵滤去滓，乃入黄芪、玄参，熬一二时，稍停入蜂房、蛇蜕，搅熬至紫黑色，又滤去滓，慢火熬，下黄丹急搅千余转，滴水不散膏即成，瓷器收贮，治诸般痈疽毒。

内局**云母膏**《宝鉴》

云母 焰硝 甘草各四两 槐枝 柳枝 陈皮 桑白皮 侧柏叶 水银各二两 川椒 白芷 没药 赤芍药 官桂 当归 盐花

黄芪　血竭　菖蒲　白及　芎䓖　木香　白蔹　防风　厚朴　麝香　桔梗　柴胡　松脂　人参　黄芩　苍术　草龙胆　合欢　乳香　附子　茯苓　高良姜各五钱　黄丹十四两　清油二斤八两

上除云母、焰硝、血竭、没药、乳香、麝香、黄丹、盐花，余药锉，浸油中，十一日后文火煎，候白芷、附子焦黄色，以布绞去滓，再熬后下黄丹等八味末，以柳木篦不住手搅，直至膏凝，滴水成珠为度，倾在瓷器内，弹水银在上。每用刮去水银，凡痈疽疮肿，外贴内服神效。

内局**蛇油丸**内局　治瘰疬，及饮酒热痰，或痰肿，或热痰成积，或疟疾，或小儿蛔虫等症药。蛇去头尾，如法取油，绿豆水浸去皮，晒干作末。

上蛇油二升　绿豆粉一斗

和匀入酒少许，作丸如绿豆，姜汤或温酒吞下，此药性凉，虚冷者不可服。

内局**造煎药法**《宝鉴》

白姜五两　桂心二两　丁香　胡椒各一两五钱

为末，大枣蒸，去核取肉为膏二钵（一钵为三升），阿胶、炼蜜各三钵。

上先熔胶，次入枣蜜消化，乃入四味药末搅匀，煎微温下筛，贮器待凝取用甚佳。内局以白清一斗，阿胶一斗二升，先煎熔化和匀，后入桂皮末六两、官桂末六钱、干姜末一两四钱、胡椒末五钱、丁香末三钱、大枣肉八合。搅匀，再煎数沸，瓷器收贮，候凝用之。

内局**造神曲法**《宝鉴》　六月六日，谓诸神集会之辰，故名为神曲，或此日修合，三伏内上寅日踏曲亦可。

带麸白面即白虎二十五斤　苍耳即勾陈自然汁一升　野蓼即腾蛇自然汁一升三合　青蒿即青龙自然汁一升　杏仁即玄武去皮尖双仁捣如泥一升三合　赤小豆即朱雀煮熟捣如泥一升

上共修合踏曲。

法制半夏《宝鉴》　大半夏一斤，石灰一斤，滚水七碗，入盆内搅掠，澄清去滓，将半夏浸之手搅，日晒夜露七日，捞出井华水洗净三四次，泡三日，每日换水三次，捞起控干；用白矾八两，皮硝一斤，滚水七八碗，入盆内搅掠，浸半夏七日，日晒夜露，取出水洗三四次，泡三日，每日换水三次，取出控干；入甘草、薄荷各四两，丁香、枳实、木香、白姜、陈皮、青皮、枳壳、五味子、缩砂各五钱，白豆蔻、官桂各三钱，沉香一钱，上切片，滚水十五碗，将半夏同药共入盆内，泡二七日，日晒夜露，搅之，日足取出药，与半夏用白布包住，放在热坑，用器皿覆住，三炷香时，药与半夏分胎，半夏干收用。有痰火者及有痰疾中风不语者神效。

解郁气《宝鉴》　凡久闭空房不宜辄入，先以香物及苍术、皂荚焚之，使郁气消散后可入，不然感之成疾。

辟蚊蝇《宝鉴》　五月取浮萍阴干烧烟；百部根杀蝇蠓；蓝漆末和饭，蝇食尽死；鳗鲡鱼干烧室中蚊尽死；五月五日，蝙蝠晒干和桂皮、乳香末烧，去蚊；木鳖子、川芎、石雄黄末烧之能去蚊。

辟蚤虱《宝鉴》　菖蒲杀蚤虱及虫；百部根煮洗，杀虱，亦去犬牛虱；青蒿煎洗，杀虱；水银、唾研涂，杀肤中虱，轻粉亦同；濯衣时粉糨内入水银少许研匀，糨衣永不生虱；壁虱、蜈蚣、萍烧烟熏之，即去。

辟蠹《宝鉴》　鳗鲡鱼烧熏毡中，断蛀虫；置骨箱中，断白鱼，免诸虫咬衣；烧熏诸竹木，辟蛀虫；芸苔辟蠹，置书中，无蠹患；荠菜花挣去，席下，辟虫蠹；槟榔置衣箱中，杀虫鱼；乌贼鱼骨投井中，虫尽死。

卷之六

妇　人

脉法　求嗣之脉，专在于尺。右尺偏旺，火动好色；左尺偏旺，阴虚非福。惟沉滑匀，易为生息。

求嗣　专责妇人，宜先调经参看胞门。妇人无子，由血少不能摄精，宜养精血，亦宜鼓动微阳，玉钥启荣丸。瘦怯者，子宫干涩，四物汤血门加香附、黄芩；肥盛躯，脂满溢子宫，行湿燥痰，导痰汤痰饮加芎、归、黄连。亦在男子，察尺虚实。阳虚，精冷不射子宫，固本健阳丹。命门脉微，补阳；洪击，滋阴。肾脉浮大芤紧，补阴，带洪数，兼泻火；若肾脉微甚无火，阴阳双补。四十后虽火动，只小菟丝子丸虚劳、天门冬膏燥门。忌知母、黄柏寒凉药。月经方绝，金水生时，乃受精结胎之候。

种子方《济阴》①　丹经云：凡妇人一月经行一度，必有一日细缊之候，于一时辰间，气蒸而热昏而闷，有欲交接不可忍之状，此的候也。此时逆而取之则成丹，顺而施之则成胎矣。当其欲情浓动之时，子宫内有如莲花蕊者，不拘经净几日，自然挺出阴中，如莲蕊初开，内人洗下体以手探之自知也，但含羞不肯言男子，预密告之令自言，一举即中矣。

---

① 济阴：书名，指明朝武之望所著的妇科专著《济阴纲目》。该书初刊于明朝万历四十八年（1620），全书共5卷，书中阐述了从调经、止带，到求子、产育、产后杂病、乳疾，以及生长发育等多种疾病的辨证与治疗。被誉为是中医妇科权威性著作。

千金种子方《保元》 进火之时，至阴节间而止，不尔则过一宫矣。盖深则少阴之分，肃杀之方何以生化？浅则厥阴之分，融和之方故能发生。所以受胎之处，在浅不在深也，非经后不可用事。经后一日男，二日女，三日男。

固本健阳丹《宝鉴》 凡人无子，多是精血清冷，或房劳过伤，以致肾水欠旺，不能直射子宫故尔，岂可专责于母血之不足？

熟地黄　山茱萸各三两　巴戟二两　菟丝子　续断酒浸　远志制　蛇床子炒，各一两五钱　白茯神　山药酒蒸　牛膝酒洗　杜仲酒洗，切，酥炒去丝　当归身酒洗　肉苁蓉酒浸　五味子　益智仁盐水炒　鹿茸酥灸，各一两　加枸杞子三两　人参二两

上末，蜜丸如梧子，空心盐汤或温酒下五十七丸，临卧再服。

补天育嗣丹《保元》 服则有子。

熟地黄酒浸，八两　山茱萸酒蒸　山药　枸杞子　当归酒洗，各四两　白茯苓乳汁浸，晒干三次　牡丹皮各三两　泽泻　天门冬　鹿茸酥灸　虎胫骨酥灸　龟板酥灸　补骨脂盐水微炒，各二两

上并忌铁器，细末，先用紫河车一具，米泔水洗净，再以长流水浸一刻，以取生气，放砂锅内蒸一日，极烂如糊；先倾自然汁于药末略和匀，将河车石臼杵如泥，却将药末同杵，丸如梧子，如干少加炼蜜，每三钱，空心温酒下，忌三白①。此全补天元真气，以人补人，玄妙不可言。

调经种玉汤《宝鉴》 治妇人无子，多因七情所伤，致经水不调，不能受孕。

熟地黄　香附子炒，各六钱　当归身酒洗　吴茱萸　川芎各四钱

---

① 三白：指葱白、韭白、薤白。

白芍药　白茯苓　陈皮　玄胡索　牡丹皮　干姜炒，各三钱　官桂

熟艾各二钱

上分作四贴，姜三片，煎，空心服。待经至之日服起，一日一贴，药尽交媾必成孕矣。此药百发百中。《回春》无姜、桂、艾三味。

百子附归丸《宝鉴》　久服有孕，治月水参差不调。

四制香附末，十二两，制法见胞　川芎　白芍药　当归　熟地黄

阿胶珠　陈艾叶各二两

上末，用石榴一枚，连皮捣碎，煎水打糊，丸如梧子，每百丸空心醋汤下。一名百子建中丸，无石榴，终始忌铁。

玉钥启荣丸《宝鉴》　治妇人无子。

香附子捣去皮毛，醋水浸三日，炒干，细末，十五两　当归二两　白芍药　川芎　赤石脂　藁本　人参　牡丹皮　白茯苓　白薇　桂心　白术　白芷　玄胡索　没药各一两

上除石脂、没药外，余药锉，酒浸三日，焙干，末，足十五两，重罗极细入。别研赤石脂、没药末，炼蜜丸如弹子。每取一丸，鸡未鸣时，先以温茶或薄荷汤漱口，后细嚼，温酒或白汤下，以干物压下，服至一月效。一名女金丹，无桂心，有熟地黄，治妇人无子，或无痰火等疾，经候亦调，容颜不减，但久无孕，乃子宫有阴无阳，不能生发，宜服此鼓动微阳，一月即效。或赤白带下，崩漏，及血风血气，虚劳诸症无所不治，真女中金丹也。

暖宫螽斯丸《宝鉴》　妇人无子者服之。

厚朴一两二钱五分　吴茱萸　白茯苓　白及　白蔹　石菖蒲　白附子　桂心　人参　没药各一两　细辛　乳香　当归酒浸　牛膝酒洗，各七钱五分

上末，蜜丸如小豆，酒下一二十丸，壬子日修合，一名壬子丸。

续嗣状元丹《保元》 种子第一方。

山药 山茱萸酒蒸 柏子仁各四两 鹿茸酥炙 沉香 肉苁蓉 天门冬 麦门冬 人参 熟地黄酒蒸 巴戟 枸杞子 白茯苓 五味子 当归酒洗 杜仲去丝酒炒 牛膝酒洗 菟丝子酒蒸 茴香盐水炒 鳖甲酥炙 破故纸炒 何首乌米泔浸 石菖蒲各一两 朱砂五钱

上细末，酒面糊丸如梧子，每四十丸，空心温盐汤下，忌烧酒、胡椒、干姜、煎炒物。治虚损，阳事不举，少弱而痼冷，心肾不交，无子，遗精白浊，临卧又服。

乌凤丸《保元》 治妇人无子。

香附米一斤（四制，酒、醋、童便、米泔各浸四两，炒干）白茯苓 熟地黄各四两 当归 茴香 莲肉各二两 陈皮（去白）一两五钱 川芎 白芍药 白术（土炒） 山药 酸枣仁 黄柏 知母各一两 大附子一个（看虚实用） 吴茱萸 黄芪（蜜炙）阿胶（蛤粉炒作珠）各五钱

上用雄乌骨鸡吊死，去毛屎净蒸熟，连骨捣烂同前药末蜜丸，每服二钱，临经日，日三服，半月见效。

仙传种子药酒方《保元》

白茯苓一斤 大枣（蒸取肉）半斤 胡桃肉（泡去皮）六两

白蜜六斤，入锅熬滚，入前三味搅匀，再用微火熬滚倾入瓷坛，又入烧酒二十斤，糯米白酒十斤，黄芪（蜜炙）、人参、白术、当归、川芎、白芍药（炒）、生地黄、熟地黄、小茴香、枸杞子、覆盆子、陈皮、沉香、木香、官桂、砂仁、甘草各五钱，乳香、没药、五味子各三钱。

上细末，共入密坛和匀，笋叶封口，面外固，入锅大柴火煮

二炷香出，埋土中三日，去火毒，每日早、午、晚三时，男女各饮数杯，勿令醉。安魂魄，悦颜色，添髓驻精，滋阴降火，补元①调经，壮筋骨明目，寒暑不侵除百病，能生子。服时戒气恼怒，忌生冷。

交合避忌 忌丙丁日、弦望晦朔、大风大雨大雾、大寒大暑、大雷电霹雳、天地晦冥、日月蚀、虹霓、地动、日月星辰、火光下、神庙佛寺、井灶圊厕、塚墓尸柩傍。

十月养胎 一月足厥阴脉，二月足少阳脉，三月手心主脉，四月手少阳脉，五月足太阴脉，六月足阳明脉，七月手太阴脉，八月手阳明脉，九月足少阴脉，十月足太阳脉。

妊娠脉 手少阴动甚有妊，主血故也。尺脉搏击与寸殊别。经断三月尺不止是胎。细匀易产，大浮缓气散难产。

艾醋汤《宝鉴》 验胎有无，以好醋煮艾叶服半盏，腹中大痛是孕，不痛无孕。

辨男女法 摸腹如覆杯者，男；如肘颈参差起者，女。左乳傍有核，男；右有核，女。遣孕妇南行，急呼之，左顾男，右顾女。

辨男女脉 左疾男，右疾女，俱滑疾双男。左尺大，男；右尺大，女。左沉实，男；右浮大，女；左右俱沉实，双男；左右俱浮大，双女。

转女为男法 始孕以斧置孕妇床下，勿令知。石雄黄一两，盛绛囊，带孕妇左臂。

一云：弓弦缚腰中，满三月解之。萱草花佩之，雄鸡长尾三

---

① 元：原作"兀"，据秋水书屋本改。

茎，置孕妇卧席下，而勿令知。取夫头发、手足爪甲，铺孕妇床下，勿令知。

恶阻 吐呕恶心，或吐清水，头眩，恶食，择食，多从痰治，或误交合，子宫秽盛者，过百日即愈。孕妇所思之物，任意食之必愈。肥人多痰，瘦人多热。禀受弱者，颜色如故，脉和，但体重，头眩，恶食，好食咸酸，甚则寒热，心惯，呕吐痰水，恍惚。

二陈汤《宝鉴》 妇人经闭，不食，瘦弱似虚劳；然果子、杂物喜食，是有孕，二陈汤痰饮加缩砂、桔梗，入姜、枣、乌梅服，消痰顺气。

芩连半夏汤《宝鉴》 治恶阻病，胸背满痛。

黄芩一钱二分五厘 白术 半夏各一钱 赤茯苓七分五厘 黄连 陈皮 当归 栀子 枳壳 香附子 人参 苍术 缩砂 甘草各五分 姜七片

归元散《宝鉴》 治恶阻，全不入食。

白术 白茯苓 陈皮各一钱五分 半夏一钱 人参 川芎 当归 白芍药 丁香 甘草各五分 桔梗 枳壳各二分五厘 姜五片 枣二枚

参橘散《宝鉴》 治恶阻病，呕吐痰水，全不入食。

橘皮 赤茯苓各一钱五分 麦门冬 白术 厚朴 人参 甘草各一钱 姜七片 青竹茹鸡子大

保生汤《宝鉴》 治妇人月经不行，身无病似病，脉滑大而六脉俱匀，乃孕妇之脉也。精神如故，恶闻食气，或但嗜一物，或大吐，或时吐清水，此名恶阻，宜服此。

白术 香附子 乌药 橘红各二钱 人参 甘草各一钱 姜三片

妊娠禁忌 大忌交合，又忌胎杀所游、缮修、刀削、土役、打击、系缚。饮食忌驴、马、犬、兔等肉，及无鳞鱼、螃蟹、羊肝、鳖肉、麦芽、苋菜、蒜、鲶鱼、鸭肉及卵。又鸡肉及卵合糯米食。又忌食雀肉、饮酒，食诸般菌蕈，令子惊风而夭。药忌芫青、斑蝥、水蛭、虻虫、乌头、附子、天雄、野葛、水银、巴豆、牛膝、薏苡、蜈蚣、三棱、代赭、芫花、麝香、大戟、蛇蜕、雄黄、雌黄、芒硝、牡丹、桂、槐花、牵牛、皂角、半夏、南星、通草、瞿麦、干姜、硇砂、干漆、桃仁、茅根、踯躅花、蝼蛄、牛黄、藜芦、金银箔、胡粉、蝉蜕、龙脑、猬皮、鬼箭羽、马刀、樗鸡、衣鱼、神曲、葵子、犀角、大黄。

妊娠将理　衣无太温，食无太饱。勿妄服药、针灸、举重、登高、涉险、劳力、心惊。临月不可洗头，勿登高厕，勿多睡，时时行步。

胎漏胎动　孕妇血漏，属气虚有热。犯房下血，八物汤_{虚劳}加阿胶、艾叶；胎动下血，腹痛，宜行气；胎漏下血，无腹痛，宜清热；劳伤小腹常坠，甚则子宫堕出者气陷，补中益气汤_{内伤}。因房劳，八物汤，酒黄芪为君，防风、升麻为使。因母病胎动，治母则胎安；因胎病致母疾，安胎则母自愈。犯房胎动，气欲绝，饮竹沥一升。下血，服凉药反甚，脾虚不摄血，补中益气汤。

胶艾四物汤《宝鉴》　治胎漏腹痛。

熟地黄　当归　川芎　白芍药　阿胶珠　条芩　白术　缩砂
艾叶　香附子炒，各一钱　糯米一撮

空心服。

桑寄生散《宝鉴》　治胎漏，及经血妄行。

桑寄生　续断　川芎　当归　白术　香附子　阿胶珠　茯神各
一钱　人参　甘草各五分　姜三片

安胎饮《宝鉴》 治胎动不安，五六个月常服数贴，甚妙。

白术二钱 条芩一钱五分 当归 白芍药 熟地黄 缩砂 陈皮各一钱 川芎 紫苏叶各八分 甘草四分

一方有人参，无熟地黄代生地黄。胎不安加阿胶，胎痛加缩砂。黄芩安胎者降火也，缩砂安胎者行气也，若血虚而胎不安，阿胶主之。

独圣散《宝鉴》 治因堕落，胎动腹痛。缩砂细末二钱，热酒调下，须臾觉腹内热，胎已安，不饮酒者，米饮调下，或葱汤下。葱粥治胎动，糯米粥入葱白三五茎，再煎用之：单葱白浓煮饮，治胎动腰痛抢心，或下血，若或胎死，亦出即愈。

杜续丸《宝鉴》 治胎动不安腰痛，以此防堕。

杜仲炒 续断各二两

末，枣肉丸如梧子，米饮下五七十丸。《本草纲目》云：胎脏不安，杜仲去皮，瓦上焙干，木臼捣末，枣肉丸如弹子，每一丸，糯米饮化下，日二服。

半产 气血虚，不荣养而自坠，犹枝枯果落，七情火亦堕胎，盖属虚属热，重于正产十倍调治。三、五、七阳月易堕，芩术汤清热；气血虚，八物汤虚劳。若妇人不肯服药，四五年老雌鸡入红谷小黄米煮粥，食之固胎，单红蛤煎服亦好。

半产漏下脉 革脉主之，弱则血耗立危。少阴浮紧，疝瘕腹中痛，半产而堕胎。

芩术汤《宝鉴》 治怀孕四五月常堕不安者，内热甚故也。

子芩三钱 白术一钱五分

煎服，安胎圣药也。盖孕则脾土运化，迟而生湿，湿则生热，故以黄芩清血热，白术健脾燥湿。凡安胎之药，皆从此方推之。

金匮当归散《宝鉴》 孕妇常服，养血清热，素惯半产者宜服。

黄芩 白术 当归 川芎 白芍药各一两

为末，每三钱，温酒调下，或酒糊和丸，米饮下五七十丸。

芎归补中汤《宝鉴》 气血虚不能荣养，致胎漏，每数月而堕。

黄芪 当归 白术 杜仲 白芍药各一钱 干姜 阿胶珠 川芎 五味子 木香 人参 甘草各五分

一方无木香。

安荣汤《宝鉴》 胎气不固，时常小产。

熟地黄 白芍药 川芎 当归 阿胶珠 香附子 桑寄生 白术 黄芩 缩砂各一钱 糯米百粒

和痛汤《宝鉴》 治小产、心腹痛。

当归 川芎 白芍药酒炒 熟地黄各一钱三分 玄胡索一钱 泽兰 香附子 青皮各八分 桃仁 红花各五分

以水一盏，童便、清酒半盏，煎服甚佳。

察色验胎生死 胎死，则产母面唇指甲舌青、心腹胀、口臭。如两脸微红。或面赤舌青，母活子死；面青舌赤沫出，母死子活；舌黑子已死，佛手散。

欲产候 浆虽出，腹不痛，腹虽痛，腰不甚痛，曰弄痛。脐腹俱痛，连腰引痛，谷道①挺进，眼中生火，是欲产。

脉法 脉见离经。离经者，一呼三至，或一呼一至也。见此则一周日内生也，尺脉转急，如切绳转珠。

保产 八九个月不能谨欲，气血虚，故为难产也。但待时候，不妄服催生药。富贵安逸之人多难产，贫贱辛苦之人多易产。

———

① 谷道：肛门。

不曾行动，曲身侧卧，胎不转动，以致横逆产。禁其喧哄，且进粥饭，令人扶行或凭物而立，痛紧然后坐草，且进催生药，直待儿逼产门，用力。凡临产不可惊动，盖恐怯则气不行，上闭下胀，以致难产，急服紫苏饮，以宽其气。

达生散《宝鉴》 孕妇临月服二十余贴，易产无病。

大腹皮酒洗，二钱　甘草炙，一钱五分　当归　白术　白芍药各一钱　人参　陈皮　紫苏叶　枳壳　缩砂研，各五分

入青葱五叶，煎服，或以煎水下益母丸尤佳。一名缩胎饮。

佛手散《宝鉴》 孕妇临月服之，则缩胎易产。

当归六钱　川芎四钱

作一贴，水煎，临熟入酒少许，再煎温服。若加益母草三钱，妙。益母丸，治产前后诸病及难产，神效。益母草五月五日收采，阴干，不犯铁器，为末，蜜丸弹子，每一丸，白汤或温酒化下。

子痫　妊妇项背强直，筋挛口噤，痰盛昏迷，时作时止，或发搐，反张不省。轻者，四物汤血门加葛根、牡丹皮、秦艽、细辛、防风、竹沥服之。

羚羊角汤《宝鉴》 治子痫重者。

羚羊角镑　独活　酸枣仁　五加皮各一钱二分　防风　薏苡仁　当归　川芎　茯神　杏仁各七分　木香　甘草各五分　姜三片

子烦　孕妇心烦躁闷，多于受胎后四五月间，相火盛，或值天令，君火大行，暑热乘之，俱能发躁胎动。

竹叶汤《宝鉴》 白茯苓二钱　麦门冬　黄芩各一钱五分　防风一钱　青竹叶七片

又竹沥细细饮之则最妙。

子肿　胎中有水，多于五六月遍身肿，腹胀喘急，或腹大高于胸，气逆，常服鲤鱼，若不治损胎。平胃散六腑加赤茯苓、桑白皮。自脚面肿至膝腿，足指间黄水出，曰子气。

鲤鱼汤《宝鉴》　治子肿。

白术　赤茯苓各二钱　白芍药　当归各一钱五分　橘红五分

先取鲤鱼一个，修事如食法，水煮取清汁一盏半，入药及姜七片，煎至一盏，空心温服，以水尽肿消为度。一方，实者山栀仁（炒末），每一钱，米饮调服，不拘时。

全生白术散《宝鉴》　治子肿。

白术一两　生姜皮　大腹皮　陈皮　茯苓皮　桑白皮各五钱

上末，每二钱　米饮调下。

茯苓汤《宝鉴》　治子肿。

当归　川芎　白芍药　熟地黄　白术　赤茯苓　泽泻　条芩　栀子炒　麦门冬　厚朴　甘草各七分　姜五片

一方桑白皮五钱，赤小豆三合煎服，治子气。

天仙藤散《保元》　治自三月成胎后，两足渐肿至腿膝，步艰喘闷，足指间出黄水，谓之子气。

天仙藤　紫苏叶　陈皮　香附子炒　乌药　木瓜　甘草各等分　姜三片

煎服，加苍术为妙。天仙藤即青木香藤，洗，略炒用。

子淋　积热膀胱，或胎气壅满，尿涩作痛，芎归汤加木通、麦门冬、人参、灯心、甘草，临月加滑石、麦门冬、赤茯苓、木通、竹茹煎服，葱白切，和盐炒，热熨脐下。

泽泻汤《宝鉴》　治子淋。

泽泻　桑白皮　赤茯苓　枳壳　槟榔　木通各一钱五分　姜五片

空心服。

孕妇转脬　尿脬为胎所压，转在一边，胞系了戾不通。胎若举起，胞系得疏，水道自行。

参术饮《宝鉴》　治孕妇转胞尿闭。四物汤<small>血门</small>材各一钱，加人参、白术、半夏、陈皮各一钱，甘草五分，姜三片，煎饮后，探吐，又与又吐，小便立通，神效。

一法《宝鉴》　治转胞、尿闭、胀急。令产婆香油涂手，入产门，托起其胎，则尿出如注，胀愈。又法，将孕妇倒竖起，则尿自出。

子嗽　外感风寒，久嗽不止，贝母去心麸炒黄，末，砂糖屑丸如樱桃，常含化神效。

紫菀汤《宝鉴》　治妊娠咳嗽、胎不安。

紫菀　天门冬各二钱　桔梗一钱五分　杏仁　桑白皮　甘草各一钱　竹茹鸡子大

水煎去滓，入蜜半匙，再一沸温服。

子痢　下痢赤白，腹中疞痛，里急后重。热者，芩术汤。风虚者，胃风汤，香连丸<small>并大便</small>，肠冷兼疟痢，醒脾饮子。

当归芍药汤《宝鉴》　治子痢。

白芍药　白术各一钱五分　当归　白茯苓　泽泻　条芩各一钱　木香　槟榔　黄连　甘草各七分

煎服。白痢腹痛，去芩、连，加干姜。

鸭子煎《宝鉴》　治同上。生姜，年少者百钱，年老者二百钱，捣取自然汁，鸭子一个，打破入姜汁内，搅匀。

上，煎至八分，入蒲黄三钱，再煎五七沸，空心温服，立效。

子疟 妊妇患疟，寒热往来，露姜饮疟门。

醒脾饮子《宝鉴》 治子疟、寒疟。

厚朴 草豆蔻研，各五钱 干姜三分 甘草二分 姜五片 枣二枚

空心服。

济生石膏汤《宝鉴》 治妊娠热疟，渴饮无度。

石膏二钱 生地黄一钱五分 黄芩 麦门冬 人参 知母 干葛各一钱 甘草五分 乌梅一个

子悬 胎气不和，逆上心胸，胀满疼痛。葱白二握，浓煎快服。

紫苏饮《宝鉴》 治子悬，及临产惊惶，气结难产。

紫苏叶二钱五分 人参 大腹皮 川芎 陈皮 白芍药 当归各一钱 甘草五分 姜四片 葱白三茎

妊妇感寒 产前安胎，产后补血，治法不可汗、下、利小便，但和解，小柴胡汤寒门。葱白十茎，生姜二两，煎，连服取汗。热病，浮萍、朴硝、大黄、蛤粉、蓝根等末，贴脐护胎。

芎苏散《宝鉴》 治孕妇感寒。

川芎 紫苏叶 白芍药 白术 麦门冬 陈皮 干葛各一钱 甘草五分 姜五片 葱白三茎

黄龙汤《宝鉴》 治孕妇感寒，寒热如疟。

柴胡四钱 黄芩 人参 甘草各一钱

妊妇不语 重身九月而暗，胞络系肾脉贯舌本而为胎所压，胞络不通也。产则自愈，四物汤血门加芒硝、大黄各一钱，水煎去滓，入蜜少许沉冷，时时呷服，火降金清则能言矣。

儿在腹中哭 因登高取物，脱出儿口母脐疙瘩，令妇曲腰拾地物，使儿复得含入口，即止。黄连浓煎呷服；多年空屋下鼠穴土令妇嚼之，腹中作盅声，亦为末，酒调服。

十产候 正产，月满腹痛，浆水淋下，用力即生。坐产，孕妇疲倦久坐，儿塞生路，高悬手巾，令产妇攀引，轻轻屈足即生。卧产，产母仰卧平身，不偃曲即生。横产，儿露手或臂，产母仰卧，徐推儿下截令直上，以手中指摩其肩推上正之，渐引手攀其耳令头正，候儿身正门路顺，服催生药。逆产，先露足，坐产先露臀，皆用力太早之过，若手足先露，细针刺手足心三四次，盐涂轻轻送入；又露足，盐涂脚心因急搔，并以盐摩母腹。偏产，儿头逼产门而偏拄一傍，露额者，令产母仰卧，轻轻推儿头端正向产门，或头后骨偏拄谷道，当以棉衣炙热裹手，急于谷道外傍徐推进上令头正。碍产，产门露顶不下者，脐带攀挂儿肩，产母仰卧，轻轻推儿近上，徐以中指按儿两肩，脱脐带。盘肠产，卧产时子肠先出，儿即随产。治法：顶贴如圣膏收缩，以水即洗，如肠头为风吹干不入者，磨刀水微温润肠，磁石煎饮一杯。又法：温汤润肠，令产母仰卧，以言安慰，用醋半盏，井水七分，调和，忽喂面背则收。热产，盛暑宜静室阴凉，免发热。冻产，严冬宜密闭房户温和，厚覆下体温暖，免难产。又有伤产过月或一二三四五年而产者，或用力太早，浆水先下，败血裹住，宜井水磨京墨服即产。

交骨不开难产 产时交骨不开，阴气虚也。

龟壳散《宝鉴》 治产难日久垂死，及矮石女子交骨不开者。

龟壳一个，生 男女妇人头发一握，烧存性 川芎 当归各一两

上末，每三钱，煎服，良久生胎、死胎俱下。

黑神散《宝鉴》 治产难，及横逆产。凡坐草日久，浆水多下，则其血必干，子道艰涩，如舟坐滩，须涌水而后可通。服此药再固其血，则如鱼得水，决自转生。

百草霜 白芷各等分

上末，每取两大钱，清酒、童便各半盏，入麝香少许，煎沸热服，不过再服，即验。一法，服此药后，外用葱白二斤，捣烂铺于小腹上，取急水滩头沙一斗炒热，铺裹于葱上，轻轻略揉即产。一名催生如神散。一名神应黑散。

催生宜滑利药 滑利之药，兔脑髓、笔头灰、弩牙、蛇蜕。水血下多，子道干涩，猪脂、香油、蜜酒、童尿、葵子、牛乳、滑石、榆白皮。若风冷气血滞者，牛膝、葱白、桂心、生姜。若触恶气，心烦躁闷，麝香、朱砂、乳香、竹茹。浆水尽下，胞干不产，香油、清蜜各一碗，微沸，调滑石末一两服之，外以油蜜摩母腹，即验。油蜜童尿最效，和益母膏尤妙。

如圣膏《宝鉴》 治难产及死胎不下危急。

巴豆十六个，去壳 蓖麻子四十九粒，去壳 麝香二钱，

同捣如泥摊绢帛上，贴脐上一时，产下即洗去。一方，蓖麻子（去皮）一两，雄黄二钱，同研成膏，涂母右脚心，绕产速洗去，否则肠出。用此膏涂顶上，肠自入，亦名如圣膏。

单鹿茸汤新增经验 主气血虚难产。胞系于肾，以此峻补肾液则易产，鹿茸一两或五钱，浓煎连服。

襀法《宝鉴》 产母寻常穿衣，以笼灶头及灶口，勿令知。海马、石燕子、䶄鼠皮两手各把，又坐赤马皮。

下死胎 平胃散六腑加朴硝五钱，酒水相半煎服。又乌鸡去毛细锉，水三升煮取二升去鸡，用手巾蘸汤摩脐下，用佛手散，猪脂、白蜜各一升，酒二升，合煎，分二服，即下。

香桂散《宝鉴》 下死胎。

桂心三钱　麝香五分

上末作一贴，温酒调下，须臾即下。

胞衣不下 稍久则血入胞中，胞胀冲心，喘急疼痛，必致危笃。以小物紧系脐带后切断，使恶血不入胞中，只要心安，勉进粥饭，有验。气虚，芎归汤倍桂皮以温之。

牛膝汤《宝鉴》 治产后胞衣不下，腹满即杀人，服此烂下。

滑石　冬葵子各二钱　木通　当归　牛膝　瞿麦各一钱五分

一方《宝鉴》 猪脂、白蜜、清油各半盏，火上熔化，分二温服，极验，但多服猪脂亦效。三姓家鸡卵各一个，三姓家水各一匙，三姓家盐各一撮，相和顿服，仍探口吐之，即下。葱白浓煎汤，熏洗下部。童尿一升，生姜、葱白各三钱，煎数沸，热服。令产妇以自己头发端入喉探呕。赤豆二十一粒，白汤吞下。

禳法《宝鉴》 取产母裩覆井口上，勿令知。初洗儿汤一杯服之，勿令知。

产后脉 新产缓滑吉，实大弦恶死，洪实不调；实大坚强急，死；沉微、沉细，附骨不绝，生。

儿枕痛 产后败血未下，成块作痛，按腹愈痛，瘀血。芎归汤加三棱、蓬术、玄胡索、牡丹皮、桃仁、红花。按腹不痛，血虚，四物汤血门加人参、白术、茯苓。若痛而作呕，胃虚，六君子汤痰饮，如渴，加干姜、白芍药。

失笑散《宝鉴》 治产后儿枕脐腹痛。

五灵脂　蒲黄炒，各等分

上末，每二钱，和醋熬成膏，水一盏煎至七分，热服立效。

起枕散《宝鉴》　治儿枕痛极苦。

当归　白芍药各二钱　川芎一钱五分　白芷　桂心　蒲黄　牡丹皮　玄胡索　五灵脂　没药各七分

水煎，入好醋，空心服。

血晕　有二，下血过多晕者，昏闷烦乱眼花，芎归汤；如血不止，倍炒黑干姜；甚则口噤，气冷不省，独参汤气门。身热气急，加童便一盏，身寒，加附子。以醋嗅面，醋沃炭火熏鼻。下血小而晕者，恶露上抢，心下满急，口噤不省，花蕊石散诸伤，夺命散，诸破血药妙。

清魂散《宝鉴》　治产后血晕。

荆芥穗五钱　川芎二钱五分　人参　泽兰叶各一钱二分五厘　甘草一钱

上末，温酒、热汤各半盏，调二钱灌之，下咽即省。荆芥散治血晕如神，荆芥穗捣末，每二钱，童便一盏调热服，口噤斡开灌之。

夺命散《宝鉴》　治血晕谵妄。

没药　血竭各等分

上末，每三钱，童便、好酒各半盏，煎数沸调服，神效。一名血竭散。

血崩　是谓重伤，大剂芎归汤加芍药。若小腹满痛，是肝已坏危，四物汤血门加蒲黄、生地黄汁、阿胶、蓟根、陈皮、白芷。参看血门治之

补气养血汤《宝鉴》　治小产后下血不止。

人参　黄芪　当归　白术　白芍药酒炒　艾叶　阿胶　川芎

青皮　香附子炒　缩砂研　甘草炙，各一钱

衄血　口鼻黑色起，及衄血，气血乱不归元，此胃绝肺败，荆芥散妙。绯线一条，并产母顶心发两条，紧扎产母中指节，犀角地黄汤血门妙。

喘嗽　极危，多死。产后咳喘①，多瘀血入肺，乃血下过多，荣血暴竭，孤阳绝阴，大剂芎归汤、夺命散、独参汤气门。

二母散《宝鉴》　治产后恶露流入肺经，咳嗽。

桃仁　杏仁各二钱　知母　贝母　白茯苓　人参各一钱

小参苏饮《宝鉴》　治产后败血入肺，面黑发喘欲死。苏木二两（锉），水二碗煎至一碗，调人参细末二钱服。

咳逆　不止欲死，官桂五钱，姜汁三合，煎，温服二合，以手炙火，摩背令热，时时涂药汁，以尽为度。壁镜窠三五个，取汁热呷。当归、玄胡索、血竭、没药各一钱，末，每二钱，童便调下。

七珍散《宝鉴》　治产后不语。

人参　生地黄　石菖蒲　川芎各二钱　细辛　防风　辰砂各一钱

上末，每一钱，薄荷汤调服。加甘草一钱，名八珍散。

产后见鬼谵语　败血干心，童便调苏合香丸气门，昏冒瞑目不省，盖因血暴亡，甚则循衣摸空错语，全生活血汤胞门、八物汤虚劳去芍药，加琥珀、柏子仁、远志、朱砂、金银。

交感地黄煎丸《宝鉴》　治产后眼见黑火，发狂如见鬼状，或中风角弓反张，或下血如豚肝状，脐腹疗痛，结为癥瘕。生地黄二斤，洗捣，以布裂汁、留滓；生姜二斤，洗捣，以布裂汁、留滓；

---

① 喘：经国堂本、秋水书屋本作"嗽"。

以生姜汁炒地黄滓，以地黄汁炒生姜滓，各至干燥为末为度，蒲黄四两，当归、玄胡索、琥珀各一两。

上末，蜜丸如弹子，当归酒化下一丸。

产后发热　血虚，热入血室，发热闷燥，昼轻夜重，或谵语见鬼而寒热。下血多脉虚，内不痛，增损四物汤。恶露不尽，恶寒胁满，腹痛有块，食伤，恶寒头痛，嗳酸厌食膈闷，内伤挟外感，补中益气汤_{内伤}加川芎、白芷、羌活、防风。早起劳力，归术保产汤。感冒风寒，五积散_{寒门}去麻黄，入醋少许。伤寒挟食，行气香苏散_{胸门}。蒸乳①乳硬胀痛，捻乳自愈。大小产后热入血室，小柴胡汤_{寒门}加五灵脂、黄连、赤茯苓。产后烦热或口渴，陈葵茎煎服神效。

芎归调血饮《宝鉴》　治产后去血过多，以致发热心烦，腹痛，头晕眼花，或口噤神昏。

当归　白术　川芎　白茯苓　熟地黄　陈皮　便香附　乌药　干姜　益母草　牡丹皮　甘草各七分五厘　姜五片　枣二枚

归术保产汤《保元》　产后诸疾，以末治之，大补气血为主，治一切虚脾胃弱，或恶露不行，或去血过多，或饮食失节，或怒气相冲，致寒热自汗，口干烦喘，腹痛，头眩眼黑，昏愦不省。

当归酒洗，一钱五分　川芎　白芍药酒洗　熟地黄　白术炒　白茯苓　便香附各一钱　陈皮　干姜炒黑，各八分　炙甘草三分

气虚，加人参七分，姜三片，枣一枚；去血过多，倍芎、归、干姜；胸满，加枳实、缩砂、厚朴、山楂；胁痛，加青皮、桂皮；

---

①　蒸乳：产后二三日内忽然发热，乳房胀满疼痛，但不红肿，性急易怒，舌质正常，脉弦滑或弦数。

小腹痛，加玄胡、桃仁、红花、苏木；有汗，加黄芪（蜜炒）、酸枣（炒）；口干苦，加麦门冬；恶露不行，加益母、牡丹、桃仁，入童便酒；吐痰，加半夏、贝母；咳嗽，加五味子、桑白皮；气恼，加乌药；昏愦口噤，加荆芥。

理脾汤《回春》 治食伤，胸膈饱闷，寒热，不思食。

厚朴一钱五分 苍术 山楂肉 陈皮 神曲 麦芽各一钱 干姜炒黑，八分 缩砂七分 甘草三分

泄泻，加白术、白茯苓。便闭，加桃仁、红花。尿闭涩，加大腹皮、车前子。

牛黄膏《宝鉴》 治产后热入血室。

朱砂 郁金各三钱 牛黄二钱五分 牡丹皮二钱 甘草一钱 龙脑五分

上末，蜜丸如皂子，每一丸井水化下。

柴胡四物汤《宝鉴》 治产后发热，及热入血室。

柴胡 生地黄各二钱 川芎 赤芍药 当归 黄芩各一钱 人参 半夏 甘草各五分 姜三片

一名三元汤。

产后乳汁不行见乳 乳痈见乳、奶岩见乳、乳头破裂见乳、乳悬症见乳。

产后阴脱① 临产用力太过，阴门脱出肿痛，清水出尿淋，四物汤血门加龙骨，外以沸汤和香油熏洗，蓖麻子捣贴顶上；硫黄、乌贼鱼骨五钱，五倍子二钱五分，为末敷患处。产后生肠不收或不敛，或阴出如合钵，有岐或损落，并补中益气汤内伤去柴

① 产后阴脱：即阴挺。相当于子宫脱垂。

卷之六 二八七

胡，八物汤_{虚劳}加升麻、防风、酒炒黄芪为君，外以枳壳煎水温浸。阴户出肉线三四尺，牵引心腹极痛，先服失笑散数贴，仍用生姜三斤留皮捣烂，清油二斤拌炒，油干为度，却用熟绢折作数层，令轻轻盛起肉线，使屈曲作团纳阴户，却用绢袋裹油姜，温敷肉线熏之，冷则易，肉线入后再服失笑散、芎归汤调理，禁切断肉线。

当归黄芪饮《宝鉴》　治产后阴脱。

黄芪酒炒，三钱　人参　当归　升麻各二钱　甘草一钱

水煎，日三服。

郁冒　产后亡血，心神无养，昏冒不省，移时方悟，亦曰血厥。又妇人经来又发汗则表里俱虚，亦为此症，全生活血汤_{胞门}。

产后风痉　发热，若舌卷唇急，手指微动，乃风痉，归荆汤。荆芥穗（略炒为末）三钱，豆淋酒调下。气血大虚，不宜发表，通用血风汤。产后中风，切不可作风治，八物汤_{虚劳}加减。因虚遇风挟痰，人参竹沥之类。角弓反张，四物汤_{血门}加秦艽、羌活。

归荆汤《宝鉴》　治产后风痉。

荆芥穗微炒　当归身尾各等分

上末，每三钱，豆淋酒调下。

二合汤《保元》　治孕妇口噤，吐沫不省。

陈皮　白茯苓　半夏　石菖蒲　麦门冬　当归　川芎　白芍药　生地黄　远志各一钱　甘草五分　竹茹一团　姜三片

血风汤《宝鉴》　治产后诸风挛急或痿弱。

川芎　当归　熟地黄　白术　白茯苓各一两　白芍药　秦艽　羌活　白芷各七分　防风五钱

上以一半细末，温酒调下二钱，以一半为末，蜜丸如梧子，温酒下五七十丸。

豆淋酒《宝鉴》 治产后风。黑豆一升炒熟，乘热投三升清酒中密封，随量饮之。

鸡爪风《医宗》① 灸法治妇人鸡爪风，因月家得此症，不时而发，手足拘挛，拳束疼痛。其法依左右穴膝骨两傍各有一小窝，共四穴，名曰鬼眼穴，各灸三壮，其症即愈。

产后头痛 产后发热，头疼身痛，非感冒，多血虚，或败血，芎归汤加荆芥穗二钱。

产后血瘕 心腹痛无定处，

童尿三升　生地黄汁　生藕汁各一升　生姜汁二升

上先煎三味，约三分减二分，下姜汁，慢火煎如饧，每一合，温酒调服。参看儿枕痛条

羊肉汤《宝鉴》 冬月解产，寒气入产门，脐下胀痛手不可近，此寒疝也。

羊肉四两　当归　陈皮各二两　生姜一两

上锉，水三碗，酒一盏，煎至一碗，去滓，分二服。

产后呕逆 产后腹胀满闷，呕吐不定，由败血入脾胃，故不能食。

抵圣汤《宝鉴》 治产后呕逆，恶心，不能饮食。

赤芍药　半夏　泽兰叶　人参　陈皮各一钱五分　甘草五分

---

① 医宗：指《百代医宗》，明朝涂绅撰写，成书于明万历三十五年（1607）。书分为诸证纲目论、诊脉切要、风论、头痛论、小便不禁论、妇人科总论、小儿科论、痘疹论等门类，共十卷，载方二千余首，涉及内、外、妇、儿、伤等科病症。

姜七片

一名拒胜汤。

和脾饮《保元》 治产后呕吐。

陈皮 半夏 白术 白茯苓 砂仁 藿香 人参 神曲 当归 甘草 姜五片

产后淋沥遗尿 产理不顺，脬伤，遗尿无时，急以大剂骤补，稍迟亦难成功。

参术膏《宝鉴》 治产后脬损成淋。

人参二钱五分 白术二钱 黄芪一钱五分 陈皮 桃仁 白茯苓各一钱 甘草五分

水煎，猪羊脬后，入药再煎，去滓空心服。

一产妇因收生者不谨，损破尿脬，而致淋沥不禁，遂为废疾。因思肌肉在外而破尚可补完，诊其脉虚甚，试与峻补，服参术膏至一月而安。盖血气骤长，其脬自完，恐稍迟亦难成功。

产后泄痢 产后月内泄痢，鸭子煎四物汤血门，加桃仁、黄连、木香，或当归芍药汤。

保产止泻汤《回春》 治产后泄泻。

人参 白术土炒 白茯苓 陈皮 白芍药炒 干姜炒 泽泻厚朴 砂仁 当归酒炒 甘草炙，各等分

姜、枣煎服。

的奇散《宝鉴》 治产后泄泻，恶露不行，此余血渗入大肠，为泻下青黑色物是验。大荆芥穗于盏内捻火，烧存性，不得犯油火，入麝香少许，研为末，每取一钱，沸汤一二呷调服，神效。

产后大便秘结 血虚多汗，胃燥亡津也，八物汤虚劳。血虚火燥，加味逍遥散。产前后不通，芎归汤加防风、枳壳、甘草各

二钱，姜枣煎服。便闭胀满，气急难以坐卧，麦芽（末）三钱，酒调下。

滋肠五仁丸《宝鉴》 治产后阴血虚耗，大便闭涩。

橘红末四两　杏仁　桃仁各一两　柏子仁五钱　松子仁二钱五分　郁李仁一钱

上各另研为膏，合橘红末蜜丸如梧子，米饮下五六十丸。

产后浮肿　败血循经流入四肢，血行肿消即愈，忌峻利药。虚者，四君子汤气门加苍术。

泽兰散《宝鉴》 治产后风肿、水肿。

泽兰　防己各等分

上末，每二钱　温酒或醋汤调下。

小调经散《宝鉴》 治产后浮肿。

当归一两　桂心　赤芍药各五钱　没药　琥珀　甘草各二钱　细辛　麝香各一钱

上末，每一钱，温酒入姜汁调服。

产后治法　大补气血为主，虽有杂症以末治之，胎前无滞，产后无虚。禁发表、禁芍药，然酒炒黄则无妨。先逐瘀后行补，若不逐瘀服参芪，瘀血攻心。

补虚汤《宝鉴》

人参　白术各一钱五分　当归　川芎　黄芪　陈皮各一钱　甘草七分　姜三片

热轻，倍茯苓；热重，加酒黄芩；热甚，加干姜炒黑，引诸药入肝经生血。

产后虚劳　产后未满月，七情、过劳，或针工、恣食生冷黏硬之物，及犯触风寒所致，其症虚赢，食不消，时有咳嗽，头目昏痛，发渴，盗汗寒热，名蓐劳。凡百日内交合成劳，慎之，当归建中汤虚劳、补虚汤，或归术保产汤。

猪肾汤《保元》 治产后蓐劳，发热盗汗。

人参 当归各等分 猪腰子一个，切片 糯米半合 葱白三根 淡豆豉一合

以水煮米熟，取清汁一盏，入药二钱，煎至八分，不拘时服。

当归羊肉汤《宝鉴》 治蓐劳。

肥羊肉四两 当归 川芎 黄芪各一两二钱五分 生姜一两五钱

上锉，水九盏，煎至三盏，分三服。一方无羊肉，代以猪内肾一双。

增损四物汤《宝鉴》 治产后亡血，荣卫虚损，乍寒乍热，四物汤血门，去熟地黄，加人参、干姜、甘草等分煎服。

妊娠通治

芎归汤《宝鉴》 治产前产后诸疾，血晕不省，横生逆产，死胎不下，血崩不止。临月服之则缩胎易产，产后服之则恶血自下。川芎、当归各五钱，水煎，日二三服。又治半产去血多、产后去血多、崩中去血多、金疮去血多、拔牙齿去血多，及一切去血过多，眩晕闷绝，不省人事者，连进数服即省。

益母膏《宝鉴》 一名还魂丹，通治妊娠诸病，及催生，神效；又治横产、逆产，及死胎不出，胞衣不下。益母草重午日不犯铁器采取，洗净捣取汁，银石器熬成膏。

上每取一大匙，温酒或白汤化下。

过月不产 按月行经胎自长者，名盛胎，盖气血充盛，养胎之外犹见余血也。若胎数月血大下者，谓漏胎，盖因事动经血，下而不伤子宫也。虽不堕胎，气血大虚，多致十二三月，或二十

四五月生者，八物汤_{虚劳}加黄芪、鹿角胶珠峻补之。

寡妇师尼之病异乎妻妾 此二种，独阴无阳，欲心萌而不遂，阴阳交争，恶风体倦，寒热面赤，心烦，或自汗，必肝脉弦长而出寸口，稍涉劳动与月候时，其症尤极，四物汤_{血门}加人参、茯神、陈皮、柴胡、羌活、香附子、甘草。

柴胡抑肝汤《宝鉴》 治寡居独阴无阳，欲心萌而多不遂，以致寒热类疟。

柴胡二钱 青皮一钱五分 赤芍药 牡丹皮各一钱 地骨皮 香附子 栀子 苍术各七分 川芎 神曲炒，各五分 生地黄 连翘各三分 甘草二分

芙蓉散《宝鉴》 治男无室、女无夫，思欲动火，以致胸痛自汗，颊赤脉乱。用芙蓉叶有花带花，有子带子，采一朵捣烂，和井水滤去滓服即效。

脏躁症 妇人悲伤欲哭，像如神灵所作，数欠伸，有自哭自笑者，红枣烧存性，米饮调服神效。

甘麦大枣汤《宝鉴》
甘草一两 小麦三合 大枣七枚
水二升，煎至一升，温服。产前、后皆可用。

妇人杂病 妇人者，众阴之所集，常与湿居，所以别立方者，有气血不调、胎产崩伤之异故也，比男极难疗。盖欲多于男，加嫉妒忧恚、慈恋爱憎深着，情不自抑，养血健脾为本，降火清郁为标。

逍遥散《宝鉴》 治月经不调及血虚，五心烦热，寒热如疟。
白术 白芍药 白茯苓 柴胡 当归 麦门冬各一钱 甘草 薄荷各五分 姜三片

加味逍遥散《宝鉴》 治血虚烦热，潮热盗汗，痰嗽似劳。

白芍药　白术各一钱二分　知母　地骨皮　当归各一钱　白茯苓　麦门冬　生地黄各八分　栀子　黄柏各五分　桔梗　甘草各三分

滋阴至宝汤《宝鉴》　治妇人诸虚百损，五劳七伤，经脉不调，寒热羸瘦。

当归　白术各一钱　白茯苓　陈皮　知母　贝母　便香附　地骨皮　麦门冬　白芍药酒炒，各八分　柴胡　薄荷　甘草各五分　姜三片

妇人阴门诸病　详见前阴门。

胞

脉法　脉微，气血俱虚，年少者，亡血也。赤白漏，日下血数升，脉急者死，迟者生。寸关调，而尺不至者，及脉如琴弦，若小腹痛，主月水不利。带下，宜迟浮，忌虚滑。

胞为血室　胞为子宫，男藏精，女藏月水，寒则无子；冲脉为血海，任脉主胞胎，相资有子。冲任为血海，诸经朝会，男运行无积，故不满；女停止有积，故能满，有时溢，故为月信。

月候形色　血，阴也，阴从阳，故红也。血为气配，气之寒热、升降、凝滞、清浊，血亦随之成块者，气凝；临经痛者，气滞；行后痛者，气血虚；色淡者，亦虚而水浑之也。妄行者，气乱；紫者热，甚则黑。或以紫黑为风冷，用温热药危哉，虽不对期，色鲜则无妨也。

和血治法　经色紫者，风也，四物汤血门加防风、白芷、荆芥。色黑，或成块紫黑者，热也，四物汤加芩、连、香附。淡白者，虚也，芎归汤加人参、黄芪、白芍药、香附子。淡者，有水浑也，二陈汤痰饮加川芎、当归，或八物汤虚劳。如烟尘水者、如

屋漏水者、如豆汁者，或带黄者，湿痰也，二陈汤加秦艽、防风、苍术；一云如黑豆汁者，四物汤加芩、连。成块色不变者，气滞也，四物汤加香附、玄胡索、枳壳、陈皮。通用百子附归丸。

月候不调 或前，或后，或多，或少。凡行后痛者，虚也，八物汤虚劳。多者，气虚也。将行作痛，及凝块不散者，滞也。不调之中趱前者，为热，四物汤血门加芩、连、柴胡。退后为虚，四物汤加黄芪、陈皮、升麻、人参。常时与经前作痛者，血积也。经后痛者，血虚也。常时发热者，血虚有积也。经行发热者，血虚有热也。

清热调血汤《宝鉴》 治经水将来，腹中阵痛，乃气血俱实也。

当归 川芎 白芍药 生干地黄 黄连 香附子 桃仁 红花 蓬术 玄胡索 牡丹皮各七分

清经四物汤《宝鉴》 治经水不及期而来，乃血虚有热。

当归一钱五分 生干地黄 条芩 香附子各一钱 白芍药 黄连姜汁炒，各八分 川芎 阿胶珠 黄柏 知母各五分 艾叶 甘草各三分

通经四物汤《宝鉴》 治经水过期不行，乃血虚有寒。

当归一钱五分 熟地黄 白芍药 香附子 蓬术 苏木各一钱 木通八分 川芎 官桂 甘草各五分 红花三分 桃仁二十个

空心服。

四制香附丸《宝鉴》 治月候不调，能调和经脉，香附米一斤分作四制。一用盐水加姜汁浸煮略炒，主降痰。一用米醋浸煮略炒，主补血。一用山栀仁四两同炒去栀，主散郁。一用童便洗过不炒主降火。

上末，入川芎、当归各二两，同为末，酒面糊丸如梧子，每

五七十丸，随证作汤下。《入门》香附米一斤，分四包，用酒、醋、童便、盐水各浸七日，焙干捣末，醋糊丸，盐酒下。

七制香附丸《宝鉴》 治月候不调，结成癥瘕，或骨蒸发热。香附米十四两，分七包：一包同当归二两，酒浸；二包同蓬术二两，童便浸；三包同牡丹皮、艾叶各一两，米泔浸；四包同乌药二两，米泔浸；五包同川芎、玄胡索各一两，水浸；六包同三棱、柴胡各一两，醋浸；七包同红花、乌梅各一两，盐水浸。

上各浸，春五、夏三、秋七、冬十日，晒干只取香附为末，以浸药水打糊丸如梧子，临卧酒下八十丸。

血闭 月事不来者，胞脉闭而迫肺心，气不下也。经闭有三，一者胃弱形瘦，气血衰不生津，名血枯，此中焦胃热结也。二者便尿不利，心胞脉洪数，乃血海干枯，此下焦胞脉热结也。三者因劳心，心火上行，此上焦心肝肺热结也。凡室女童男，思虑伤心，而血逆竭，女则月事先闭，男则神色先散。盖心病不能养脾，故厌食，脾虚肺亏，故发嗽。心为气血之主，脾为气血之本，经闭久则血渗脾经发肿，宜活血健脾行气。

通血治法 先降火后补血。胃弱血枯，补中益气汤内伤加川芎、生地黄、天花粉。大小产后失血经闭，十全大补汤虚劳。湿痰经闭，导痰汤痰饮加川芎、当归、黄连，忌生地黄。脾胃郁火，耗血不通，归脾汤神门。郁怒伤血不通，加味归脾汤，先理脾气则血通，更有凝滞可行血。经来身痛，五积散寒门去干姜、桂皮，加羌独活、牛膝。咳嗽，又加杏仁、五味子。

三和汤《宝鉴》 治热结血闭。

生干地黄 白芍药 川芎 当归 连翘 大黄 朴硝 薄荷 黄芩 栀子 甘草各七分

此方乃集四物汤血门、调胃承气汤寒门、凉膈散火门三方也。

玉烛散《宝鉴》 治月候凝滞不通，渐成癥瘕。

当归　白芍药　川芎　熟地黄　大黄　芒硝　甘草各一钱

大便泄者不可用。

通经汤《宝鉴》 治月闭。

当归　川芎　白芍药　生干地黄　大黄　官桂　厚朴　枳壳
枳实　黄芩　苏木　红花各七分　乌梅一个　姜三片　枣二枚

心气不得下通，故月事不来，宜用黄连、厚朴之类，导痰降火，则月事来矣，此药是也。宜加黄连七分。

乌药汤《宝鉴》 治妇人血海疼痛。

香附子二钱　乌药一钱五分　当归一钱　木香　甘草各五分

加味归脾汤《宝鉴》 治肝脾怒郁，月经不通。即归脾汤神门加柴胡、山栀各一钱。

六合汤《宝鉴》 治月经不行，结块疼痛。四物汤血门加蓬术、官桂等分。

瑞金散《宝鉴》 治月经不行，血气撮痛。

姜黄一钱五分　牡丹皮　蓬术　红花　当归　赤芍药　川芎
玄胡索　官桂各七分

水一盏，酒半盏，煎服。

室女月经不行 女十四岁，冲任盛而血自下，若感寒，血气不顺，腹胀、寒热、头身疼，小温经汤。十五六岁，误食生冷，经不通、日夜寒热、手足麻、食少、头疼、呕恶、腹结块痛，加减四物汤。

小温经汤《保元》 当归酒洗　便香附炒　熟地黄　白芍药酒炒，各一钱　川芎　黄芩　枳壳各七分　白术五分　白芷　羌活　柴胡

缩砂　小茴香酒炒,各四分　桂枝三分　甘草二分

血气刺心腹难忍,加玄胡索、干漆(炒)各五分;咳嗽,加杏仁七个,五味子十粒,桔梗七分,姜三片,水煎热服。

加减四物汤《保元》　便香附炒　熟地黄各一钱　当归酒洗　川芎　枳壳　柴胡　白芍药酒炒,各八分　黄芩　陈皮　三棱醋炒　莪术醋炒,各六分　白芷　玄胡索　小茴香酒炒　白术炒　青皮　缩砂　官桂　甘草各五分

空心服。遍身痛,加羌活。《回春》加红花四分,去官桂,名四物调经汤。

牡丹皮汤《宝鉴》　治室女经闭,咳嗽,发热。

当归　牡丹皮各一钱五分　白芍药　生地黄　陈皮　白术　香附子各一钱　川芎　柴胡　黄芩各七分　甘草四分

血结成瘕　冲任皆起胞中,为血之海,血涩不行则成瘕疼痛,宜调气破血,消食豁痰,衰其大半而止,不可猛攻伤元气。

归术破瘕汤《宝鉴》　治经闭腹有积块疼痛。

香附子醋炒,一钱五分　三棱　蓬术并醋煮　赤芍药　白芍药　当归尾　青皮各一钱　乌药七分　红花　苏木　官桂各五分

入酒少许,煎服。

桃仁散《入门》　治经不调,或淋沥不断,断后复来如泻水,或前,或后,或闭,四肢沉重,欲眠不食,腹中坚痛,多思酸物。

赤芍药　生地黄各一钱　桃仁　半夏　泽兰叶　牛膝　当归　桂心　牡丹皮　人参　蒲黄　川芎　甘草各五分

生姜煎服。

四物调经汤《宝鉴》　治经闭有积块动痛。

香附醋炒,一钱　当归　川芎　白芍药酒炒　柴胡　黄芩　枳

壳各七分　熟地黄　陈皮　白术　三棱　蓬术并醋炒　白芷　茴香盐水炒　玄胡索各五分　青皮　缩砂　红花　甘草各三分　姜三片　葱白三茎

肠覃石瘕血蛊　肠覃寒气客大肠，与胃相搏为瘕，日久瘜肉乃生，始如鸡卵，久如怀胎，按坚推移，月事时下，此气病血不病，二陈汤痰饮加香附、棱、蓬、鳖甲（并醋炒）。石瘕胞伤瘀结，久则硬如石，塞子门大如孕，月事不下，此先感寒而后血壅所致。血蛊，即癥瘕甚者，腹硬如石。

桃仁煎《宝鉴》　治妇人血蛊、血瘕、血积、经闭。

桃仁　大黄　朴硝各一两　虻虫炒五钱

上末，先以醇醋一升二合，银石器中慢火煎取七合许，下桃仁、大黄、虻虫末极搅，次下朴硝更熟搅，良久出之；丸如梧子，前一日不吃晚饭，五更初，温酒吞五丸，取下恶物如豆汁、鸡肝。未下再服，见鲜血即止药。

抱瓮丸《宝鉴》　治血蛊，妇人鬼胎如抱瓮。

芫花　吴茱萸　川乌　秦艽　柴胡　白僵蚕　巴戟　巴豆各等分

为末，蜜丸如梧子，每七丸，蜜酒下，恶物立出。轻者，去芫花、巴戟、巴豆，名斩鬼丹。

血枯　黄帝曰：胸胁支满，妨于食，先闻腥臊臭，出清液，先唾血，四肢清，目眩，时时前后血。此得之年少时大脱血，或醉入房，气竭肝伤，月事衰少不来，四物汤血门加桃仁、红花，或八物汤虚劳。

乌贼骨丸《宝鉴》　治血枯。

乌贼鱼骨　藘茹各等分

上末，雀卵不拘多少，和丸如小豆，每十丸煎鲍鱼汤下，日三服压以美膳。

血崩血漏 忽然暴下为崩，淋沥不止为漏。崩漏有三，一者脾虚下陷，与相火相合，湿热下迫；漏不止，色紫黑，腐臭，中有白带，脉沉疾弦洪，或腰痛脐下痛，大补脾胃，升举血气。二者故贵夺势，心气不足，火旺血脉，又饮食失节，容颜如常，经水不时下，先以言慰，令心不动，大补气血，举养脾胃，微加镇坠心火之药，补阴泻阳。三者悲哀太甚，胞络绝阳气，内动心下，崩也。

崩漏治法 经血错乱妄行，遽止则成瘀，不止则昏晕。先服五灵脂末一钱，温酒下。能行能止，后用五积散_{寒门}加荆芥、防风，入醋，二贴不止，更服五灵脂去故生新。胃气下陷，血暴下，益胃升阳汤_{内伤}，急则治标，白芷煎汤调百草霜末，甚者棕榈灰，或狗头骨灰，或五灵脂半生半炒，酒调服后四物汤_{血门}加黄芩、黄连、人参、黄芪、香附、干姜调理。室女思男血崩成劳，四物汤加柴胡、黄芩，或条芩、荆芥穗，或加味逍遥散_{妇人}。凡崩漏，有寒有热。

备金散《宝鉴》 治血崩不止。

香附子炒黑，四两　当归尾一两二钱　五灵脂炒，一两

上末，每二钱，醋汤调，空心服。

凉血地黄汤《宝鉴》 治肾水虚，不能镇胞络相火为血崩。

羌活　防风　柴胡各一钱　生地黄　当归各五分　知母　黄柏　荆芥　细辛　蔓荆子　黄芩　川芎　藁本　黄连　升麻　甘草各三分　红花一分

开郁四物汤《宝鉴》 治故贵夺势，先富后贫，因心气所使，而下为崩漏。

香附米炒　当归身　白芍药酒炒　熟地黄　白术各一钱　川芎

黄芪　蒲黄炒　地榆　人参各五分　升麻三分

伏龙肝散《宝鉴》　治冲任经虚，崩漏不止，脐腹冷痛。

川芎　艾叶各一钱五分　伏龙肝一钱　赤石脂　麦门冬各七分

当归　干姜　熟地黄　官桂　甘草各五分　枣二枚

煎服。或末，米饮调二钱服。

奇效四物汤《宝鉴》　治血崩神效。四物汤血门加阿胶珠、艾

叶、黄芩共七钱，姜五片。

全生活血汤《宝鉴》　治崩漏多血，暴亡心神无所养，昏冒不

省，瞑目，法当补而升举，以助其阳，则目张神不昏。此补血养

血，生血益阳，以补手足厥阴。

白芍药　升麻各一钱　防风　羌活　独活　柴胡　当归身　葛

根　甘草各七分　藁本　川芎各五分　生地黄　熟地黄各四分　蔓荆

子　细辛各三分　红花一分

赤白带下　脾传之肾，小腹冤热而出白。任脉自胞上过，带

脉贯脐，故湿热冤结不散为带。赤者，热入小肠属血；白者，热

入大肠属气，与赤白浊一般，但不痛耳，脉浮恶寒不治。

带下治法　胃中积痰，渗入膀胱，腰酸头晕，小腹胀痛，肢

倦，宜升提，甚者用吐，二陈汤痰饮加两术、升、柴。属湿热宜燥

湿为先。肥人白带是湿痰，瘦人白带是热。血崩久则亡阳，故白

滑之物下流不止，血海将枯，通用补经固真汤，必断厚味。月经

不调，暮则发热，小腹里急，掌热口燥，此属带下，曾经半产，

瘀在小腹。虚寒，归脾汤神门、补中益气汤内伤、五积散寒门加香

附、茴香、吴茱萸，甚者，酒煮当归丸。大八梢鱼卵食之，或煎

服，妙。

苍柏樗皮丸《宝鉴》 治肥人白带，是湿痰。

苍术　黄柏　樗根白皮　海石　半夏　南星炮　川芎　香附子　干姜各等分

为末，醋糊丸如梧子，白汤下五七十丸。夏月，去干姜，代滑石。

芩柏樗皮丸《宝鉴》 治瘦人带下，是热。

黄芩　黄柏　樗根白皮　滑石　川芎　海石　青黛　当归　白芍药各等分

上末，醋糊丸如梧子，白汤下五七十丸。

补经固真汤《宝鉴》 治白带、血崩，久则血少覆亡其阳，故白滑之物下流不止，血海将枯也。

干姜细末　人参各二钱　郁李仁泥　柴胡　甘草炙　陈皮　黄芩各一钱　白葵花七朵

上锉，除黄芩，以水二盏，先煎药至一盏七分，再入黄芩煎至一盏，空心热服，以美膳压之。

酒煮当归丸《宝鉴》 治白带长流不止，腰以下如在冰雪中，面白目青，肌肉消瘦，此上中下三阳，真气俱虚也。

当归一两　良姜　附子炮，各七钱　茴香五钱

上锉，以好酒一盏半，同煮至酒尽，焙干，乃入玄胡索四钱（炒黄），盐、全蝎各三钱，柴胡二钱，炙甘草、川楝子、丁香、木香、升麻各一钱

上细末，酒面糊丸如梧子，空心淡醋汤下五七十丸。

五色带下 白如涕、赤如绛、黄如烂瓜、青如蓝、黑如衄，五脏俱虚，五色并下，皆血病。胃风汤大便、五积散寒门去麻黄加荆芥穗、伏龙肝散妙。

地榆散《宝鉴》 治漏下五色，黄瘦虚竭。

地榆三两，锉 醋一升

煮十余沸，空心热服一合。

寒入血室、热入血室 经不通，绕脐寒疝痛，脉沉紧，此寒客血室。伤寒发热，经水适来适断，昼明夜谵见鬼，此热入血室，柴胡四物汤妇人。

桂枝桃仁汤《宝鉴》 治寒入血室。

桂枝 赤芍药 干地黄酒洗，各二钱 甘草炙，一钱 桃仁三十个 姜三片 枣二枚

柴胡破瘀汤《宝鉴》 治热入血室，及蓄血证。

柴胡二钱 黄芩 半夏 赤芍药 当归 生地黄各一钱 桃仁 五灵脂 甘草各五分

经断复行 七七后天癸当住，反每月却行，或过多不止。四物汤血门加人参、吴茱萸各一钱，姜枣煎服。

卷之七

小儿初生曰婴儿，三岁曰小儿，七八岁曰龀①，

九岁十岁曰髫②，十一岁至十四岁曰童丱，

十五岁依大科部位三指诊脉

脉法 六七至平，四五至迟，九至十至数，弦急气不和，沉缓伤食，促急虚惊，浮风数热，迟寒沉细为冷，洪紧伤寒，脉乱不治。

病机总要 凡儿病，大半胎毒，小半伤食，外感风寒十分之一。大率脾虚肝盛，肾水弱心火旺，肺金受制。

初生 未啼前，急以绵裹手指，蘸黄连、甘草煎汁，拭口中恶物；绷裹儿后，朱砂或牛黄末少许抹口中，痘稀无胎疮，豆豉煎汁，三匙灌口，养脾消食，下胎毒。乳勿太饱，恐吐。桃柳桑槐嫩枝煎，和猪胆温洗，少惊风。延生第一方，脐带落后，置新瓦上，炭火围烧存性，末，五分，朱砂二分五厘，调生地黄、当归身煎水，抹上腭及乳头，一日内尽吞，无疮疹诸疾。

保护法 厚衣过暖，伤皮肤。天气和暖无风，抱见日光，气血坚刚。枕豆袋。一向仰卧，恐成惊疾，时时回动。覆衾露儿面。三五月勿竖头抱出。六月与稀粥。啼时勿饮乳，勿见怪。乳多损胃。宜足暖头凉，常以帛护囟门、风府。常以旧衣作衣，不可用新。

---

① 龀（chèn 趁）：小孩换牙（乳齿脱落长出恒齿），喻幼年。

② 髫（tiáo 条）：通"髫"。古时未成年男子下垂之头发，指儿童。

胎热胎寒 胎热，眼闭二便闭，不乳多啼酿乳方。胎寒，身冷泄青黑，腹痛多啼白姜散。

白姜散《入门》

白姜 木香 官桂 陈皮 槟榔 甘草各等分

呕，加木瓜、丁香；面青肢冷，去槟榔，加川芎、当归。水煎，量儿大小，以绵蘸灌之。

酿乳方《入门》

泽泻五分 生地黄四分 猪苓 赤茯苓 天花粉 茵陈 甘草各二分

水煎，令乳母捏去宿乳服之，良久乳儿，此酿乳法，余皆仿此。有单小便不通者，心气积热并于小肠，急用生地龙数条，蜜少许，研匀敷阴茎上；内用蚕蜕烧灰，入朱砂、龙脑、麝香少许，为末，麦门冬、灯心煎汤调服。有不乳、尿难者，乳汁四合，葱白一寸，煎三沸，灌之。

变蒸 变生五脏，蒸养六腑，俗谓牙生骨长，阴阳水火蒸于血气，使成形体，每三十二日一变，三百二十日十变，五蒸乃成人。其症似伤寒而身热耳尻冷，上唇中发一点白疱，状如鱼目，热随发，实者自愈，弱者平和饮子。《入门》又有三大蒸，初生至五百十二日变蒸毕，平和饮子。

平和饮子《入门》

白茯苓一钱五分 人参 甘草各五分 升麻二分

弱者，加白术一钱，煎服。可免百病，此微和之药。

柴胡散《入门》 治变症，骨热心烦，啼不已。

柴胡 人参 麦门冬 甘草各二分 胆草 防风各一分

煎服。

继病魃病 儿生十余月母又有娠，令儿饮乳身瘁神不爽，或疟痢。伏翼烧灰，细研五分，粥饮下，夜明砂袋盛，佩之。

噤口 即鹅口疮，眼闭，啼声渐小，舌上聚肉如粟，吮乳不得，吐白沫，二便通，此胎热毒流心脾。以乱发缠指，蘸薄荷汁拭净，如不脱用保命散。又龙脑、南星和姜汁灌之。

撮口 面目黄赤，气喘，啼声不出，此胎热毒流心脾，舌强唇青，撮口聚面。白僵蚕二枚，略炒，末，蜜调敷唇口，又牛黄一钱，竹沥一合，调和，时抹口中。

脐风 断脐后，为风湿所胜，或尿湿绷裙而成，面赤，喘急，啼声不出，脐突腹胀，不能饮乳，甚则发搐、噤口，宜宣风散。脐肿，荆芥煎洗后葱叶火灸，候冷刮薄贴之。脐出血水汁或赤肿，当归、白石脂末，虾蟆烧灰，油发灰，皆可敷。断脐作疮，枯白矾、龙骨、当归末，皆可糁。百日内见上三证，手足蜷者，不治。

保命散《宝鉴》 治鹅口疮，不能吮乳。

马牙硝五钱　枯白矾　朱砂各一钱

上末，每取一字，用白鹅粪擂水，调涂舌上及口内，日三次。

一捻金散《宝鉴》 治同上。

雄黄三钱　硼砂一钱　甘草五分　龙脑少许

上末，干糁或蜜调涂之。

宣风散《宝鉴》 治脐风撮口，多啼不乳，口出白沫。全蝎二十一个，全者酒炙为末，入麝香末一字，和匀，每取半字，以金银器煎汤调下。

通心饮《宝鉴》 治旋螺风赤肿而痛，清心火，通小便，退潮热。

连翘　木通　瞿麦　栀子仁　黄芩　甘草各四分

入灯心、麦门，煎服。

香螺膏《宝鉴》 治脐风，肿硬如盘。田螺三个，入麝香少许。
上捣烂，搭脐上，须臾再易，肿痛立消。

客忤中恶 客忤者，小儿神气软弱，忽有非常之物触之，或经神庙佛寺，鬼气客忤。其状口吐青黄白沫，或下水谷鲜杂，面变五色，腹痛瘈疭似痫，但眼不上窜耳，其口中悬壅以竹针或指爪摘破，急作醋炭皂角烧烟熏之，苏合香丸气门姜汤下。又灶心黄土、蚯蚓粪等研水调涂儿头上及五心。中恶者，卒然心腹刺痛，闷乱欲死，人中青黑，服苏合香丸，未醒皂角末吹鼻。中马汗气，或马鸣惊忤者，取马尾烧烟熏儿面有效。

雄麝散《宝鉴》 治客忤。

雄黄一钱　乳香五分　麝香一字

上末，每一字，刺雄鸡冠血调灌之，仍以母衣覆儿身即愈。

夜啼 有四：一寒、二热、三口疮、四客忤。寒则腹痛而啼，面青白，口有冷气，手足腹冷，曲腰而啼，又下半夜啼，六神散。热则心燥而啼，面赤，口中热，尿赤，腹暖，或有汗，仰身而啼，又上半夜啼，必痰热也，到晓方息，导赤散六腑加黄芩。月内夜啼惊搐者，由胎中受惊，有痰，抱龙丸。夜啼不止，蝉蜕二七枚，去足为末，朱砂一字，蜜调下。大凡作心热心虚治之。

六神丸《宝鉴》 治腹冷痛夜啼。

白茯苓　白扁豆炒，各二钱　人参　白术　山药炒，各一钱　甘草炙，七分

上粗末，每取一钱，姜三片，枣二枚，煎服。

镇惊散《宝鉴》 治胎惊夜啼。

朱砂　牛黄　麝香各少许

上合细研，猪乳汁调稀抹入口，令咽下。

灯心散《宝鉴》 治小儿心燥夜啼。灯花三四颗，研细，以灯心煎汤调涂口中，以乳汁下，日三。一方灯花七枚，硼砂一字，朱砂少许，研细，蜜调抹唇上，立止。

黄连饮《宝鉴》 治心经有热夜啼。

人参二钱 黄连一钱五分 甘草炙，五分 青竹叶十片 姜一片

煎，取汁灌口中。

胎惊痫风 由孕妇嗜欲、忿怒、惊扑、伤风，儿初生即呕吐搐搦喎斜，身腰强直，脐腹肿起，与噤口撮口同证，眉间红赤者生，青黑者死。新增胎中犊粪，乳调服之。胎中鼠，及新生无毛鼠雏，煎服有效。亦治二三岁儿急惊。

辰砂膏《宝鉴》 治胎惊痫风，及噤口风。

辰砂三钱 玄明粉二钱 硼砂 马牙硝各一钱五分 全蝎 真珠末各一钱 麝香一字

上末，油纸封裹，自然成膏，每取一豆许，薄荷汤调下；或乳汁调涂乳头上，令儿吮之。

急惊风 闻不常声及六畜声而惊，由内热或挟风邪而成，实也。牙关紧急，摇头窜视，张口出舌，角弓反张，身体掣颤，手足搐搦，四肢蜷挛，十指开合，此八候俱全，十无一生。男搐左视，左眼上窜顺，女搐右视，右眼下窜顺，先用苏合香丸气门、泻青丸五脏、龙脑安神丸神门、牛黄抱龙丸。搐有真假，假者，搐搦反张，斜视而牙关不紧，是外感风寒，内伤饮食，挟惊而成也，频发不死。

钱氏安神丸《宝鉴》 治急惊风，及心热惊啼。

麦门冬 马牙硝 白茯苓 山药 寒水石 甘草各五钱 朱砂

三钱 龙脑二字

上末，蜜和两作三十丸，每服一丸，砂糖水化下。

内局**抱龙丸**《宝鉴》 治惊风，潮搐，身热，昏睡。能下痰热，乃心肺肝药也。

牛胆制南星一两（无胆星则取生者，锉，炒熟用） 天竺黄五钱 雄黄 朱砂各二钱五分 麝香一钱

上末，煮甘草膏丸如皂子，温水化下，百日内儿一丸，作三次服，五岁儿一二丸服，腊雪水煮甘草和药尤佳。内局腊剂，去天竺黄，以钩藤代用。

加味败毒散《保元》 治急惊风，初发热，搐搦，眼上视，及风寒头疼，发热，咳嗽，鼻塞声重，及痘疹欲出发搐，并时行瘟疫。

羌活 独活 柴胡 前胡 白茯苓 人参 枳壳 桔梗 天麻 全蝎 僵蚕 白附子 地骨皮 川芎 甘草 姜三片

煎，热服。本方无钱数，临病斟酌分数用之。

慢惊风 吐泄日久，或大病后，或过服寒药，脾败而成，体冷或热，口眼牵引，瘛疭，脉沉迟，宜温补。男以泄得为重，女以吐得为重。

钱氏白术散《宝鉴》 治吐泄久不止，津枯烦渴，欲成慢惊。

干葛二钱 人参 白术 白茯苓 木香 藿香 甘草各一钱

上粗末，每二钱，任意煎服。一名白术散。泄泻，加山药、白扁豆、肉豆蔻；已成慢惊，加天麻、细辛、全蝎、白附子；惊风，泄泻烦渴，皆津液内耗，不问阴阳，多服尤好。

益黄散《宝鉴》 治慢惊风。

黄芪二钱 人参 陈皮各一钱 白芍药七分 生甘草 炙甘草各五分 白茯苓四分 黄连二分

上粗末，水煎，时时服。

加味术附汤《宝鉴》 治吐泻后变成慢惊，或因脏寒洞泄得者。

附子炮 白术各一两 肉豆蔻煨，二个 木香 甘草炙，各五钱

上粗末，每二钱，姜三片，枣二枚，煎服。

急慢惊风通治

内局**牛黄抱龙丸**《宝鉴》 治急慢惊风，痰嗽，潮搐，能镇惊安神。

牛胆南星一两 天竺黄五钱 雄黄 辰砂各二钱五分 麝香 真珠 琥珀各一钱 牛黄五分 金箔十片

上细末，水煮甘草膏丸如芡实，金箔为衣，三岁儿服一丸，五岁二丸，十岁三五丸，薄荷汤化下。内局腊剂，去天竺黄以钩藤代用。

牛黄抱龙丸《入门》 治同上。

钩藤一两五钱 胆星八钱 天竺黄二钱五分 雄黄 人参 茯苓各一钱五分 辰砂一钱二分 麝香五分 僵蚕三分 牛黄二分

为末，用甘草四两，煎膏，丸如芡实，金箔为衣，每服一丸或半丸，薄荷煎汤，磨服。

星香散《宝鉴》 治急慢惊风，搐搦窜视，涎潮。

南星炮，二钱五分 木香 橘红各一钱 全蝎二个 姜四片

煎，频灌，大便去涎，愈。

慢脾风 慢惊之重者，胃气极虚，肢冷痰涎，虚热往来，面青额汗，舌短头低，眼合口噤，微搐，吐舌频呕，脉沉微，四君子汤气门加生附子。

黑附汤《宝鉴》 治慢脾风危急者。

附子炮，三钱 木香一钱五分 白附子一钱 甘草炙，五分

上分二贴，姜五片，水煎，以匙灌下，若手足暖而苏省，即止。

蝎附散《宝鉴》 治慢脾风，回阳豁痰。

附子炮,二钱 南星炮 白附子炮 木香各一钱 全蝎七个

上锉，取一钱，姜五片，煎服。

天吊惊风 由心肺热，痰郁气滞，外触风邪，头目仰视（惊风则无仰视），啼笑无常，如神祟，甚者爪甲青。苏合香丸气门、抱龙丸。

钓藤散《宝鉴》 治天吊。

人参 犀角各五分 全蝎 天麻各二分 甘草一分

一名钓藤饮，有钓藤一味。

钓藤膏《宝鉴》 治惊风内钓。

木香 姜黄各二钱 乳香 没药各一钱五分 木鳖子肉五个

上末，蜜调成膏收罐内，以钓藤煎汤或薄荷汤化下少许。

痓痉 痉病，寒热似伤寒，但脉沉迟弦细，摇头露眼，噤口，搐搦，项强，背反张，如发痫，终日不醒为异，亦惊风之类。有二，柔痓，有汗身软，理中汤寒门；刚痓，无汗身强，麻黄葛根汤、通用小续命汤风门，或先服乌药顺气散风门。

麻黄葛根汤《入门》 治太阳发热，恶寒无汗，刚痓。

麻黄 芍药各三钱 葛根一钱五分 葱白七茎 姜五片 豆豉一合

癫痫 卒倒，目瞪流涎，四肢缩掣，其声恶叫，过后惺惺，似刚痓而四体柔，似急惊而吐沫。阳痫，仰卧，面光，啼叫，脉浮，在腑易治，牛黄泻心汤、清心滚痰丸并神。阴痫，身冷不能啼，面黯，脉沉微，在脏难治，钓藤散，量加官桂、附子。惊痫，

朱砂安神丸神门。食痫，紫霜丸。风痰痫，追风祛痰丸神门。慢惊成痫，至圣来复丹气门，薄荷汤下一二丸。

紫霜丸《宝鉴》 治食痫，及腹有食积，痰癖，吐乳。

代赭石醋淬七次 赤石脂各一两 杏仁五十个、去皮尖 巴豆三十粒，去皮油

上先将杏仁泥、巴豆霜入二石末相和，捣千杵，若硬入小蜜，贮密器中，月内儿服麻子大一粒，乳汁化下，百日内服小豆大。食痫，用此取积并不虚人，凡儿有热不欲饮乳，眠睡不宁常常惊悸，此皆发痫之渐，即以此药导之，减其盛势则无惊风钓痫之患矣。

一方，赭石二钱、巴豆二十一粒，去皮油，杏仁二十一个。

上末，饭丸如粟米服。

疳病 多食肥甘，或早食饭粥，乳哺不节而得，初起内热中满，酷嗜瓜果酸咸、炭米泥土，多饮水，气血虚惫，形瘦腹胀，二十前曰疳，二十后曰劳，治忌安表、过凉、峻温、骤补，须扶胃兼疏导。实者，先疏利后和胃，不可因循以致积久成疳。疳劳，潮热盗汗，骨蒸咳嗽，泄泻胁硬，面如银不治。八物汤虚劳加柴胡、黄芪、陈皮、半夏、使君子、虾蟆灰、鳖甲，去白术。

肥儿丸《宝鉴》 此药消疳化积磨癖，清热伐肝，补脾进食，杀虫。

胡黄连五钱 使君子肉四钱五分 人参 黄连姜汁炒 神曲炒 麦芽炒 山楂肉各三钱五分 白术 白茯苓 甘草炙，各三钱 芦荟碗盛，泥裹糠灰，火煨透，二钱五分

上末，黄米糊丸如绿豆，米饮下二三十丸。

肥儿丸《入门》 治身黄，肚腹胀急，胁硬痞块，泄泻瘦弱。

黄连姜炒　神曲炒，各一两　麦芽炒　肉豆蔻煨　使君子各五钱
槟榔　木香各二钱

上细末，猪胆浸糕丸如麻子，每三四十丸米饮下。去豆蔻、
槟榔、木香，加芜荑、青皮，名黄连肥儿丸，治诸疳、疳眼。

煮肝丸《宝鉴》　治疳眼，盲膜不见物。

夜明砂　青蛤粉　谷精草各等分

上细末，小儿一钱，七岁以上三钱。猪肝一大片，批开糁药，
麻线缚定，米泔半碗煮肝熟，取出肝，汤则倾碗内熏眼，取肝分
三次嚼讫，却以肝汤下，一日三服，十日必退。如大人雀目，空
心服，至夜便见物。

诸热　肝热，多惊怒寻衣，左颊先赤，寅卯时甚，泄青丸五
脏。心热，壮热饮水，合睡咬牙，发惊，上窜，额先赤，摇头，巳
午时甚，导赤散六腑。脾热，面黄肚大，身热渴饮，鼻先赤，嗜
卧，夜益甚，泄黄散五脏。肺热，右颊先赤，寒热，咳嗽喘闷，壮
热饮水，日西时甚，泻白散五脏。肾热，虚热身重，足热，胫骨酥
酥如虫蚀状，颐先赤，下窜畏明，六味地黄丸五脏。实热，气粗渴
饮，尿赤涩，大便硬，掀衣暴叫，唇焦黑，四顺清凉饮火门。虚
热，病后虚弱，日数三次发热，不渴自汗，困倦，不食乳，大小
便如常，四君子汤气门、钱氏白术散、补中益气汤内伤加地骨皮、
鳖甲。

内局**小儿清心丸**《宝鉴》　治诸热，及惊热烦躁。

人参　茯神　防风　朱砂　柴胡各二钱　金箔三十片

上末，蜜丸如梧子，每一丸竹沥调下。内局腊剂加犀角、
牛黄。

天乙丸《宝鉴》　凡小儿生理本天一生水之妙，凡治病以水道

通利为快捷方式，此方清心利小便，所以散火也。凡小儿蕴热，丹毒惊风，痰热变蒸，发热之病用之最当，而呕吐泄利，无不治也。

泽泻三钱，滑石、猪苓各二钱五分，灯心一两六钱，以米粉浆水洗，晒干为末，入水澄之，浮者为灯心，取二钱五分，赤茯苓、白茯苓、茯神各一钱七分

上末，用人参一两，煎膏丸如樱桃，朱砂为衣，金箔裹之，每一丸以灯心麦门冬汤，或薄荷汤化下。

诸积 有伤乳伤食而身热，惟肚热甚耳，夜间热者，伤积之验也。癖积，在两胁下痞块者，时痛，寒热，肚热，咳嗽吐痰，面黄腹胀，便青泄，尿如油，肠鸣，夜发热。

消乳食丸《入门》 行气消乳食。

香附一两 砂仁 陈皮 三棱 蓬术 神曲 麦芽各五钱

上末，糊丸如麻子，每二十丸紫苏煎汤下。

消食饼《回春》 治小儿伤食，皮黄肌瘦，肚腹胀大，用此焦饼令儿常食之。

莲肉 山药炒 白茯苓 神曲炒 麦芽炒 白扁豆炒，各等分

上细末，每四两入面一斤，以水和匀，烙焦如饼，使儿食之。一方有山楂、芡仁。

白饼子《宝鉴》 腹中有癖则不食，但饮乳，此主之。

滑石、轻粉、白附子、南星（炮）各一钱，为末，巴豆二十四粒（去皮膜），水一升，煮水尽为度。

上研匀，糯米饭丸，如绿豆，捏作饼子，三岁以下一二饼，三岁以上三五饼，葱白汤下。一名玉饼子，一名白玉饼。

克坚膏《回春》 专贴小儿癖块，发热，羸瘦者。

木鳖子　穿山甲　川乌　甘草　甘遂　当归

上锉，各八钱，先用真香油一斤，入锅内，将前药熬成灰滤去滓，再慢火熬，滴水不散，方下黄丹八两，熬，滴水成珠，方下细药入内，再不见火。

芦荟　阿魏　硼砂　皮硝　水红花子各五钱　硇砂三钱　麝香一钱

上细末，入内搅匀不熬，摊为膏药，贴时，先用皮硝水洗皮肤，以膏贴癖，二三日后觉肚内疾作疼，四五日发痒，粪后有脓血之物，是其验也。水红花子即蓼花子也。

消癖清肌汤新增　治腹有癖块，寒热如疟，口渴尿赤，盗汗，咳嗽，或昼歇夜发。

柴胡　鳖甲各一钱　黄芩　山楂肉　神曲　白芍药各七分　半夏　地骨皮　人参　木通各五分　胡黄连　甘草各三分　姜三片

煎服，甚则加棱蓬，虚则加苓术。

万安膏新增　治伤食吐泄，心腹绞痛，或痢疾腹痛。平胃散六腑水煎调苏合香丸气门二三丸，入蜜少许，不拘时服。

好吃泥土　乃脾虚胃热所致，面色青黄或虫动，不急治生癖症，清脾养胃汤。又方，好黄土为末，浓煎黄莲汁和为饼服之，名黄金饼。

清脾养胃汤《保元》

石膏　黄芩　陈皮　白术　白茯苓　甘草　胡黄连　使君子等分

煎服，或为末，放于饮食内，令儿服。

吐泻　乳食过饱，生冷不节，脾虚则泻，胃虚则吐，久则成慢惊与疳，当分虚实。伤寒乳，或外感风寒而吐腥臊，泻青白，身凉不渴，是寒，理中汤_{寒门}；或先泻后吐，乃虚冷，四君子汤_{气门}。伤热乳，或感暑而吐酸臭，泻黄赤，身热面赤，是热，益元散_{暑门}合四苓散_{寒门}；或先吐后泻，热在脾胃，白虎汤_{寒门}。伤风吐泻，木克土，憎寒壮热，头疼，咳嗽气促。盖热者，先服钓藤散，后服益黄散；冷者，先服益黄散，后服钓藤散。内伤乳食，腹胀吐泻，如抱坏鸡卵臭，消乳食丸。腹痛吐乳，万安膏。伤湿吐泻，身重，腹胀，尿涩，泻下如水倾出，腹不痛，燥湿汤_{大便}、平胃散_{六腑}，虚者异功散_{六腑}。吐泻久不止，气下陷，升阳益胃汤、补中益气汤_{并内伤}，虚渴钱氏白术散。吐泻日久，脏寒气脱，面青肢冷，四君子汤加木香、诃子、肉豆蔻、陈皮。脏寒甚，欲作慢惊，附子理中汤_{寒门}。

香橘饼《宝鉴》 治初生停乳、吐泻。

厚朴 神曲 麦芽 缩砂各五钱 木香 橘皮 青皮各二钱五分

上末，蜜丸如芡实，每一丸，以紫苏叶煎汤或米饮任下。

木瓜丸《宝鉴》 治初生吐不止。

木瓜 麝香 木香 槟榔 腻粉各一字

上末，面糊丸如黍米，甘草汤下一二丸。

烧针丸《宝鉴》 治内伤乳食，吐泻不止，危甚者。

黄丹 朱砂 白矾枯各等分

上末，枣肉丸如芡实，每一丸，用针挑于灯焰上烧存性，乳汁或米饮化下，此药清镇，专主吐泻。

助胃膏《宝鉴》 治小儿吐泻，和脾胃，进乳食。

山药五钱 人参 白术 白茯苓 陈皮 甘草各二钱五分 木香一钱 缩砂二十个 白豆蔻七个 肉豆蔻二个

上末，蜜丸如皂子，每一丸，米饮化下。或为末，木瓜汤调，下一钱。

启脾散《入门》 百病愈后俱用此药调脾。

莲肉一两 白术 白茯苓 山药炒 神曲炒 山楂肉各五钱 人参 猪苓去皮 泽泻 藿香 木香 当归身 白芍药微炒 砂仁炒，各三钱 肉豆蔻煨，三个 陈皮二钱 甘草一钱

上末，姜汤任意调服。惊风后，加辰砂、滑石各二钱，调服。

土龙膏俗方 治暑热入心肺，身热烦渴，吐泻，小便不利。地龙大者十余条，入黄土泥饼中，作团如鹅鸭卵，慢火煨熟，浸香薷煎汤，或车前子、糯米同炒煎汤，澄取用，微温和些蜜频服。一方，真黄土化水，煎数沸，入地龙，旋即倾出，待清取用。

感冒风寒 贪睡，口中热，呵欠，烦闷，伤风也。头目痛，畏人畏寒，伤寒也。头身痛，鼻涕咳嚏，颊赤眼涩，山根①青，皆伤风寒，通用参苏饮寒门。新增葱须细切入真油，煎一二沸服之，治感冒及痰嗽，又治惊风初起。

人参羌活散《宝鉴》 治伤风寒，发热。

羌活 独活 柴胡 前胡 枳壳 桔梗 人参 赤茯苓 川芎 甘草各二分 天麻 地骨皮各一分 薄荷三叶

惺惺散《宝鉴》 治伤风发热，痰嗽烦渴。

人参 白术 白茯苓 桔梗 川芎 白芍药 瓜蒌根 甘草各二分五厘 细辛 薄荷各一分 姜二片

痰涎喘嗽 痰者风苗，火静则伏于脾，动则壅于肺，痰火交作则咳喘。泻白散五脏合导痰汤痰饮；寒嗽，华盖散咳嗽；热嗽，清金降火汤咳嗽。涎者，脾肺虚而流溢在咽喉，如水鸡声喘嗽烦

① 山根：又称"健康宫"。在两眼之间，为鼻子的起点。

闷，抱龙丸。马脾风者，寒邪入肺，寒郁为热，痰喘上气，肺胀齁齘①，若不速治，立危。

马脾风散《宝鉴》 治马脾风。

辰砂二钱五分　甘遂一钱五分　轻粉五分

上末，每取一字，以温浆水少许，上滴香油一点，抄药在油花上，待沉下，却去浆水，灌之神效。

泄痢 疳痢，泻青白黄沫；水痢，色变无常，目胞肿，腹胀，好饮水，渐瘦瘠，苏感丸大便；赤痢，黄芩芍药汤大便；白痢，益元散暑门；赤白痢，六神丸大便。一方五倍子炒黄末、乌梅末，水浸丸如弹子，每一丸，白痢，米饮；赤痢，姜汤；水泻，冷水下。

腹痛腹胀 腹痛者，身热口渴，便秘尿赤，腹热，暴痛暴止，积热，黄芩芍药汤大便。面青白，肢逆冷，甚则吐泻，脏寒，理中汤寒门。乳食所伤，痛消乳食丸。诸痛大同小异，惟虫痛，小儿多有口出涎沫，发无时，肩背痛，食则加痛，唇紫黑。盖早食肥甘，湿热化生，或伤冷，胃寒痛，安蛔理中汤寒门、楝陈汤虫门。腹胀者，喘嗽闷乱，有积实也，紫霜丸；不喘无积，虚也，六君子汤痰饮。诸胀皆有脾胃虚，气不升降，当分新旧虚实，补脾消导。如一时壅滞胀闷，急下通利。盘肠痛者，因寒郁小肠，脐腹刺痛似内钓，但盘肠则曲腰、干啼、额汗为异，盖伤食成霍而痛，急以葱白捣，炒熨脐腹，苏合香丸气门姜汤下。

乳香散《宝鉴》 治盘肠内吊腹痛。

乳香、没药各少许，细研，另取木香一块，于乳钵内磨，水

---

① 齘（hē 呵）：《广韵》："齘齘鼻息也。气喘气促貌。"

一分，滚数沸，调乳没末服之。

消积丸《宝鉴》 治乳食伤积，腹胀气急。

丁香 缩砂各十二个 使君子肉五个 乌梅肉 巴豆肉各三个

上末，饭丸如麻子，每三丸或五丸，橘皮汤下。

安虫散《宝鉴》 治虫痛。

胡粉炒黄 槟榔 苦楝根 鹤虱 白矾半生半枯，各二钱

上末，每服一字，大儿五分，米饮调下。或以米糊丸如麻子，一岁儿五丸，温浆水入清油打匀送下，名曰安虫丸。

苦楝丸新增 治小儿多食膏粱甘味，化为蛔虫，经年不愈。

苦楝根 鹤虱 朱砂各一两 槟榔五个 麝香一钱

上细末，面糊丸如小豆，每三丸白汤下，日三。

五软五硬 五软者，头项软，天柱骨倒，补中益气汤内伤。亦有热者，手软，肝虚，无力，不舒伸；脚软，行迟髓虚筋弱，不能束骨，肾气丸五脏加鹿茸、牛膝、五加皮；身软，身热筋痿，饮食不为肌肤，四君子汤气门，或补中益气汤。口软，语迟，胎中因母惊，使心神虚，舌本不通。盖五软禀受不足，或久泻，大病后虚弱而成。五硬者，头、项、手脚、身、口强直冰冷，乃肝受风，乌药顺气散风门。

凉肝丸《入门》 治肝胆伏热，唇面俱红，肌肤热，筋缓项软，又治痘后目赤肿痛。

黄芩 茺蔚子 玄参酒洗 大黄酒炒 知母各一两 防风二钱 人参 赤茯苓各一钱五分

上末，蜜丸如绿豆，量儿大小，食后茶清下。

健骨散《宝鉴》 治头软，头不能正。头软者，天柱骨倒也。

白僵蚕炒为末

每服五分或一钱，薄荷泡酒调下，日三。

薏苡丸《宝鉴》 治手软。

薏苡仁 当归 秦艽 酸枣仁 防风 羌活各五钱

上末，蜜丸如芡实，荆芥汤化下。

鹿茸四斤丸《宝鉴》 治身软，筋骨痿弱。

肉苁蓉 牛膝 木瓜 菟丝子 熟地黄 鹿茸 天麻 杜仲
五味子各等分

为末，蜜丸如梧子，温酒或米饮下三五十丸。一名加减四
斤丸。

菖蒲丸《宝鉴》 治心气不足，五六岁不能言。

石菖蒲 人参 麦门冬 远志 当归 川芎各二钱 乳香 朱
砂各一钱

上末，蜜丸如麻子，每一二十丸米饮下，日三服。

五加皮散《宝鉴》 治三岁不能行。

五加皮二钱五分 牛膝酒洗 木瓜各一钱二分五厘

上末，每一钱，米饮调下。

解颅 头缝开解不合，由肾气不成，脑髓虚也。八味丸、肾
气丸并五脏、八物汤、十全大补汤并虚劳，或南星、白蔹末，醋调
贴颅上。

人参地黄丸《保元》 治肾气不成，颅囟自开，及血气不充，
筋骨呈露，如鹤之膝。六味地黄丸五脏去泽泻，加人参、鹿茸。一
方或加当归、鹿茸、牛膝。

囟填、囟陷 囟填者，囟门肿起，因乳哺失常，或寒热乘

脾，寒气上冲，牢軪①补中益气汤内伤。热气上冲，柔软，泻青丸五脏。囟陷者，囟门成坑，因脏腑有热，渴饮，致泄痢，脾胃亏陷，补中益气汤，或十全大补汤虚劳加附子，或黄狗头骨炙黄末，鸡子清调敷。

发不生齿不生 发不生者，气血不能荣上。齿不生者，髓不充骨。十全大补汤虚劳，加盐炒知母、黄柏，吞肾气丸五脏或雄鼠粪二十枚，每日一粒揩齿龈，老鼠脊骨末，入麝香少许，针刺龈数处，擦日三四。

苁蓉丸《宝鉴》 治发不生。

当归　生干地黄　肉苁蓉　白芍药各一两　胡粉五钱

上末，蜜丸如黍米，每十丸，黑豆汤下，兼磨化二三十丸，涂擦头上。

龟背龟胸 龟背者，风入脊骨，或坐太早，背突如龟背，何首乌末调龟尿，敷脊骨凸。龟胸者，肺热胀满，胸骨高起，盖因乳母多食辛热，痰嗽喘急，泻白散五脏加酒炒片芩、姜炒山栀，痰盛，合二陈汤痰饮。

松蕊丹《宝鉴》 治龟背。

松花　枳壳　防风　独活各一两　麻黄　大黄　前胡　桂心各五钱

上末，蜜丸如黍米，粥饮下十丸。

百合丹《宝鉴》 治龟胸。

大黄七钱五分　天门冬　杏仁　百合　木通　桑白皮　枳壳甜葶苈　石膏各五钱

---

① 軪（áng 昂）：硬冷貌。

上末，蜜丸如绿豆，白汤下五七丸至十丸。

滞颐 热涎流出，稠黏渍于颐间，胃火上炎，通心饮、泻黄散_{五脏}。冷涎清而自流，胃虚不能收约。

木香半夏丸《宝鉴》 治胃虚冷涎。

木香 半夏曲 丁香各五钱 白姜 白术 青皮 陈皮各二钱五分

上末，蒸饼丸如麻子，米饮灌下。

丹毒 有赤白，皆因母食五辛，及尿衣不干，湿热之毒与血相搏，而风乘之。自腹出四肢易治，自四肢入腹难治，百日内发者，及入肾、入腹则必死，急以细针刺出恶血即消。犀角地黄汤_{血门}、犀角消毒饮_{皮门}、升麻葛根汤_{寒门}，或焰硝、大黄等末，井水调匀，鸡羽涂之。又蚯蚓粪二分、焰硝一分，新汲水调敷。_{新增经验}马齿苋捣敷，色变易之，神效。冬则青黛代用。南瓜去皮割敷，水流即愈。

诸疮 因孕妇七情之欲，饮食之毒，发于头面、胸背、四肢，初生月内发者浅，一二岁发者深，消毒保婴丹_{痘疹}、犀角地黄汤_{血门}，外用儿父尿以鸡羽刷疮上，或腊猪脂敷之，或春柳条、荆芥、夏枣叶、槐枝、秋苦参煎汤温洗。癞头疮，防风通圣散_{风门}酒制为末，每一钱，煎服。外以黄蜡膏诸疮敷之。详见诸疮门参考。

大连翘饮《宝鉴》 治诸疮。

甘草四分 柴胡 黄芩 荆芥各三分 蝉壳二分五厘 连翘 车前子 瞿麦 滑石 恶实 赤芍药 栀子 木通 当归 防风各二分 灯心十茎 竹叶二片

生料四物汤《宝鉴》 治同上。

生地黄 赤芍药 川芎 当归 防风各三分 黄芩 薄荷各

二分

牛黄解毒丹《保婴》 治小儿胎疮诸热。

甘草 金银花各一两 紫草茸酒洗，五钱 牛黄三钱

上末，炼蜜丸如梧子，量儿大小，薄荷或蝉退汤化服。《汇编》① 金银花、紫草茸各一两，甘草五钱，牛黄三钱，或加蝉蜕，制法服法同上。

猪胆散新增 治胎毒。

黄丹 石雄黄 乳香 没药 白芷 王不留行各一钱

上末，猪胆一部调涂。

痘 疹

痘疮预防 每遇冬温暖，恐春发痘，预服黑荏油一升，逐日饮令尽，永不出痘。

稀痘兔红丸《宝鉴》 一名太极丸。腊月初八日，取生兔一只，取血以荞麦面和之，少加雄黄四五分，后干成饼。凡初生小儿，三日后与绿豆大者二三丸，乳汁下；一岁儿，五丸或七丸；三岁后十五丸，服久则遍身发出红癍，是其验也。有终身不出痘疹者，虽出亦稀。小儿已长，会饮食者，就以兔血啖之尤妙。或云不必八日，但腊月兔亦可用，然终不若八日佳。

三豆饮《宝鉴》 赤小豆 黑豆 绿豆各一升 甘草五钱

上水煮熟，逐日饮汁吃豆，任意服，已染则轻解，未染者服之过七日，永不出。

---

① 汇编：指《痘科汇编》或《痘科类编释意》，由明朝翟良编撰写，约刊于 17 世纪。本书专论小儿痘疹的发病、证候及治疗。书中将痘科各症分类辨析，颇得要领。

内局**消毒保婴丹**《保元》 未经痘者，每春分、秋分时服一丸，痘毒能渐消化。

缠豆藤（即毛豆梗上缠绕细红藤，八月间采，阴干，一两五钱）赤豆七十粒 黑豆三十粒 山楂肉 牛蒡子 生地黄 辰砂各一两 升麻 连翘各七钱五分 荆芥 防风 独活 甘草 当归 赤芍药 黄连 桔梗各五钱 经霜丝瓜（长五寸者）二个，烧存性

上极细末，和匀，净砂糖拌丸如李核，每服一丸，浓煎甘草汤化下。上药预办精料，遇春分、秋分，或正月十五日、七月十五日修合，务在精诚。忌妇人、猫、犬，合时向太阳祝药曰："神仙真药，体合自然，婴儿吞服，天地齐年，吾奉太上老君急急如律令敕。"一气七遍，《入门》有七夕制法。

痘有五般症 肝为水疱，色青而小。肺为脓疱，色白而大。心为癍，色赤而小。脾为疹，色赤黄而小。归肾变黑。凡痘疹一色大小不等吉，或二三色相合凶。

痘疮治法 或发、或泻、或解肌、或化毒，凉血清肺调其脏腑，平其饮食，谨禁忌，严摄养，适寒温，始终无他症。不可下，当用平和药，频与乳食，不受风冷可也。

发热三朝 初起似伤寒，呵欠喷嚏，耳后有红筋，尻足耳尖冷，睡中急惊，眼涩，暴热，肌绷急，热甚或惊搐，切不把持，使气血流通可也。昏睡喜嚏悸者将发痘，四脏俱有症，肾独无候，疑似未辨，升麻葛根汤、参苏饮并寒。挟惊痰壅，薄荷汤化抱龙丸，或泻青丸五脏。腰痛痘必黑陷，神解汤。盖未出发散，已出忌发散，自初热至出痘，终日或吐泻无妨，宜多汗而能食，免黑陷；渴则金银花茶、糯米茶、红花子茶、三豆饮，切忌冷水。热盛发搐为吉，红绵散调加味六一散表之。

加味败毒散《宝鉴》 发热似伤寒未辨，疑似间服此解表。

柴胡　前胡　羌活　独活　防风　荆芥　薄荷　枳壳　桔梗
川芎　天麻　地骨皮各三分

煎服，宜加紫草、蝉壳、紫苏、麻黄、葱白汗之。本方除参、
芩，恐助火也。

红绵散《宝鉴》 全蝎　麻黄　荆芥穗　天麻　甘草各五分
更加薄荷、紫草、蝉壳煎服。

加味六一散《宝鉴》 治热毒大盛，狂言烦渴，及痘疮红紫
黑陷。

滑石六两，研水飞　甘草细末六钱　辰砂水飞，三钱　片脑三分，
另研别入

上和匀，春秋以灯心煎汤调下，夏月以新汲水调下。三五岁
儿服一钱，十岁服二钱，发热初用加味败毒散调下能解毒，稀痘
出痘红紫者亦效。

神解汤《宝鉴》 治发热欲出痘而腰痛。

柴胡一钱五分　干葛一钱　麻黄　白茯苓　升麻　防风各八分
甘草五分

煎服，温覆出汗，不汗，再进一服，免出肾经之痘，此法
甚奇。

四物解肌汤《宝鉴》 即升麻干葛汤寒门去甘草，代黄芩也。凡
伤寒痘疹疑似未辨，以辛凉药调之，即此汤也。

出痘三朝 痘疮初出与麻疹痱疮相似，但痘根窠红活，顶圆
突，坚实，扪之碍手者，痘也。发热一日或二日出者，为重，微
热三日后出，或四五日身凉见痘为轻。出盛而内外壅热、烦渴、
狂谵，猪尾膏。痘疮初出如粟米、黍米、绿豆，大似真珠，光泽

明净为吉；一出即变黑，肾症也，为凶，保元汤加紫草、红花。色红赤，手摸皮软不碍指，名贼痘；过三日变成水疱，甚至紫黑疱，危也，保元汤加紫草、蝉蜕、红花。已成水疱，保元汤合四苓散_{寒门}。

消毒饮《宝鉴》　治痘不快出，及胸前稠密，急用三四服，快透解毒。

鼠粘子二钱　荆芥穗一钱　生甘草　防风各五分

煎服，或加山楂子、酒芩、紫草服；或和犀角磨汁服，尤佳。

犀角消毒饮①《宝鉴》　治痘疹未能快透，或已出热尚未解，急服此药。

鼠粘子二钱　荆芥穗　防风　黄芩各一钱　犀角屑　甘草各五分

化毒汤《宝鉴》　治痘出不快，且令稀少。

紫草茸一钱　升麻　甘草各五分　入糯米五十粒

解毒防风汤《宝鉴》　凡痘出速且密，或七日后壮热毒盛，气弱声哑。

防风一钱　地骨皮　黄芪　白芍药　枳壳　荆芥穗　鼠粘子各五分

透肌汤《宝鉴》　治痘不快透。

紫草　白芍药　升麻各一钱　糯米五十粒

加味四圣散《宝鉴》　治痘出不快，或陷伏倒靥一切恶候。

紫草茸　木通　木香　黄芪　川芎　人参　甘草各四分　蝉壳二分

入糯米百粒。

---

①　饮：秋水书屋本作"散"。

紫草饮《宝鉴》 治痘疮出不快，三四日隐隐将出未出。紫草二两，以百沸汤一大碗沃之，以物盖定勿令气出，候温，服半合或一合，痘即出。治痘紫草皆当用茸，有发出之功，今人用根，反利大便，大便泄者勿用。

丝瓜汤《宝鉴》 发痘疹最妙，取丝瓜连皮子烧存性，为末，砂糖温水调下半匙许，或以紫草茸、甘草煎汤调服，或煎服。

连翘升麻汤《宝鉴》 治疮疹一发，便密如蚕种或糠粃，毒盛者，即升麻葛根汤寒门加连翘一味也。

九味神功散《保元》 痘出，毒气太盛，血红一片，不分地界，如蚊蚕种，或诸失血，或吐泻，七日以前诸症可服解毒。

黄芪蜜水炒 人参 白芍药酒炒 生地黄酒洗 紫草茸 红花鼠粘子炒，研，各一钱 前胡 甘草各五分

热甚，加黄芩、黄连（并酒炒）各一钱；有惊，加蝉蜕；若痘粒淡黑色者，有寒乘之，加桂一钱；大便闭，加大黄。

起胀三朝 顺痘，则自昨始有胀意，先出者先起，次第渐起，毒之浅深与虚实，全在此关。盖上体已胀，下体缓慢者无害。下体已胀，上体缓慢者逆。若起胀时浆滞不行，顶陷不起，或风寒所克，水杨汤洗浴。痘密势重，九味神功散，热加芩、连、连翘，淡黑加官桂。血热，太紫红，四物汤血门加紫草、红花、黄芩，或保元汤加芎、归、木香。泄泻，脾胃大虚，保元汤加官桂、木香。顶平色枯，恐陷伏，保元汤。有痘长大而紫黑，手摸痛，名痘疔，保元汤加恶实、荆芥、芩、连，外用银簪挑破疔头，令父母吮去恶血。中黑陷，外白起，或外黑赤，内白陷，气虚血热，保元汤加芎、归、木香。原不起，顶灰白中陷，气虚，单人参汤气

门。五六日顶尖满起如皱钉，扪之碍指，光泽名润，肥满红活，或出不快，直待起胀时陆续出如粟米，于痘空隙处圆净者，吉。根窠全不起，头面红肿如瓠瓜之状，或痘疔黑中有眼，如针孔，或遍身陷伏，腹胀不食，气促神昏者，凶。

内托散《宝鉴》　活血均气，调胃补虚，内托疮毒使之尽出，令易收易靥，即痈疽门十宣散加白芍药一味也。若红紫黑陷，属热毒者，去桂，加紫草、红花、黄芩。若淡白灰黑，陷伏，属虚寒者，加丁香。当贯脓而不贯脓者，倍人参、黄芪、当归，煎熟，入人乳、好酒温服。

归茸汤《保元》　治痘疮已成，出齐而难胀，或已胀齐而难靥者，由内虚故耳。盖痘既出，灰白色，及顶平不起，或陷伏者，气血大虚也，宜此方。嫩鹿茸酥炙、当归身酒洗，每锉五钱，好酒煎温服。

紫草膏《宝鉴》　治痘疹不起胀。

白附子　麻黄　紫草茸　甘草各五钱　蟾酥一钱　全蝎二十个白僵蚕炒，八个

上细末，另将紫草一两锉，熬成膏，又用蜜二两，入酒半盏，炼过同紫草膏搅匀，调药末，丸如皂角子。一岁儿半丸，三岁儿一丸用之。红紫黑陷者，紫草汤化下；淡白灰陷者，好酒化热服。

贯脓三朝　痘，以胃气为主，胃气升腾，化毒成脓，自肌肉上贯起，渐至顶尖，充满光润者，顺。当结脓窠而不结，由血热相搏，毒气内外灌注，必复入心，宜猪尾膏。若化脓不满者，气血因寒小缓，宜保元汤加干姜、官桂、糯米。血虚色淡者，四物汤血门去地黄加红花少许。中空干燥无脓血、枯小，活血散加当归。贯脓时，九窍慎宜封闭，饮食药饵极忌寒凉，解毒及发渗之

剂若伤脾胃，清气下陷不能贯脓，不治。若略有清水，根窠红活，犹有生意，内托散倍人参、黄芪、当归，煎入好酒、人乳各半盏，温服，此贯脓之巧法也。若未曾解毒则至，此水不能化，反归胃，胃病则不能成就，或吐泻陷伏，宜定中汤。若壮热毒盛，气弱声哑，宜解毒防风汤。浆行疱里，肥满黄色或苍蜡色，或黄绿色者，吉。头面先回浆，四肢方才起胀者，吉。贯脓时，或吐泻不食，腹胀声哑，寒战咬牙，痘烂无脓，肌肉黑者，凶。贯脓纯是清水，皮白薄如水泡三四日，遍身抓破，或痘中干枯，全无血水，皮白干如豆壳者，凶。

收靥三朝 将靥时，浆老痂结，如果熟蒂落，气收血平，光色始敛，自上而下按之坚硬，苍腊色或黄黑色，或似紫红葡萄色者，佳。当靥不靥谓慢，有毒盛不结痂者，猪心龙脑膏妙。若发热蒸蒸，甘露回天饮。触秽不收靥，异功散调四圣散妙。寒战咬牙，足膝如冰，耳尻反热，起胀贯脓收靥时极忌，乃气血虚，宜保元汤加桂，甚者异功散救之。痘痂不焦，是内热蒸外，散漫而行，宜风散导之，生犀磨汁解之，必着痂矣。痂落，从头上至胸膈手腹腰足，节节缓缓靥下者，吉；自下先腰者，凶。靥谢后瘢红者，吉；白无血色者，凶，补气血药预防之。或一时尽黑非靥，火极攻里，即凶。遍身皆靥，惟数颗不靥者，凶。

甘露回天饮《宝鉴》 砂糖屑半盏，入百沸汤一碗，调服。

通治 首尾保元汤为主。不快出、不起胀、不贯脓、不收靥，通用猪尾膏救之。凡出痘、起胀、回浆、贯脓、顶陷不起、浆滞不行，俱以水杨汤浴之。

保元汤《宝鉴》 人参二钱 嫩黄芪 甘草各一钱 姜一片
一二日初出，干红少润，此毒尚浅，宜用活血匀气，兼解毒之药，加白芍药一钱、当归五分以活血，加陈皮五分以匀气，加玄参、鼠粘子各七分以解毒。二三日，根窠虽圆而顶陷者，为气虚弱，血亦难聚，宜加川芎、官桂。四五日根窠虽起，色不光泽，为气弱血盛，宜加白芍药、官桂、糯米。五六日，气盈血弱，色昏红紫，宜加木香、当归、川芎。六七日不能成浆，为气血少，寒不能制，宜加官桂、糯米。七八日，毒虽化浆而不满，宜加官桂、糯米发阳助浆。八九日，浆不冲满，气弱而险，宜加糯米以成浆。十一日十二日，血尽浆足，湿润不敛者，内虚也，加白术、白茯苓助其收敛。十三十四十五日，毒虽尽解，或有杂症相，仍只以此药随证加减，不可用大寒大热之剂，恐致内损之患。

解毒 疏则无毒，密则有毒，宜酒炒芩、连清凉之剂解疮毒。痘初出，如胸前稠密，急服消毒饮加山楂子、酒黄芩、紫草茸，太多，犀角地黄汤血门。出如蚊蛟，色黑者，毒气与热相搏，宜猪尾膏。毒郁藏燥，黑陷，惊狂谵忘，加味六一散解痘毒，三豆饮、丝瓜汤，热者解毒汤寒门。虚者，保元汤加川芎、官桂、糯米。

加味犀角消毒饮《宝鉴》 治痘疹，毒气壅遏，未能匀透，及口舌生疮，不能吮乳。

鼠粘子一钱二分 甘草五分 防风 升麻各三分 荆芥穗 麦门冬 犀角屑 桔梗各二分

神功散《宝鉴》 治痘毒太盛，以此解之，毒气即散，陷者即起。

川芎 当归 升麻 甘草各六两

上粗末，一起取东流水煎三次，每次用水三碗，文武火煎至一碗半，滤下，又煎二次，共药水四碗半，听用；又用好朱砂四两，以绢袋悬入瓷罐，加煎药水封固，水煮尽为度，取出焙干，为末，以纸罗过，听用；再以引经散，用糯米二三合，以纸包紧，外用黄泥固济，入火炼红，冷定打碎，取米黄色者用之，白色者不用。每服，以朱砂末一钱，米末一钱，炼蜜二匙，好酒二匙，百沸汤一小钟，共一处调匀，用茶匙喂尽，取效。

黑散子《宝鉴》 解痘毒，初出服此便消。不出腊月猪粪，瓶子盛，瓦片盖口，火煅存性，放冷，研细，每二钱，新水调下。

照灯影法《宝鉴》 凡痘形色虽险，若灯光影与痘根圆晕相为周旋，根窠红活，浆影深厚，则皆可调治。若根窠不红不起，血死不活，浆无影者，虽轻难治。故白日亦必用麻油纸捻照之，眼法神巧全在于此。

痘疹宜食物《宝鉴》 宜食绿豆、赤小豆、黑豆、雄猪肉、石首鱼、广鱼、鳆鱼、山药、海松子、葡萄、煨栗子、蔓菁、萝卜、瓜菹、软白饭。泄泻糯米粥，起胀荞麦面、母酒、雪糕、砂糖。

浴法《宝鉴》 气血虚弱或为风寒所克，不能起胀、成浆、贯脓，或枯燥陷伏，胡荽煎汤浴之。兔皮毛煎汤，腊猪肉煮汤并可。

水杨汤《宝鉴》 杨柳五斤，春冬用枝，夏秋用叶，洗净捣碎，取长流水一大釜，煎六七沸去渣，将三分之一注盆中；先用保元汤加川芎、桂皮、糯米煎服，乃乘热洗浴良久，以油纸捻点灯照之，累累然有起势，陷处有①圆晕红丝，此浆影也，浆必满足，如不满又如前浴。弱者，只浴头面手足，勿浴背，如照灯而无起势，则必添汤久浴，使透彻肌肉，疏通内外，令毒气随暖气而发也。此药升提，开豁万窍，枯者转润，白者转红，陷伏者自起矣，冬

---

① 有：原作"肖"，据秋水书屋本改。

寒则温房内浴之。

痘疮诸症 声音，不问痘已出未出，失声者，身温，解毒防风汤；身冷，内托散倍桔梗。咽喉痛，痘出①，消毒饮、如圣饮；毒入脏腑，猪尾膏。惊搐，欲发疮疹，先身热，惊跳搐搦，非惊风，加减红绵散、泻青丸五脏、导赤散六腑。呕吐，凡显痘疹而吐泻者吉，谓邪气皆出也，痘出后忌之，宜定中汤。寒甚，腹痛吐泻，理中汤寒门加木香、丁香、肉豆蔻。吐泻，异功散、木香散、参苓白术散、补中益气汤并内伤。痰喘，前胡枳壳汤。痘紫黑陷伏，痰盛，先用抱龙丸以降痰。烦渴，脾胃虚，津液少，不可与冷水，木香散、保元汤加麦门冬、五味子，或参苓白术散加干葛、天花粉、五味子，或定中汤。痒痛，血不荣肌，小活血散、百花膏、内托散去桂，倍白芷、当归、木香。寒战，气虚，保元汤加桂。血虚，保元汤加川芎、当归。咬牙，乃热毒入脏腑，加味宣风散。失血，犀角地黄汤血门。尿涩，导赤散或大连翘饮。便秘，四顺清凉饮火门，油浆法。斑烂，痘毒出盛，表虚难靥，致肌肉坏烂，脓不干作痛，败草散、硝胆膏。秽气冲触，发痒抓破，宜内托散。倒靥，痘形陷伏，内伤气虚，内托散、保元汤。外感及触秽，调解散。黑陷，毒气入里，心神昏闷，猪尾膏、四粪散。护眼，痘出太盛恐入眼，消毒饮加酒炒芩连、桑白皮、草龙胆，外涂胭脂膏。

如圣饮《宝鉴》 治咽喉痛。

麦门冬桔梗各一钱 鼠粘子 甘草各五分 入竹叶三片

加减红绵散《宝鉴》 治痘未出先惊搐。

---

① 出：此下原衍"咽喉痛"三字，与上文重出，故删。

麻黄　荆芥穗　全蝎　天麻　薄荷　紫草茸　蝉壳各五分　葱白一茎

定中汤《宝鉴》　收敛胃气，止吐泻，神妙。取真正黄色土不杂沙石者一块，置碗内，以百沸汤泡之，以盖合定，候温。上用两酒盏，和水飞雄黄末一钱，水飞朱砂末五分，少加砂糖，温服二服，立止。

异功散《宝鉴》　治痘靥之际，头温足冷，腹胀渴泻，如寒战咬牙，腹胀，足冷过膝者，用此救之。

木香　当归各三分五厘　桂皮　白术　白茯苓各三分　陈皮　厚朴　人参　肉豆蔻煨　丁香各二分五厘　附子炮　半夏各一分五厘　姜三片　枣二枚

此等症亦多属热，不可不察，有热则不可用。

木香散《宝鉴》　治痘疮，腹胀，渴泻。

木香　丁香　桂枝　陈皮　半夏　赤茯苓　人参　诃子皮　大腹皮　前胡　甘草各三分　姜三片

冷症可用，有热则不可用。

前胡枳壳汤《宝鉴》　治痘出后痰盛喘急。

前胡　枳壳　大黄　赤茯苓　甘草各六分

红花子汤《宝鉴》　治痘渴，及痘不快出。红花子一合，煎服。

乌梅汤《宝鉴》　治同上。

黑豆　绿豆各一合　乌梅三个

煎服。一方甘草、瓜蒌根各二钱，煎服。

小活血散《宝鉴》　治血不荣肌、痒痛。白芍药细末，每一钱，淡酒调下。百花膏、白蜜略用汤和，时时鸡羽刷身上。

紫草木通汤《宝鉴》　治痘疮不快，烦躁、咬牙、尿涩。

紫草茸　木通　人参　赤茯苓　糯米各四分　甘草二分

油酱法《宝鉴》　治大便久不通。香油、清酱各一合，搅令十分和匀，以小竹筒插入肛门内，取油酱灌入竹筒内，令人吹之，令渐入。或以物推入肛门内，即通。

败草散《宝鉴》　治痘疮斑烂。多年盖屋上烂草，晒干细末糁之。若浑身疮烂，则摊于席上，令坐卧其上，此草经霜雪雨露，感天地阴阳之气，善解疮毒。

硝胆膏《宝鉴》　治同上。芒硝为末，调猪胆汁涂之，无芒硝则焰硝亦可。

调解散《宝鉴》　治外感及触秽，谓倒靥，当温散寒邪。

青皮　陈皮　桔梗　枳壳　当归　紫苏叶　半夏　川芎　紫草茸　木通　干葛　甘草各三分　人参一分五厘　姜三片　枣二枚

猪尾膏《宝鉴》　治痘疮陷伏，倒靥不起发，或毒气入里，黑陷危恶者。龙脑一钱，刺取小猪尾尖血，丸如小豆，淡酒或紫草饮化下，热盛，则新汲水化下，神验。盖猪尾无一时休息，取振掉发扬之意也。

百祥丸《宝鉴》　治痘紫黑陷伏，寒战，口噤，戛齿①，危证。红芽大戟不以多少阴干，浆水煮软，去骨晒干，复纳汁中煮汁尽，焙干末，水丸如黍米，每一二十丸，研脂麻汤下。此方太峻，宜代以枣变百祥丸、加味宣风散。

枣变百祥丸《宝鉴》　治痘黑陷，及大便秘结。

红芽大戟去骨，一两　大枣去核，二十枚

---

①　戛（jiá 夹）齿：又称"龄齿"。指小儿夜晚入睡后磨牙，是儿科较常见的症状。

上水二盏，同煎水尽为度，去大戟不用，将枣肉作丸，如上法服之。盖大戟性峻，以枣变者缓其性也。

宣风散《宝鉴》 治痘青干黑陷，烦渴腹胀而喘，二便赤涩，乃热蓄于内，宜服。

黑丑四两，取头末一两，半生半炒　陈皮　甘草各二钱五分　槟榔二个

上细末，二三岁儿服五分，四五岁已上儿一钱，蜜汤下。

加味宣风散《宝鉴》 治同上，即宣风散加青皮二钱五分也，依上法服之，先下黑粪，次下褐粪，后以四君子汤气门加厚朴、木香、糯米煎服和胃，良久粪黄，疮自微出，又以胡荽酒喷身，即发起。

龙脑膏子《宝鉴》 治痘疮未透，心烦狂躁，气喘妄语，或见鬼神，或已发而倒靥黑陷，不速治则毒入脏必死。梅花脑子一钱，研细，滴猪心血，丸如豆子，每服一丸，井华水化下；心烦狂躁，紫草汤化下；黑陷，温淡酒化下。服毕少时，心神便定得睡，疮复透活。一名猪心龙脑膏。

独圣散《宝鉴》 治黑陷，气欲绝。穿山甲取前足及嘴上者，炒研为末，木香煎汤入酒少许，调五分服。入麝香少许尤妙。

四粪散《宝鉴》 治倒靥黑陷危恶者。童男、黑猫、黑犬、黑猪各一具，取未破阳雄者。先于重九日，各置净室中，勿杂食，收其屎阴干，至腊月初八日，日未出时火煅存性，细末，每用一钱，蜜水调下。一方仓卒无此药，只取无病小儿粪烧灰，以蜜水调下。一名无价散。一名捷效化毒散。一名万金散。

二角饮《宝鉴》 治痘焦干黑陷，身热如火。

犀角　羚羊角各等分

井水浓磨取汁服，有回生之功。

一方《宝鉴》 治黑陷。牛黄清心丸风门，半丸井水调下。烹鼠水温服亦可。

胭脂膏《宝鉴》 干胭脂蜜调涂两眼眶，则痘不入眼。

痘后翳膜 痘后余毒入眼，生翳膜遮睛，泻青丸五脏大效，但活血解毒则疼痛自止，翳膜自去。

密蒙花散《宝鉴》 治痘疹入眼生翳膜。

密蒙花 青葙子 决明子 车前子各等分

为末，取二钱，用羊肝一大片，薄批掺药，湿纸裹煨熟，空心以米泔嚼下。

地黄散《宝鉴》 治痘后翳遮黑睛，多至失明。

生地黄 熟地黄 当归 防风 羌活 蝉壳 犀角 木贼谷精草 白蒺藜 大黄各一钱 玄参五分 木通 甘草各二分五厘

上末，每取五分，以羊肝煮汁调服。

兔屎汤《宝鉴》 治痘后生瞖障。兔屎焙干为末，每一钱，茶清调下最妙。

痘后痈疖 牛蒡子根捣碎如泥，和绿豆、黑豆、赤豆末等分，炒敷，如干则入醋尤妙。

消毒汤《宝鉴》 赤芍药 连翘各一钱 甘草节 桔梗各五分贝母 忍冬草 白芷 瓜蒌根各三分

此即丹溪消痘痈方也。

犀角化毒丹《宝鉴》 治痘疹余毒未解，头面身体多生痈疖，或唇口肿破生疮，牙龈出血口臭。

桔梗一两 连翘 玄参各六钱 生干地黄酒洗 赤茯苓 鼠粘子微炒，各五钱 焰硝 犀角镑 甘草各三钱 青黛二钱上末，蜜和，两作二十丸，每一丸，薄荷汤化下。

绵茧散《宝鉴》 绵茧一个，须用出蛾空者，以生白矾末填满其中，炭火烧令矾汁尽，取出研细干糁之。

痘后喑《痘疹心法》 此毒在肾也。痘后失音有二，咽痛不能言者，此毒气结于咽喉，痰壅作痛而然，天花散主之。心热不能言者，心中邪热未彻，肾虚不能上接于阳，虽有声而不能言，四物汤_{血门}去芎加麦门、白茯。《赵氏经验》① 痘靥后声哑，甘桔汤_{咽喉}加牛蒡子、山豆根、菖蒲、诃子肉各三分，煎服愈。痘后声哑，用菖蒲七分，桔梗、牛蒡子、玄参、麦门、知母各五分，荆芥、杏仁各三分，诃子肉二分，水煎，入竹沥二三匙，服之愈。生痘，喉干声哑，用清肺散，麦门、桔梗各二钱，麻黄一钱五分，知母、荆芥、天花粉各一钱，诃子、石菖蒲各八分，水煎，入竹沥，服之愈。《痘疹心法》② 云：女子种痘，经水忽行，暴喑不能言者，心主血，舌者，心之苗，血去则心虚，心虚则少阴脉不能上荣于舌，故猝不语也。先以当归养心汤，养心血利心窍，待其能言，以十全大补汤_{虚劳}调之。

天花散《宝鉴》 治痘后失声。

天花粉 桔梗 白茯苓 诃子 石菖蒲 甘草各等分

上细末，用水调半匙在碗内，外以小竹七茎，黄荆七条，缚作一束，点火在碗内煎，临卧服。

---

① 赵氏经验：疑为金朝赵大中原编，元代赵素补阙、左斗元校补的《赵氏风科集验方》。该书在我国原已失传，现由曹洪欣等人校注，已收录出版在第三次《海外回归中医古籍珍善本集萃》。

② 痘疹心法：刊于1568年，为明朝万全撰写。全书共十二卷，全面系统地论述了痘疹从发热到痘后7个发展阶段的证候特点和辨证论治经验。

当归养心汤《痘疹新法》

当归身　麦门冬　升麻炒　人参　甘草炙　生地黄酒洗

上细锉，加灯心十二茎，水一盏，煎至七分，食后服。

附：孕妇痘疮　孕妇发痘疮，罩胎散；热甚，参苏饮寒门；疮稠密，内托散，倍芍药、当归，去桂皮，加香附、乌药；胎动，安胎散。

罩胎散《宝鉴》　赤茯苓　白术　当归　赤芍药　柴胡　干葛人参　桔梗　条芩　防风　陈皮　荆芥　枳壳　紫草　阿胶　白芷　川芎　缩砂　甘草各三分

入糯米百粒、柿蒂七个、苎根七寸、瓜蒂一个。

以银器用荷叶盖覆，水煎，空心服。无银器以砂罐煎之，荷叶虽无不妨。

安胎散《宝鉴》

人参　陈皮　大腹皮　白术　当归　川芎　白芍药　便香附缩砂　紫苏叶　赤茯苓　甘草各三分　灯心七茎　糯米百粒

麻　疹

麻疹诸症　痘属五脏，为阴，难出难靥；麻属六腑，为阳，易出易靥，药宜始终清凉。麻毒，原来只肠胃之热蒸于肺，挟外感内伤并发，与痘症表似同而里实异。初热三日，出胀共三日，出而又没，没而又出，出没一周时许；重者，遍身绷胀，眼亦封闭，有赤白微黄不同，仍要红活，最嫌黑陷，仍有夹斑、夹丹、夹疮同出者。初起呵欠、寒热、咳嗽、喷嚏、流涕、头眩，升麻葛根汤寒门，加紫苏叶、葱白；潮热盛，加黄芩、黄连、地骨皮。谵语，辰砂六一散暑门；咳甚，凉膈散火门加桔梗、地骨皮；泄泻，四苓散_{寒门}；便血，犀角地黄汤_{血门}；寒热似疟，小柴胡汤_{寒门}；已出，烦躁作渴，解毒汤合白虎汤_{并寒}；喘满便秘，前胡枳壳汤_{痘疹}；便秘，小承气汤_{寒门}、防风通圣散_{风门}；谵语尿秘，导赤散_{六腑}；如狂，解毒汤；便血或尿血，犀角地黄汤合解毒汤；吐衄血，解毒汤，轻者，黄芩汤_{大便}，重者，凉膈散；泄泻，解毒汤合四苓散；喘兼尿涩，柴苓汤_{寒门}。盖治麻，气虚，四君子汤_{气门}，血虚，四物汤_{血门}，天寒伤冷，则温中之药一时之权也。始终以升麻葛根汤、消毒饮_{痘疹}、解毒汤随症选用。

葱白汤《宝鉴》 生葱去青叶，取白根连须，不拘多少，水煎取汁服。

苏葛汤《宝鉴》

紫苏叶　干葛　甘草各二钱　白芍药一钱五分　陈皮　缩砂研，各五分　姜三片　葱白二茎

葛根麦门冬散《宝鉴》

石膏一钱　葛根　麦门冬各六分　人参　升麻　赤茯苓　赤芍药　甘草各三分

养　老_{新增}

老因血衰 夫人年少则两肾间一点动气，鼓舞变化，大阖周身，熏蒸三焦，消化水谷，外御六淫，内当万虑，昼夜无停。年老则精血俱耗，平居七窍反常，啼哭无泪，笑反有泪，鼻多浊涕，耳作蝉鸣，吃食口干，寝则涎溢，溲尿自遗，便燥或泄，昼则多睡，夜卧惺惺不眠，此老人之病也。

老人保养 老人虽有外感，切忌苦寒药，及吐汗下，宜以五谷、五菜、五果、禽兽鳞介与平和之药调治。如老人一向惫乏，

则当加温补调治，饘粥以为养。大抵老人之病，治法补养气血为主可也。

苏荏粥　苏子（水沉去浮者，净洗干炒）　真荏子

上不拘多少等分，同捣烂和水滤汁，粳米末少许，同煮作粥，调姜汁、清蜜食之。能治老人大便干燥，或咳嗽气虚，风秘，血秘便甚艰涩。咳嗽喘急，加杏仁。

三仙粥

海松子去皮　桃仁泡去皮尖，各一合　郁李仁泡去皮，一钱

上同捣烂和水滤取汁，入碎粳米少许，煮粥，空心服之。治老人忽然头痛腹痛，恶心不食，正是风秘，脏腑壅滞，气聚脑中，腹胀恶心不欲食，上至于巅，则头痛神不清。

橘杏丸　治老人虚人气秘风秘，服之则大便自无涩滞，兼能最治咳嗽。

橘皮去白　杏仁去皮尖　莱菔子各等分

上末，蜜丸如梧子，米饮下七十丸。此治昼便难，若夜便难，去杏仁用桃仁。

莲葱饮　治老人、虚人大便秘涩。

大葱白连根，三茎　莲根五钱

新水一盏，煎之，葱烂熟去葱莲，入阿胶珠二钱，搅令熔化，空心服，忌和蜜服。

莲子粥　主止渴止痢，益神安心，强智益气，聪耳明目，补脏腑，养气力，润皮肤，肥五脏，补虚羸，治水气，除百疾，令人喜。

莲肉去心皮，六两　芡仁炒，四两　白茯苓水飞，三两

上末，和匀，每一两，海松子细屑五钱，水一升，同和，入

米泔心或碎米心煮成粥，和蜜少许，长服极佳。

杏桃粥　通经脉，润血脉，令肥健，止咳嗽，聪耳目。

杏仁泡去皮尖，水沉去毒　胡桃肉去皮

上不拘多少，各等分，捣磨作屑，和水下筛取汁煮，入粳米粉少许作粥，调清蜜任食之。入夏后禁用。

苏杏粥　主调中下气，利大小便，润心肺，消痰气，益五脏。治上气咳逆，咳嗽喘急，霍乱反胃。宁肺气，行风气，滑肠胃，通血脉，润肌肤。苏子水沉去浮者，净洗炒真荏子。有热则生用，有寒则炒用，杏仁泡去皮尖，水沉去毒。

上各等分，以水细磨，下筛取汁煮，入米泔心，成粥和蜜用。

榛子粥　主益气力，宽肠胃，不食不饥，开胃健行，平脾胃，长肌肉，温中止痢，壮气除烦。榛子水沉去皮，不拘多少，用水磨滤取汁，煮沸以粳米作泔，量入成粥，和蜜服，长服甚佳。

山楂粥　主消食积，化宿滞，行结气，疗痢疾，健胃开膈，消痰块血块，治鱼肉滞。

山楂肉去核细末，一两　桂皮细末一钱

长流水一升，同和煮沸，糯米粉量入作粥，和蜜用。

栗子粥　益气，厚肠胃，治一切风头风旋，手战筋惕肉瞤，恶心厌食，气虚嘈杂，风痹，麻木不仁，偏枯。黄栗细末，不拘多少，和水煮，入碎米心或米泔心作粥，和蜜服。

木果粥　强筋骨，治足膝无力，霍乱转筋。木果细末一两和水煮，入粟米泔或粳米泔作粥，调姜汁，清蜜用之。

红柿粥　润心肺、止消渴、疗肺痿、清心热、开胃气、解酒热、安胃热、止口干、治吐血、补元气。红柿不拘多少下筛取汁，和糯米泔煮成粥，任食之，和蜜尤好。或和黏米粉成泥作粳团饼，可以补中益气。

白柿粥 温补，厚肠胃，健脾胃，消宿食，去面黚①，除宿血，润声喉。干柿不拘多少水浸，下筛取汁，和糯米泔煮成粥，任食之，和蜜用亦好。或和黏米粉作饼粳团，可以坚大便。或和木麦粉作云头饼，可以实肠胃，益气力。

梨菁饮 除客热、止心烦、消风热，治胸中热结，又能下气。生梨磨取汁二合，菁根磨取汁一合，同和，调清蜜少许用。

桂粟饮 解烦热、止渴、止泻、实大肠、止霍乱。

粟米一升（水沉，净洗，炒极热）　桂皮（去粗皮）五钱

并为细末，同和，每一合温蜜水调下。

薏苡饮 治肺痿、肺气，吐脓血、咳嗽。又治风湿痹，筋脉挛急，干湿脚气，轻身，胜瘴气，老人咳喘。

薏苡粉二合　真荏子炒　苏子炒，各一合

上苏子、真荏子用水细磨，滤取汁煮，入薏苡粉成粥，和蜜用；或单薏苡作末，煮粥亦好，久服令人能食。

宁嗽糖 补虚乏、益气力、润五脏、消痰止嗽，治肺气喘嗽，肺痿咳嗽，镇心神。

百合二两　天门冬一两　桂皮　胡椒　橘皮各三钱　桔梗二钱

上细末，糯米一斗，造稀糖同和，再熬成软糖，无时随量服。

牛骨膏 补中益气，强筋骨，健行步，益髓填精，气力健壮，肌肤肥泽，益寿延年。嫩肥黄犍牛，去其肉，取其骨，用大鼎多灌水煎至一斗许，漉滤贮器待凝，去油只取精明者，重汤化为水，入盐少许，量宜饮下，或和五味食之。

---

① 黚（gān 乾）：黚，意指面黑。

雪梨膏 治咽喉疮痛，口疮，膈热，止嗽定喘，消痰开胃。

生梨三个，去皮切片、去核　胡桃二十一粒　碎硼砂一钱五分　生姜五钱

上水二升煎半，和蜜二合，煮数沸，频频小小饮下。

梨硼膏 治天行咳嗽失音，咽痛，小儿咳喘。生梨一个，蒂边作小孔，去穰入硼砂五分，清蜜满入，封其孔，先以湿纸裹之，次以黄土泥裹煨，待浓熟食之。

桂椒锭 补脾开胃，消滞温中。治痰喘嗽、胸腹冷痛，又解酒毒。

橘皮一两五钱　天门冬一两　桂皮五钱　干姜　胡椒各二钱　丁香一钱

上细末，干柿百个去核，同和捣为泥，作锭用之。

五果茶俗方 治老人气虚，外感咳嗽。

胡桃十个　银杏十五个　大枣七个　生栗留外皮，七个

切生姜一块，细切，煎服。或加银杏，或加胡桃九粒，和蜜或砂糖尤好。无外气，只咳嗽，去生栗加黄栗。

卷之八

药性歌 原三百三首，增八十三首

人参味甘，大补元气，止渴生津，调荣养卫。心①肺中实热，并阴虚火动、劳嗽吐血勿用。肺虚气短，少气虚喘，烦热，去芦用之。反藜芦，忌铁。

黄芪性温，收汗固表，托疮生肌，气虚莫少。健脾强胃②，得防风其功愈大，用绵软箭干者，以蜜水浸，炒用之。

白术甘温，健脾强胃，止泻除湿，兼驱痰痞。去芦油。

茯苓味淡，渗湿利窍，白化痰涎，赤通水道。去皮。

甘草甘温，调和诸药，炙则温中，生则泻火。解百药毒。反甘遂、海藻、大戟、芫花。梢，去溺管涩痛；节，消痈疽腋肿；子，除胸热；身，生炙随用。

当归性温，生血补心，扶虚益损，逐瘀生新。头，止血上行；身，养血中守；尾，破血下流；全，活血不走。酒浸洗，体肥；痰盛，姜汁渍晒干用。

川芎味温，能止头疼，养新生血，开郁上行。不宜单服，久服令人暴亡。

白芍酸寒，能收能补，泻痢腹痛，虚寒勿用。下痢用炒，后重用生。

赤芍酸寒，能泻能散，破血通经，产后勿犯。

---

① 心：原为韩文，译为此字。
② 健脾强胃：原为韩文，译为此句。

生地微寒，能清湿热，骨蒸烦劳，兼消瘀血。忌萝卜、姜汁。炒不泥膈痰。忌铜铁。

熟地微温，滋肾补血，益髓添精，乌髭黑发。酒浸蒸用。勿犯铁器。忌萝卜。

麦门甘寒，解渴祛烦，补心清肺，虚热自安。温水渍去心，不令人心烦。忌铁。

天门甘寒，肺痿肺痈，消痰止嗽，喘热有功。温水渍去心皮。忌铁。

（唐）黄连味苦，泻心除痞，清热明目，厚肠止痢。去须生用，泻心清热。酒炒厚肠胃；姜炒止呕吐。

黄芩苦寒，枯泻肺火，子清大肠，湿热皆可。去朽枯飘者，治上焦；条实者，治下焦。

黄柏苦寒，降火滋阴，骨蒸湿热，下血堪任。去粗皮切片，蜜炒、酒炒、人乳炒、童便炒，或生用，随病用之。忌铁。

栀子性寒，解郁除烦，吐衄胃痛，火降小便。清上焦郁热，用慢火炒黑；清三焦实火，生用。能清曲屈之火。

连翘苦寒，能消痈毒，气聚血凝，湿热堪逐。去心。

石膏大寒，能泻胃火，发渴头痛，解肌立安。

滑石沉寒，滑能利窍，解渴除烦，湿热可疗。白色者佳，杂色有毒。

知母味苦，热渴能除，骨蒸有汗，痰咳皆舒。去皮毛，忌铁器。生用泻胃火，酒炒泻肾火。

（唐）贝母微寒，止嗽化痰，肺痈肺痿，开郁除烦。去心。

大黄苦寒，破血消瘀，快膈通肠，破除积聚。酒炒，上达巅顶；酒洗，中至胃脘；生用，下行。

芒硝苦寒，实热积聚，蠲痰润燥，疏通便闭。即朴硝。用再煎炼，倾入盆内，结成芒硝也。

柴胡味苦，能泻肝火，寒热往来，疟疾均可。去芦，忌铜铁。

前胡微寒，宁嗽消痰，寒热头痛，痞闷能安。去芦，毛软者佳。

升麻性寒，清胃解毒，升提下陷，牙疼可逐。

桔梗味苦，疗咽肿痛，载药上升，开胸利壅。去芦。

紫苏味辛，风寒发表，梗下诸气，消除胀满。

麻黄味辛，解表出汗，身热头疼，风寒发散。止汗用根。

葛根味甘，伤寒发表，温疟往来，止渴解酒。

薄荷味辛，最清头目，祛风化痰，骨蒸宜服。

防风甘温，能除头晕，骨节痹疼，诸风口噤。去芦。

荆芥味辛，能清头目，表寒祛风，治疮消瘀。

细辛辛温，少阴头痛，利窍通关，风湿皆用。去土叶。

羌活微温，祛风除湿，身痛头疼，舒筋活骨。

独活甘苦，颈项难舒，两足湿痹，诸风能除。

白芷辛温，阳明头疼，风热瘙痒，排脓通用。

藁本气温，除痛颠顶，寒湿可祛，风邪可屏。

香附味甘，快气开郁，止痛调经，更消宿食。捣去毛，忌铁。

（唐）乌药辛温，心腹胀疼，小便滑数，顺气通用。

枳实味苦，消食除痞，破积化痰，冲墙倒壁。水渍切片，麸炒。

（唐）枳壳微温，快气宽肠，胸中气结，胀满堪当。水浸软，去
穰麸炒。气血弱者，勿与枳壳，以其损气也。

（唐）白蔻辛温，能祛瘴翳，益气调元，止呕翻胃。

青皮苦寒，能攻气滞，削坚平肝，安脾下食。少用热水浸透，去
穰晒干。

陈皮甘温，顺气宽膈，留白和脾，去白消痰。温水略洗，不可久

泡，滋味尽去。

苍术甘温，健脾燥食，发汗宽中，更祛瘴疫。米泔水浸二宿，刮去黑皮。

厚朴苦温，消胀泄满，痰气泻痢，其功不缓。去粗皮，姜汁浸炒，亦有生用者。

南星性热，能治风痰，破伤身强，风搐皆安。姜汤泡透切片，姜汁浸炒一两研末，腊月黑牯牛胆，将末入，搅匀，悬风处吹干，名"牛胆南星"。

半夏味辛，健脾燥湿，痰厥头疼，嗽呕堪入。生姜汤泡透切片，再用姜汁浸炒用。如治风痰，用皂角、白矾、生姜煎汤泡透，炒干用。

（唐）藿香辛温，能止呕吐，发散风寒，霍乱为主。

（唐）槟榔辛温，破气杀虫，逐水祛痰，专除后重。

（唐）腹皮微温，能下膈气，安胃健脾，浮肿消去。此有鸩粪毒，用黑豆水洗净晒。

香薷味辛，伤暑便涩，霍乱水肿，除烦解热。

扁豆微凉，转筋吐泻，下气和中，酒毒能化。

（唐）猪苓味淡，利水通淋，消肿除湿，多服损肾。去砂石，忌铁。

泽泻苦寒，消肿止渴，除湿通淋，阴汗自遏。

木通性寒，小肠热闭，利窍通经，最能导滞。去皮。

车前气寒，溺涩眼赤，小便能通，大便能实。

地骨皮寒，解肌退热，有汗骨蒸，强阴凉血。忌铁。

木瓜味酸，湿肿脚气，霍乱转筋，足膝无力。忌铁。

葳灵苦温，腰膝冷痛，积痰疙癖，风湿通用。

牡丹苦寒，破血通经，血分有热，无汗骨蒸。忌铁。

玄参苦寒，清无根火，消肿骨蒸，补肾亦可。肉坚黑者佳，忌铜铁。

沙参味苦，消肿排脓，补肝益肺，退热除风。

（唐）丹参味苦，破积调经，生新去恶，祛除带崩。

苦参味苦，痈肿疮疥，下血肠风，眉脱赤癫。

龙胆苦寒，疗眼赤疼，下焦湿肿，肝经烦热。_{忌铁。}

五加皮寒，祛痛风痹，健步坚筋，益精止沥。

（唐）防己气寒，风湿脚痛，热积膀胱，消痈散肿。_{去皮，酒浸洗。}

地榆沉寒，血热堪用，血痢带崩，金疮止痛。_{胃弱者少用。}

茯神补心，善镇惊悸，恍惚健忘，兼除怒恚。_{去皮木。}

远志气温，能驱惊悸，安神镇心，令人多记。_{甘草汤渍一宿，捶去骨，晒干用。}

酸枣味酸，敛汗祛烦，多眠用生，不眠用炒。_{去壳。}

菖蒲性温，开心通窍，去痹除风，出声至妙。_{忌铁。}

（唐）柏子味甘，补心益气，敛汗扶虚，更除惊悸。

（唐）益智辛温，安神益气，遗溺遗精，呕逆皆治。_{去壳。}

（唐）甘松味香，善除恶气，浴体香肌，心腹痛已。

小茴性温，能除疝气，腹痛腰疼，调中暖胃。_{盐汤洗炒。}

（唐）大茴味辛，疝气脚气，肿痛膀胱，止呕开胃。

干姜味辛，表解风寒，炮苦逐冷，虚热尤堪。

（唐）附子辛热，性走不守，四肢厥逆，回阳功有。_{厥冷回阳，用生；引诸药行经，用面裹火煨，去皮脐，切四片，用童便浸透炒干。}

（唐）川乌大热，搜风入骨，湿痹寒疼，破积之用。

（唐）木香微温，散滞和胃，诸气能调，行肝泻肺。

（唐）沉香降气，暖胃逐邪，通天彻地，卫气堪夸。

（唐）丁香辛热，能除寒呕，心腹疼痛，温胃可晓。气血胜者勿与丁香，以其益气。

（唐）砂仁性温，养胃进食，止痛安胎，通经破滞。

莲肉味甘，健脾理胃，止泻涩精，清心养气。

（唐）肉桂辛热，善通血脉，腹痛虚寒，温补可得。

（唐）桂枝小梗，横行手臂，止汗舒筋，治手足痹。

（唐）吴萸辛热，能调疝气，脐腹寒疾，酸水通治。去梗、砂。

延胡气温，心腹卒痛，通经活血，跌扑血崩。

薏苡味甘，专除湿痹，筋脉拘挛，肺痈肺痿。去壳净。

（唐）肉蔻辛温，脾胃虚冷，泻痢不休，功可立等。面裹煨熟，切碎纸包，搋去油。忌铜。

（唐）草蔻辛温，治寒犯胃，作痛呕吐，不食能治。

（唐）诃子味苦，涩肠止痢，痰嗽喘急，降火敛肺。

（唐）草果味辛，消食除胀，截疟逐痰，解瘟辟瘴。

常山苦寒，截疟吐痰，解伤寒热，水胀能宽。酒浸切片。

（唐）良姜性热，下气温中，转筋霍乱，酒食能攻。

山楂味甘，磨消肉食，疗疝催疮，消膨健胃。少用温水润透，去子取肉。

神曲味甘，开胃消食，破结逐痰，调中下气。炒用。

麦芽甘温，能消宿食，心腹膨胀，行血散滞。用大麦生芽炒用。

苏子味辛，驱痰降气，止咳定喘，更润心肺。炒用。

（唐）白芥子辛，专化胁痰，疟蒸痞块，服之能安。炒用。

（唐）甘遂苦寒，破癥消痰，面浮蛊胀，利水能安。反甘草。

大戟甘寒，消水利便，肿胀癥坚，其功瞑眩。反甘草、海藻。

（唐）芫花寒苦，能消胀蛊，利水泻湿，止咳痰吐。反甘草。

商陆辛甘，赤白各异，赤者消肿，白利水气。

海藻咸寒，消瘿散疬，除胀破癥，利水通关。反甘草。

牵牛苦寒，利水消肿，蛊胀痃癖，散滞除壅。妊妇忌服。黑者，

属水效速；白者，属金效迟，研烂取头末。

葶苈苦辛，利水消肿，痰咳癥瘕，治喘肺痈。

三棱味苦，利血消癖，气滞作疼，虚者当忌。醋浸透炒。

（唐）莪术温苦，善破痃癖，止痛消瘀，通经最宜。醋浸炒。

（唐）五灵味甘，血痢腹痛，止血用炒，行血用生。

干漆辛温，通经破瘕，追积杀虫，效如奔马。炒用。

蒲黄味甘，逐瘀止崩，补血须炒，破血宜生。

（唐）苏木甘咸，能行积血，产后月经，兼医扑跌。

桃仁甘寒，能润大肠，通经破瘀，血瘕堪当。水泡去皮尖。

红花辛温，最消瘀热，多则通经，少则养血。

（唐）姜黄味辛，消痈破血，心腹结痛，下气最捷。大者为姜黄。

郁金味苦，破血生肌，血淋溺血，郁结能舒。小者为郁金。

金银花甘，疗痈无对，未成则散，已成则溃。忌铁。

漏芦性寒，祛恶疮毒，补血排脓，生肌长肉。

蒺藜味苦，疗疮瘙痒，白癜头疮，翳除目朗。

白及味苦，功专收敛，肿毒疮疡，外科最善。

蛇床辛苦，下气温中，恶疮疥癞，逐瘀祛风。

天麻味辛，能驱头眩，小儿惊痫，拘挛瘫痪。

白附辛温，治面百病，血痹风疮，中风诸证。

（唐）全蝎味辛，却风痰毒，口眼㖞斜，风痫发搐。

蝉退甘平，消风定惊，杀疳除热，退翳侵睛。

（唐）僵蚕味咸，诸风惊痫，湿痰喉痹，疮毒瘢痕。

（唐）木鳖甘温，能追疮毒，乳痈腰疼，消肿最速。_{去壳。}去壳。

蜂房咸苦，惊痫瘈疭，牙疼肿毒，瘰疬肠痈。

（唐）花蛇温毒，瘫痪㖞斜，大风癞疥，诸毒弥佳。

槐花味苦，痔漏肠风，大肠热痢，更杀蛔虫。

鼠粘子辛，能消疮毒，瘾疹风热，咽疼可逐。

茵陈味苦，退疸除黄，泻湿利水，清热为凉。

蔓荆味苦，头痛能医，拘挛湿痹，泪眼堪除。

兜铃苦寒，能熏痔漏，定喘消痰，肺热久嗽。

百合味甘，安心定胆，止嗽消浮，痈疽可啖。

秦艽微寒，除湿荣筋，肢节风痛，下血骨蒸。

紫菀苦辛，痰喘咳逆，肺痿吐脓，寒热并济。酒洗。

（唐）款花甘温，理肺消痰，肺痈喘欬，补劣除烦。

金沸草寒，消炎止嗽，明目祛风，逐水尤妙。

桑皮甘辛，止嗽定喘，泻肺火邪，其功不浅。去红皮，忌铁。

杏仁温苦，风痰喘嗽，大肠气闭，便难切要。水泡去皮尖、双仁，有毒勿用。

乌梅酸温，收敛肺气，止渴生津，能安泻痢。

天花粉寒，止渴祛烦，排脓消毒，善除热痰。即瓜蒌根。

（唐）密蒙花甘，主能明目，虚翳青盲，服之效速。

菊花味甘，除热祛风，头眩眼赤，收泪殊功。家园黄菊花甘甜者佳，酒渍晒。

木贼味甘，益肝退翳，能止月经，更消积聚。

决明子甘，能除肝热，目痛收泪，仍止鼻血。

（唐）犀角酸寒，化毒辟邪，解热止血，消肿毒蛇。忌盐。

羚羊角寒，明目清肝，却惊解毒，神智能安。忌盐。

龟甲味甘，滋阴补肾，逐瘀续筋，更医颅囟。

鳖甲酸平，劳嗽骨蒸，散瘀消肿，去痞除崩。肉，冷甘，主热气湿痹，妇人带下，益气补不足，然不可久食。

海螵蛸咸，下血除癥，痛经水肿，目翳心疼。

火麻味甘，下乳催生，润肠通结，小水能行。

（唐）山豆根苦，疗咽肿痛，敷蛇虫伤，可救急用。俗名金锁匙，取根口嚼汁吞，止咽喉肿痛。

益母草甘，女科为主，产后胎前，生新去瘀。忌铁。

紫草苦寒，能通九窍，利水消膨，痘疹最要。

地肤子寒，去膀胱热，皮肤瘙痒，除热甚捷。

（唐）楝根性寒，能追诸虫，疼痛一止，积聚立通。

樗根味苦，泻痢带崩，肠风痔漏，燥湿涩精。

泽兰甘苦，痈肿能消，打扑损伤，肢体虚浮。

牙皂味辛，通关利窍，敷肿痛消，吐风痰妙。

瓜蒂苦寒，善能吐痰，消身浮肿，并治黄疸。

（唐）巴豆热辛，除胃寒积，破癥消痰，大能通利。去皮心膜，或生、或熟听用。

斑蝥有毒，破血通经，诸疮瘰疬，水道能行。

（唐）胡黄连苦，治劳骨蒸，小儿疳痢，盗汗虚惊。

（唐）使君甘温，消疳清浊，泻痢诸虫，总能除却。煨，去壳取肉。

（唐）赤石脂温，保固肠胃，溃疡生肌，涩止泻利。

青黛酸寒，能平肝木，惊痫疳痢，兼除热毒。

阿胶甘温，止咳脓血，吐衄胎崩，虚羸可啜。蛤粉炒成珠用。

白矾味酸，善解诸毒，治证多能，难以尽述。

玄明粉辛，善除宿垢，化积消痰，诸热可疗。用朴硝一斤，萝卜一斤同煮，萝卜熟为度，绵纸滤过，瓷盆内露一宿收之，宜冬月制。

通草味甘，善治膀胱，消痈散肿，能通乳房。

枸杞甘温，添精固髓，明目祛风，阴兴阳起。酒洗，忌铁。

黄精味甘，能安脏腑，五劳七伤，此药大补。洗净，九蒸九晒用之。钩吻略同，切勿误用。

何首乌甘，添精种子，黑发悦颜，长生不死。江原道名□□①，黄海道名□□，九蒸九晒用之，忌铜铁。

五味酸温，生精止渴，久嗽虚劳，金水枯竭。此酸味敛束肺气，不宜多，多则闭其邪，恐成虚热。

山茱性温，涩精益髓，肾虚耳鸣，腰膝痛止。名石枣，酒浸蒸熟，取肉去核，核反能泄精。

（唐）石斛味甘，却惊定志，壮骨补虚，善驱冷闭。去根，酒洗。

（唐）破故纸温，腰膝酸痛，兴阳固精，盐酒炒用。即补骨脂。

薯蓣甘温，理脾止泻，益肾补中，诸虚何怕。叶，即干山药。

唐苁蓉味甘，峻补精血，若骤用之，反动便滑。酒洗，去浮甲。忌铁。

菟丝甘平，梦遗滑精，腰疼膝冷，添精强筋。水淘净，用酒同入砂罐内煮烂，捣成饼晒，入丸药用。

（唐）杜仲辛甘，益肾固精，腰膝酸疼，小便淋沥。去皮，酒和姜汁炒去丝。忌铁。

牛膝味苦，除湿痹痿，补精强足，破瘀下胎。酒洗。

（唐）巴戟辛甘，大补虚损，精滑梦遗，强筋固本。酒浸，捶去骨，晒干用。

---

① □□：原系韩文中药别名，今存疑。下同。

（唐）龙骨味甘，梦遗精泄，崩带肠痈，惊痫风热。火煅。

（唐）胡巴温暖，补肾脏虚，膀胱诸疝，胀痛皆除。

鹿茸甘温，益气滋阴，泄精溺血，崩带堪任。

牡蛎微寒，涩精止汗，崩带胁痛，老痰祛散。火煅，左顾者佳。

肉即石花，食之有益，令人细肌肤、美颜色。

（唐）楝子味苦，膀胱疝气，中湿伤寒，利水之剂。

虎骨味辛，专治脚膝，定痛追风，能壮筋力。

（唐）萆薢甘温，风寒湿痹，腰背冷疼，添精益气。

寄生甘苦，腰痛顽麻，续筋壮骨，风湿尤佳。忌铜铁。

续断味辛，接骨续筋，跌扑折伤，且固遗精。酒浸洗用。

麝香辛暖，善通关窍，伐鬼安惊，解毒甚妙。

（唐）乳香辛苦，疗诸恶疮，生肌止痛，心腹尤良。

（唐）没药温平，治疮止痛，跌打损伤，破血通用。

（唐）阿魏性温，除癥破结，却鬼杀虫，传尸可灭。

（唐）水银性寒，治疥杀虫，断绝胎孕，催生立通。

（唐）灵砂性温，能通血脉，杀鬼辟邪，安魂定魄。

（唐）砒霜有毒，风痰可吐，截疟除哮，能消沉痼。

（唐）雄黄甘辛，辟邪解毒，更治蛇虺，喉风瘜肉。

珍珠气寒，镇惊除痫，开聋磨翳，止渴坠痰。

牛黄味苦，大治风痰，安魂定魄，惊痫灵丹。

（唐）琥珀味甘，安魂定魄，破瘀消癥，利水通涩。

（唐）血竭味咸，跌扑伤损，恶毒疮痈，破血有准。

硫黄性热，扫除疥疮，壮阳逐冷，寒邪敢当。

（唐）龙脑味辛，目痛喉痹，狂躁妄语，真为良剂。

（唐）芦荟气寒，杀虫消疳，癫痫惊搐，服之立安。

（唐）硇砂有毒，溃痈烂肉，除翳生肌，破癥消毒。

（唐）硼砂味辛，疗喉肿痛，膈上热痰，噙化立中。

（唐）朱砂味甘，镇心养神，驱邪杀鬼，安魂定魄。

竹茹止呕，能除寒痰，胃热咳哕，不寐安歇。即竹上青皮刮下用。

竹叶味甘，退热安眠，化痰定喘，止渴消烦。用淡竹。

竹沥味甘，除虚痰火，汗热渴烦，效如开锁。

灯草味甘，通利小水，癃闭成淋，湿肿为最。

艾叶温平，驱邪逐鬼，漏血安胎，心疼即愈。陈久愈佳

川椒辛热，祛邪逐冷，明目杀虫，温而不猛。

（唐）胡椒味辛，心腹冷痛，下气温中，跌扑堪用。

石蜜甘平，入药炼熟，益气补中，润燥解毒。

葱白辛温，发表出汗，伤寒头疼，肿痛皆散。

韭味辛温，祛除胃热，汁清血瘀，子医梦泄。

大蒜辛温，化肉消谷，解毒散痈，多用伤目。

食盐味咸，能吐中痰，心腹卒痛，过多损颜。

茶茗味苦，热渴能济，上清头目，下消食气。早采为茶，晚采为茗。

酒通血脉，消愁遣兴，少饮壮神，过则损命。

醋消肿毒，积瘕可去，产后金疮，血晕皆治。

淡豆豉寒，能除懊恼，伤寒头疼，兼理瘴气。

紫河车甘，疗诸虚损，劳瘵骨蒸，培植根本。

人乳味甘，补阴益阳，悦颜明目，羸瘦仙方。

童便气凉，扑损瘀血，虚劳骨蒸，热嗽尤捷。

生姜性温，通畅神明，痰嗽呕吐，开胃极灵。

五倍苦酸，疗齿疳蜃，痔癣疮脓，兼除风热。

瞿麦辛寒，专除淋病，且能堕胎，通经立应。

（唐）荜澄茄辛，除胀化食，消痰止哕，能逐鬼气。系嫩胡椒青时摘取者，是也。

蛇蜕辟恶，能除翳膜，肠痔蛊毒，惊痫搐搦。

瓜蒌仁寒，宁嗽化痰，伤寒结胸，解渴止烦。去壳用仁，重纸包砖压掺之，只一度去油。

射干味苦，逐瘀通经，喉痹口臭，痈毒堪凭。

鹤虱味苦，杀虫追毒，心腹卒痛，蛔虫堪逐。

豨莶味甘，追风除湿，聪耳明目，乌须黑发。蜜酒浸，九晒为丸服。

覆盆子甘，肾损精竭，黑须明眸，补虚续绝。去蒂。

郁李仁酸，破血润燥，消肿利便，关格通导。碎壳取仁，汤泡去皮研。

伏龙肝温，治疫安胎，吐血咳逆，心烦妙哉。取年深色变褐者佳。

（唐）穿山甲毒，痔癣恶疮，吹奶肿痛，鬼魅潜藏。用甲锉碎，土炒成珠。

蚯蚓气寒，伤寒瘟病，大热狂言，投之立应。

磁石味咸，专杀铁毒，若误吞针，系线即出。

（唐）青礞石寒，硝煅金色，坠痰消食，神妙莫测。用焰硝同入锅内，火煅如金色者佳。

（唐）花蕊石寒，善止诸血，金疮血流，产后血泄。火煅研。

代赭石寒，下胎崩带，儿疳泄痢，惊痫鬼怪。

蓖麻子辛，吸出滞物，涂顶肚收，涂足胎出。去壳取仁。

雄鸡味甘，动风助火，补虚温中，血漏亦可。有风人，并患骨蒸者，俱不宜食。

羊肉味甘，专补虚赢，开胃补肾，不致阳痿。

猪肉味甘，量食补虚，动风痰物，多食虚肥。

牛肉属土，补脾胃弱，乳养虚赢，善滋血涸。

螃蟹味咸，散血解结，益气养筋，除胸烦热。

鸡内金寒，溺遗精泄，噤痢漏崩，更除烦热。

萹蓄味苦，疗瘑疽痔，小儿蛔虫，女人阴蚀。

熊胆味苦，热蒸黄疸，恶疮虫痔，五疳惊痫。

（唐）苏合香甘，诛恶杀鬼，蛊毒痫痓，梦魇能起。

安息香辛，辟邪驱恶，逐鬼消蛊，鬼胎能落。黑黄色烧香，鬼惧神散。

檀香味辛，升胃进食，霍乱腹痛，中恶鬼气。

腽肭脐热，补益元阳，驱邪辟鬼，痃癖劳伤。酒浸，微火炙令香。

鹿角胶温，吐衄虚赢，跌扑伤损，崩带安胎。

（唐）仙茅味辛，腰足挛痹，虚损劳伤，阳道兴起。哎①咀，制米泔十斤，乳石不及一斤。仙茅忌铁。

夜明砂粪，能下死胎，小儿无辜，瘰疬堪裁。

（唐）荜茇味辛，温中下气，痃癖阴疝，霍乱泻痢。

鲤鱼味甘，消水肿满，下气安胎，其功不缓。

鲫鱼味甘，和中补虚，理胃进食，肠澼泻痢。

犬肉性温，益气壮阳，炙食作渴，阴虚禁尝。不可与蒜同食，顿

---

① 哎：《集韵》："咀嚼也。"

损人。

芡实味甘，能益精气，腰膝酸疼，皆主温痹。去壳取仁。

藕味甘寒，解酒清热，消烦逐瘀，止吐衄血。

（唐）龙眼味甘，归脾益智，健忘怔忡，聪明广记。

茅根味甘，通关逐瘀，止吐衄血，客热可去。

柿子气寒，能润心肺，止渴化痰，涩肠禁痢。

石榴皮酸，能禁精漏，止痢涩肠，染须尤妙。忌铁。

陈仓谷米，调和脾胃，解渴除烦，能止泻痢。愈陈愈佳。

莱菔子辛，喘咳下气，倒壁冲墙，胀满消去。即萝卜子也。

芥菜味辛，除邪通鼻，能利九窍，多食通气。

（唐）砂糖味甘，润肺和中，多食损齿，湿热生虫。

饴糖味甘，和脾润肺，止渴消痰，中满休食。

麻油性冷，善解诸毒，百病能除，功难悉述。

白果甘苦，喘嗽白浊，点茶压酒，不可多嚼。

胡桃肉甘，补肾黑发，多食生痰，动气之物。

梨味甘酸，解酒除渴，止嗽消痰，善驱烦热。勿多食，令人寒中作泄。产妇金疮属血虚，切忌。

榧实味甘，主疗五痔，蛊毒三虫，不可多食。

绿豆气寒，能解百毒，止渴除烦，诸热可服。

大枣味甘，调和百药，益气养脾，中满休嚼。

鳗鲡鱼甘，劳瘵杀虫，痔漏疮疹，崩疾有功。

鳝鱼味甘，益智补中，能祛狐臭，善散湿风。血涂口眼㖞斜，左患涂右，右患涂左。

蟾蜍气凉，杀疳蚀癖，瘟疫能碎，疮毒可祛。

蛤蜊肉冷，能止消渴，酒毒堪除，开胃顿豁。

田螺性冷，利大小便，消肿除热，醒酒立见。

桑椹子甘，解金石燥，清除热渴，染须发皓。

胡麻仁甘，疗肿恶疮，熟补虚损，筋壮力强。一名巨胜，黑者佳。

兔肉味辛，补中益气，止渴健脾，孕妇勿食。春夏忌食。

白鹅肉甘，大补脏腑，最发疮毒，痼疾勿与。

鸭肉散寒，补虚劳怯，消水肿胀，退惊痫热。

雀卵气温，善扶阳痿，可致坚强，常能固闭。

新增

乌贼鱼平，益气通经，益精有子，骨主漏崩。

鲂鱼味甘，调和脾胃，和芥食之，能助肺气。痢人不可食。

鳖鱼甘寒，浮肿五痔，疮者当忌，胆主喉痹。

鲛鱼性平，补益五脏，皮主吐血，鱼毒最良。

鳜鱼甘平，下血肠风，补劳益脾，去腹内虫。即锦鳞鱼也，胆主鱼鲠在喉不下。

石鱼甘平，益胃消食，腹胀暴痢，淋用头石。

鲻鱼甘平，开胃健脾，通利五脏，百药无忌。

鲈鱼甘平，补益五脏，益筋补骨，和胃调肠。

鲶鱼甘温，浮肿利水，稍益胃气，无腮杀人。赤目赤须杀人，不可与牛肝野鸡野猪同食。

比目鱼甘，补虚开胃，食之甚益，多反动气。

鮏①鱼益人，大毒在尾，要治其毒，煮饮獭皮。

河豚甘温，补虚去湿，脚气痔疾，肝卵尤毒。与水芹同煮则

---

① 鮏（gǒng 拱）：《博雅》："鲲也。"

无毒。

大口鱼肉，味咸性平，食之补气，肠脂尤良。

八梢甘平，善治肉滞，卵主补阳，养血成胎。能治眩气。

小八梢鱼，性平味甘，养血益气，只供食品。

鲢鱼性平，味亦甘美，卵如真珠，色红尤佳。

白鱼性平，开胃下食，去水助脾，补肝明目。我国汉江生者尤好，冬月凿冰取之。

银条鱼平，同姜作羹，食之甚美，健胃宽中。疑今银口鱼也。

凡诸鱼鲊，性平味甘，虽云无毒，不益脾胃。

凡诸鱼脍，温而甘味，喉中气结，心下酸水。和姜芥醋食之。

石决明肉，味咸性凉，啖之明目，壳消翳障。

蟹则咸寒，胸热消食，亦治胃气，霜前有毒。独螯独目，四目六足皆有毒，不可食。

蛏则甘温，心胸烦闷，产后虚损，亦能补虚。

淡菜甘温，补虚益阳，消食久痢，大益妇人。治崩漏带下，癥痕，产后血结冷痛。

海参咸平，清润津液，能补脾肾，妇人尤益。性滑，患泄痢者勿食。

瓦垄肉温，补中益阳，心腹冷气，消食健胃。壳烧红醋淬，醋丸服，治痰积症癖；又烧存性，小儿走马疳敷之有效。

鰕则甘平，主治五痔，久食动风，小儿尤忌。无须及煮色白者，不可食。

海菜咸寒，能下热烦，瘿瘤结气，通利水道。

海带味咸，疝气下水，瘿瘤结气，能软坚硬。

昆布咸寒，十二水肿，面肿瘘疮，瘿瘤结气。

甘苔咸寒，主痔杀虫，霍乱吐泻，除心烦热。

鹿角菜寒，大下热气，小儿骨蒸，能解面毒。_{疑今青角。}

大豆甘平，补脏益中，调中暖胃，久服身重。

赤豆酸平，水肿胀满，消渴利溲，排痈脓血。

粟米咸寒，益气养肾，去胃中热，能利小便。

糯米甘寒，补中益气，能止霍乱，令人多热。_{壅诸经络，四肢不}
收，发风动气，不必多食、久食。

青粱微寒，胃痹热中，消渴利溲，能止泄痢。

黄粱甘平，益气和中，霍乱吐利，能除烦渴。_{功胜于青白粱也。}

黍米甘温，益气补中，不可久食，令人多烦。

稷米甘冷，益气补虚，压丹石毒，多食发冷。

小麦微寒，主除烦热，止渴利溲，能养肝气。

大麦咸温，益气调中，止泄补虚，久食肥健。

荞麦甘寒，实肠益气，虽动诸病，能炼五脏。_{久食动风。}

秫蜀甘温，温中涩肠，能止霍乱，黏者同黍。_{功效同黍也。}

荏子辛温，下气止嗽，止渴润肺，补精填髓。

酱性冷利，除热止烦，杀鱼菜毒，又杀火毒。

豆腐甘平，益气和脾，清热散血，多食膨胀。_{浆水治毒。}

雀肉性暖，壮阳益气，益精兴阳，能暖腰膝。

雉肉微寒，补中益气，止泄除瘘，三冬宜食。_{自正月至八月不}
宜，食之发五痔疮疥。

鹑肉甘平，补脏益气，能消热结，小儿疳痢。

獭肉甘平，水胀垂死，食之肥健，久痢大效。

柑子大寒，肠胃热毒，止渴利溲，能解酒毒。

柚子味甘，去胃恶气，能解酒毒，橘之大者。

蒲萄甘平，湿痹治淋，益气强志，干则发痘。

蘡薁味酸，止渴益气，亦堪作酒，藤通小便。

栗子咸温，益气厚肠，补肾耐饥，略煨尤良。

樱桃甘热，调中益脾，能悦颜色，止水谷痢。

（唐）荔枝甘平，通神益智，止渴好颜，核治疝气。

李实味甘，骨节劳热，亦能益气，不可多食。

猕猴桃寒，止渴解烦，热壅反胃，能下石淋。

海松子温，主骨节风，风痹头眩，润肤补虚。

榛子甘平，益气宽肠，开胃健行，令人不饥。

芋子辛平，宽肠充肌，补益破血，叶主止泻。

蔓菁甘温，通利五脏，消食下气，益气治疸。

莱菔甘温，消食止渴，痰癖利关，肺痿劳嗽。

菘菜甘凉，胸热利肠，消食下气，解酒止渴。多食发冷病，惟生姜可解。

竹笋甘寒，利水消渴，除烦益气，多食发冷。

西瓜甘寒，烦渴暑毒，宽中下气，血痢利溲。

甜瓜甘寒，止渴除烦，通利三焦，能利小便。

冬瓜甘寒，消渴积热，利大小肠，压丹石毒。

胡瓜甘寒，不可多食，能动寒热，又发疟疾。

南瓜甘温，补中益气，羊肉同食，令人气壅。多食发脚气、黄疸，同猪肉煮食甚良。

丝瓜性冷，一切恶疮，小儿痘疹，乳疽疔疮。

莴苣苦冷，通利五脏，胸膈壅气，多食患冷。

茄子甘寒，传尸劳气，五脏虚劳，多食动气。

水芹甘平，养神益精，肥健止烦，利大小肠。

蕨菜甘寒，利水暴热，不可久食，消阳脚弱。

苜蓿性凉，脾胃邪气，热毒黄疸，利大小肠。

忍冬甘寒，外感寒热，身肿热痢，痈疽热渴。即金银花，藤无毒。忌铁。

甘薯甘平，强肾健脾，补虚益气，代食不饥。海中之人不食五谷，食此多寿。

海桐皮苦，腰脚麻痹，泻痢疥癣，善除风气。

黄梅微温，产后寒热，消痰下气，腹痛瘀血。

烟草辛热，逐瘴治痰，寒毒风湿，杀虫尤堪。纯阳，善行善散，用于阴滞神效。若阳盛气越而多燥多火，及气虚多汗者，不宜。或多吸醉倒，冷水一口，解之即醒。若烦闷者，用白糖解之。

.

跋

粤在先王朝己丑，臣命吉初入太医院也。今上殿下，时御春邸，进臣而俯询医理焉。盖自《素问》《难经》以及历代诸方，无不钩深剔微，俾臣得以竭其所见闻，既而教曰：予以我大朝，久在静摄之中，侍汤之暇，泛览医书，有以知术莫仁于医，而司民命者，尤不可不致意焉。我朝医书惟许浚《宝鉴》，虽称详悉，然文或繁冗，语或重叠，证或阙漏，而应用之方亦多有不录者。《内经》不云乎："知其要者，一言而终；不知其要者，流散无穷。"汝其广取诸方，芟其烦而取其要，别作一方书以进。臣性本庸愚，学未穷源，闻命悚恐，夙夜靡遑，谨聚诸方书，一遵圣教，芟烦取要，编成八卷。而每编成献御则辄赐，御览指授笔削，阅数十载，书始完，乃命内阁印颁中外，使天下万世，咸囿我圣上广济生民之德意。臣之与闻编役，实不胜荣幸，谨缀数语识其颠末云。

己未四月崇禄大夫行知中枢府事臣康命吉拜手稽首谨记

校注后记

一、作者生平考

康命吉，初名命微，字君锡，升平人，生于朝鲜英祖丁巳年（1737），殁于李纯祖辛酉年（1801），为朝鲜李姓王朝著名实证派医家。公元1768年医科中试，1769年入太医院，为内局首医凡二十年。并于该年受正祖李算之令，以朝鲜名医许浚的《东医宝鉴》为蓝本，删繁取要，吸取中医学之精华，撰写《济众新编》八卷；另著有《通玄集》五册，为一代著名临床医家；其医道精良，所治多效；医德咸服，受知于正祖李算，并以医官历郡守，官至扬州牧使，后进阶崇禄大夫行知中枢府事。

二、版本源流和分析

据《中国中医古籍总目》记载，《济众新编》有如下3个版本：1800年由朝鲜内阁刊印版，该版本书为国家图书馆及中国科学院、中国中医科学院等15家图书馆收藏。此版本字迹清晰，内容完整，卷帙无缺，书品甚佳。该版框四周双边，高240毫米，宽180毫米，无牌记，为软体字。之后，有清嘉庆二十二年（1817）京都经国堂刻本。该版本为南京图书馆、苏州中医医院图书馆及长春中医药大学收藏。与前版本不同的是，该版有牌记、版框四周黑边，高210毫米，宽140毫米，为硬体字。另有清咸丰元年（1851）秋水书屋刻本。该版本书为中国中医科学院、白求恩医科大学、湖南中医药大学图书馆及南京图书馆收藏。

另，中国中医科学院图书馆藏有抄本，仅3册，内容不全。

1983 年，中医古籍出版社据朝鲜内阁本出版影印本。

三、学术思想及对后世的影响

1. 八纲辨证、病性、三焦辨证、脏腑辨证等贯穿全书

辨证论治是中医学的特色和精华，是中医在诊治疾病时应当遵循的基本原则。《黄帝内经》虽无明确提出"八纲辨证""病性辨证""脏腑辨证"等名词，但却有各种辨证的散在性论述，并确定了其相互间的关系。东汉时期张仲景《伤寒杂病论》中开创的六经辨证体系，金元时期张元素总结和发挥的脏腑辨证体系，以及明朝晚期孙一奎等人进一步发挥的"三焦理论"等中医精华，康命吉在进行《济众新编》的编撰过程中，广询博采，辨疑继承，依病而对各种辨证大法进行综合运用。

在卷一火类下明确提出："辨阳虚阴虚：阳虚之症，责在胃；阴虚之症，责在肾。"进而在篇末通治，又言："实火，防风通圣散……虚火，人参、白术……"卷二虚劳类下又列"阴虚，加味补阴丸、大造丸……阳虚，桂附汤、茸附汤"等。在开篇卷一，就打破《东医宝鉴》之内景、外形之分，而首列"风、寒、暑、湿、燥、火"，而"湿"门下不仅明确提出"湿有内外症"，又细分"中湿、风湿、寒湿、湿热、湿温、酒湿、瘴湿"七类；卷二痰饮篇更是详细划分"风痰、寒痰、湿痰、热痰、郁痰、气痰、食痰、酒痰、惊痰"等，均层次分明，观点独到，继承了《东医宝鉴》的优点，同时也反映了作者对病因辨证的重视。

在卷三五脏六腑类，各脏首以虚实开论，"肝病虚实、心病虚实、脾病虚实……"每门下虽仅列一二方，但对于一本大众型普及性著作，为"遐远穷蔀之民一开卷亦自了然于对证之剂"之目的，在浩如烟海的医林经方中，已属不易。

2. 杂病多痰和郁，注重精神因素

康命吉认为，"痰原于肾，动于脾，客于肺""其为内外疾病，非止百端，皆痰之所致也。盖津液既凝为痰为饮，汹涌上焦，故口燥咽干；流而之下，则便溺闭塞……妇人则经闭不通，小儿则惊痫搐搦"，并认为癫痫是因"痰在膈间眩微不仆，痰在隔上眩甚扑倒"，癫狂亦是痰为患。治疗上主张"先逐痰，然后调理"；"水升火降，脾胃调和，痰从何生"。

同时康命吉十分重视"郁"和"精神因素"对疾病的影响。认为"因七情或六气或饮食津液不行，清浊相干，气结不散，变为诸症"；在卷五积聚篇中更是鲜明地提出，"郁为积聚癥瘕痃癖之本"，可见康命吉认为的郁，采纳了朱丹溪及明末医家赵献可之论："凡病之起，多由于郁。不必作忧郁之郁，但忧亦在其中。伤风、伤湿，除直中外，凡外感俱作郁看。"可见著者亦把"郁"当作一个广泛的病理学概念。在治疗上主张"顺气为先，降火、化痰、消积，分多少治"，常采用"六郁汤、消积正元散、宽中丸"等，健脾、行气、导滞等为主，而并非一味地软坚散结、攻克鞑伐，主张"衰其大半而止，但平补之剂善消融化"。

3. 重视预防，防治结合

康命吉十分重视"未病先防"及"养老、养生"。在卷一中风门中重点介绍了"斑龙固本丹"及"单豨莶丸"。并明确指出："凡人拇指、次指麻木，必中风之渐。云：朝服六味地黄丸、八味丸；暮服竹沥枳术丸。"在卷二中介绍了"云林润身丸""砂糖元"及"戊戌酒""五重膏"等调养方药。在卷五瘟疫预防中更是罗列"鸡鸣时，净心诵四海神名三遍""清酒一瓶，浸苏合香丸，时时温服""屠苏饮"等方法。"未病先防"本身就是"养老、养生"

的一部分。在卷二养性延年药中介绍了"琼玉膏""斑龙丸""七宝美髯丹"等中医养生秘方。并提出"精宜秘密，不可妄泄"。在卷七养老康命吉新增了"三仙粥""山楂粥"等食疗方，简便易取，物廉易得。

4. 医理删繁取简，医法简便易行，紧贴实用，内治外治并重

自壬辰倭乱之后的整个 17 世纪及 18 世纪初期，朝鲜李姓王朝可谓国运不济，民生凋敝，统治者失政，党争不断，时有战火；瘟疫、痘疹等天灾接踵而至。至英祖、正祖当政期间，社会尚得以复元。产生之际的实证派医家，处方用药多"简、便、廉、效"，作为奉王命而撰写的《济众新编》在医理上删繁取简，医法简便易行，紧贴实用，内治外治并重。像"口眼㖞斜，生鹊剖腹，带血热敷"，"治妇人百不如意，久积忧郁，乳房结核的单煮青皮汤"，治疗痈疽的"秋麦熨法"，"附骨疽久不差……桑白皮、乌豆煎汤淋洗……大虾蟆一个，乱发一握，猪脂四两"等等非常贴近百姓生活，便于普及。

5. 重视妇科、儿科

该书强调精神因素在妇产科疾病中的作用，重视七情与妇产科疾病发生、转变的关系；治疗月经不调及产后疾病，以气、血、虚、实为纲，以四物汤养血调经为主剂；治疗妊娠疾病，重视调理冲任二脉、滋肝补肾。

儿科方面，认为"大半胎毒，小半伤食，外感风寒十分之一，大率脾虚肝盛，肾水弱心火旺，肺金受制"，用药轻灵柔顺，力戒呆补峻攻，重脾胃，重视痘疹的预防。

因历史条件和个人经验所局限，《济众新编》也有不足之处，在"卷三"五脏六腑论治上过于机械，简单分以虚实，遣方用药

过于简单，肝病仅有"清肝汤""泻青丸"等肝实症用药；心病仅有"钱氏安神丸""醒心散"，而无心气、心阳、肝阴不足等；同时又夹杂"邪祟""狐狸精迷人法"等封建思想，以及"食自死鸟兽肝毒，人头垢一钱热汤和服""蜈蚣咬伤……乌鸡血及屎涂之"等欠科学方法。但总体而论，仍瑕不掩瑜。对其进行整理和研究，对中医学及朝鲜汉医学具有重要的借鉴和参考价值。

方名索引

三　画

五　画

八　画

十二画

总 书 目

I

本　草

药征

药鉴

药镜

本草汇

本草便

法古录

食品集

上医本草

山居本草

长沙药解

本经经释

本经疏证

本草分经

本草正义

本草汇笺

本草汇纂

本草发明

本草发挥

本草约言

本草求原

本草明览

本草详节

本草洞诠

本草真诠

本草通玄

本草集要

本草辑要

本草纂要

识病捷法

药性提要

药征续编

药性纂要

药品化义

药理近考

食物本草

食鉴本草

炮炙全书

分类草药性

本经序疏要

本经续疏证

本草经解要

青囊药性赋

分部本草妙用

本草二十四品

本草经疏辑要

本草乘雅半偈

生草药性备要

芷园臆草题药

类经证治本草

神农本草经赞

神农本经会通

神农本经校注

药性分类主治

艺林汇考饮食篇

本草纲目易知录

汤液本草经雅正

新刊药性要略大全

淑景堂改订注释寒热温平药性赋

方　书

医便

卫生编

袖珍方

仁术便览

古方汇精

圣济总录

众妙仙方

李氏医鉴

医方丛话

医方约说

医方便览

乾坤生意

悬袖便方

救急易方

程氏释方

集古良方

摄生总论

摄生秘剖

辨症良方

活人心法（朱权）

卫生家宝方

见心斋药录

寿世简便集

医方大成论

医方考绳愆

鸡峰普济方

饲鹤亭集方

临症经验方

思济堂方书

济世碎金方

揣摩有得集

亟斋急应奇方

乾坤生意秘韫

简易普济良方

内外验方秘传

名方类证医书大全

新编南北经验医方大成

临证综合

医级

医悟

丹台玉案

玉机辨症

古今医诗

本草权度

弄丸心法

医林绳墨

医学碎金

医学粹精

医宗备要

医宗宝镜

医宗撮精

医经小学

医垒元戎

证治要义

松厓医径

扁鹊心书

IV